"十三五"国家重点图书出版规划项目

转化医学出版工程

陈　竺　沈晓明 总 主 编
陈赛娟　戴尅戎 执行总主编

Clinical Guidelines
for the Diagnosis and Treatment
of Precision Medicine for Schizophrenia

精神分裂症精准医学临床诊疗指南

主编　江开达　崔东红

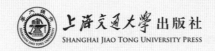

上海交通大学出版社
SHANGHAI JIAO TONG UNIVERSITY PRESS

内容提要

　　本书是"转化医学出版工程"丛书之一，是我国首部关于精神分裂症的精准医学临床诊疗指南。全书不仅详细介绍了精神分裂症的临床诊断、病因机制，更重要的是在目前国内外有影响力和较为公认的精神分裂症研究的基础上，全面梳理出一些可用于精神分裂症临床精准诊疗参考的包括遗传、表观遗传、生化、免疫、代谢、脑影像等多模态生物标志物，为精神分裂症临床诊疗提供了客观精准的参考依据和指导。本书可作为临床医师、精神医学科学工作者和研究生的参考书。

图书在版编目（CIP）数据

　　精神分裂症精准医学临床诊疗指南 / 江开达，崔东红主编． — 上海：上海交通大学出版社，2022.1
　　转化医学出版工程
　　ISBN 978-7-313-25888-5

　　Ⅰ．①精… Ⅱ．①江… ②崔… Ⅲ．①精神分裂症—诊疗—指南 Ⅳ．①R749.3-62

　　中国版本图书馆CIP数据核字（2021）第230419号

精神分裂症精准医学临床诊疗指南
JINGSHEN FENLIEZHENG JINGZHUN YIXUE LINCHUANG ZHENLIAO ZHINAN

主　　编：江开达　崔东红			
出版发行：上海交通大学出版社	地　　址：上海市番禺路951号		
邮政编码：200030	电　　话：021-64071208		
印　　制：上海锦佳印刷有限公司	经　　销：全国新华书店		
开　　本：710mm×1000mm　1/16	印　　张：17.75		
字　　数：280千字			
版　　次：2022年1月第1版	印　　次：2022年1月第1次印刷		
书　　号：ISBN 978-7-313-25888-5			
定　　价：128.00元			

主编介绍

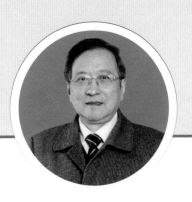

江开达 著名精神病学家,上海市精神卫生中心主任医师,复旦大学上海医学院教授,博士生导师,享受国务院政府特殊津贴专家。1968年毕业于上海第一医学院(现复旦大学上海医学院)医疗系,1982年获上海医科大学精神医学硕士学位,1992—1993年在美国加州大学洛杉矶分校(UCLA)医学院神经精神研究所做访问学者。2004年创立中国神经科学学会精神病学基础与临床分会(CSNP)并任第一和第二届主任委员,现为名誉主任委员(CSNP在国内精神神经领域享有盛誉)。目前任《中国神经精神疾病杂志》主编。曾获上海市科技进步奖二等奖和三等奖,中华医学科技进步奖三等奖,上海市医学科技奖三等奖。发表论文450余篇,主编《精神医学新概念》《精神药理学》《精神病学(8年制教材)》《精神病学(研究生教材)》《抑郁障碍防治指南》《精神病学基础》等20余部专著。

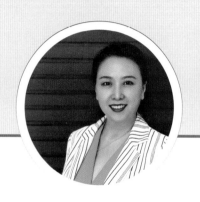

主编介绍

　　崔东红　医学博士,哲学学士,上海交通大学医学院附属精神卫生中心研究员,博士生导师,上海市重性精神病重点实验室执行主任,精神疾病样本库主任。复旦大学精神病与精神卫生学博士,美国耶鲁大学精神病遗传学博士后,曾在意大利学习心理咨询与治疗。中国神经科学学会精神病基础与临床分会(CSNP)常委,CSNP神经调控联盟主席,上海医师协会整合医学学分会副会长,上海市欧美同学会妇女委员会副主任,上海市三八红旗手,上海市浦江人才,上海市公共卫生优秀学科带头人。国家重点研发精准医学项目"精神分裂症与双相障碍多模态精准诊疗研究"首席科学家。在国际著名学术刊物如《临床研究杂志》(*Journal of Clinical Investigation*)、《分子精神病学》(*Molecular Psychiatry*)、《大脑皮质》(*Cerebral Cortex*)、《心理医学》(*Psychological Medicine*)等杂志发表论文90余篇。主编参编多部学术专著,新近主编的首部从科学角度系统介绍冥想的专著《冥想:科学基础与应用》受到关注。

转化医学出版工程丛书

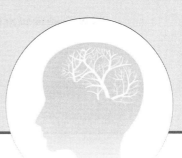

总 主 编 陈 竺 沈晓明

执行总主编 陈赛娟 戴尅戎

总 顾 问 马德秀

学术总顾问 王振义

学术委员会名单（按姓氏汉语拼音排序）

卞修武 陆军军医大学病理学研究所,中国科学院院士

陈国强 上海交通大学医学院,中国科学院院士

陈义汉 同济大学附属东方医院,中国科学院院士

冯 正 中国疾病预防控制中心寄生虫病预防控制所,教授

葛均波 复旦大学附属中山医院,中国科学院院士

桂永浩 复旦大学附属儿科医院,教授

韩泽广 国家人类基因组南方研究中心,教授

贺 林 上海交通大学Bio-X研究院,中国科学院院士

黄荷凤 上海交通大学医学院附属国际和平妇幼保健院,中国科学院院士

王 宇 中国疾病预防控制中心,教授

王红阳 海军军医大学附属第三医院(东方肝胆外科医院),中国工程院院士

王升跃 国家人类基因组南方研究中心,教授

魏冬青 上海交通大学生命科学技术学院,教授

吴 凡 复旦大学上海医学院,教授

徐学敏 上海交通大学Med-X研究院,教授

曾益新　国家卫生健康委员会,中国科学院院士

赵春华　中国医学科学院/北京协和医学院,教授

赵玉沛　中国医学科学院/北京协和医学院,中国科学院院士

钟南山　广州医科大学附属第一医院,中国工程院院士

学术秘书

王一煌　上海交通大学系统生物医学研究院,教授

本书编委会

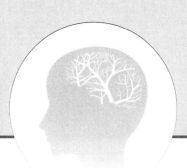

主　审

徐一峰　上海交通大学医学院附属精神卫生中心

李　涛　浙江大学医学院附属精神卫生中心

主　编

江开达　上海交通大学医学院附属精神卫生中心

崔东红　上海交通大学医学院附属精神卫生中心

编委会名单（按姓名汉语拼音排序）

陈京红　上海交通大学医学院附属精神卫生中心

崔东红　上海交通大学医学院附属精神卫生中心

郭晓云　上海交通大学医学院附属精神卫生中心

江开达　上海交通大学医学院附属精神卫生中心

梁　猛　天津医科大学医学影像学院

林关宁　上海交通大学生物医学工程学院

刘登堂　上海交通大学医学院附属精神卫生中心

王继军　上海交通大学医学院附属精神卫生中心

王　强　四川大学华西医院心理卫生中心

殷东敏　华东师范大学生命科学学院

岳伟华　北京大学第六医院

总　序

多年来,生物医学研究者与患者间存在着隔阂,而这些患者可能从生物医学研究成果中受益。一方面,无数罹患癌症等疾病的患者急切盼望拯救生命的治疗方案;另一方面,许多重要的基础科学发现缺乏实际应用者。近期涌现的转化医学旨在连接基础研究与临床治疗结果,优化患者治疗,提升疾病预防措施。

转化医学将重要的实验室发现转变为临床应用,通过实验室研究阐释临床疑问,旨在惠及疾病预测、预防、诊断和治疗。转化医学的终极目标是开发更为有效的预防和治疗方案,促进临床预后和健康水平。因此,无论对患者还是大众,转化医学是以人为本的医学实践。

在过去三十年中,中国居民的生活条件、饮食和营养、卫生保健系统得到了巨大发展。然而,随着经济增长和社会快速发展,卫生保健系统面临多种问题。中国具有复杂的疾病谱:一方面,发展中国家常见的感染性疾病仍是中国沉重的负担;另一方面,发达国家常见的慢性病也成为中国致死致残的主要原因。中国的卫生保健系统面临巨大挑战,须举全国之力应对挑战。中国正深化改革,促进居民福祉。转化医学的发展将促进疾病控制,有助于解决健康问题。

转化医学是多学科项目,综合了医学科学、基础科学和社会科学研究,以促进患者治疗和预防保健措施,其拓展了卫生保健服务领域。因此,全球各方紧密合作对于转化医学的发展至关重要。

为了加强国际合作,为基础、转化和临床研究工作者提供交流与相互扶持的平台,我们发起编纂"转化医学出版工程"系列图书。该系列图书以原创和观察性调查为特色,广泛涉及实验室、临床、公共卫生研究,提供医学各亚专业最新、实用的研究信息,开阔读者从实验室到临床和从临床到实验室的视野。

"转化医学出版工程"系列图书与"转化医学国家重大科技基础设施(上海)"紧密合作,为医师和转化医学研究者等对快速发展的转化医学领域感兴趣的受众提供最新的信息来源。作为主编,我热忱欢迎相关领域的学者报道最新的从实验室到临床的研究成果,期待该系列图书能够促进全球知识传播,增进人类健康。

2015年5月25日

前　言

　　精准医学（precision medicine）是一种以个体化医疗为基础、以分子组学及脑影像学等多模态大数据为依据，综合遗传、环境与生活方式等因素而建立的疾病预防与诊疗的新型医学模式。精准医学融合了基因组测序等多组学检测技术、脑影像学技术与生物信息学、人工智能、大数据计算等学科交叉而发展起来的新型医学概念。精准医学注重疾病诊疗生物标志物的开发与应用。基础研究已经发现很多精神疾病的生物标志物，包括分子标志物、脑影像学标志物等。这些生物标志物为何很少甚至没有应用于临床？最主要的原因就是基础研究和临床应用之间需要一个转化的环节。尽管这项工作非常有难度，但总需要迈出第一步。本书就是基于国内外精神分裂症的转化医学研究，迈出了可喜的第一步。

　　精神分裂症（schizophrenia）是重性精神障碍，群体遗传学的研究结果已明确显示，精神分裂症是由遗传学和环境交互作用所致，其中遗传学因素占80%左右。在此过程中，环境因素始终参与其中。但目前关于其确切的发病机制尚不完全清楚。因此，至今没有客观的诊断方法和根治手段，主要依赖于医生对临床症状的主观判断进行诊断，以及通过长期服用抗精神病药物控制症状。

　　全基因组关联分析（genome-wide association study，GWAS）等高通量技术的出现，实现了不依赖候选基因的在全基因组范围内寻找精神分裂症的易感基因和易感位点，这为发现精神分裂症新的致病基因提供了极大的便利。国际精神病基因组学联盟（Psychiatric Genomics Consortium，PGC）纳入的样本量已经高达十几万例，实现了大样本、高通量的筛查，并且相继发现了400多个精神分裂症的易感位点和基因，有些易感基因在不同的人群中得到验证。尽管迄今尚未发现主效基因的主导作用，但已经证实多个微效基因的协同作用。

　　与此同时，迅猛发展的人工智能技术与神经影像学技术的交叉融合，发现了多种精神分裂症诊疗的客观依据。计算机断层扫描技术（computed tomography，CT）、磁共振成像（magnetic resonance imaging，MRI）、功能性MRI（functional MRI，fMRI）技术等已初步证实精神分裂症患者存在着多个脑区的结构和功能异常以及脑网络连接异常，正电子发射计算机断层成像（positron emission tomography，PET）、单光子发射计算机断层成像（single-photon emission computed tomography，SPECT）以及PET/CT等发现精神分裂症脑内神经递质系统的分子水平改变，脑电图（electroencephalography，EEG）技术也发现了多个精神分裂症脑电生理的生物标志物，如失匹配负波（mismatch negativity，MMN）、P50及P300等。

值得欣慰的是，海量的研究成果已经为精神分裂症的精准医学发展奠定了良好的基础。但需要对已有生物标志物加以甄别和临床转化，在临床实践中进行验证和筛选优化。为此，我们邀请了国内该领域的知名专家，对已发现的精神分裂症多模态生物标志物进行梳理总结，撰写了我国第一部《精神分裂症精准医学临床诊疗指南》。本书共九章，包括精准医学的概述、精神分裂症的临床表现、病因机制、临床诊断、诊断相关的分子生物标志物、脑影像学生物标志物、脑电生理标志物、药物疗效及不良反应相关的生物标志物。希望本书能够起抛砖引玉的作用，推动精神疾病精准医学发展，造福精神障碍患者和社会。

崔东红，江开达

2020年10月于上海

目　录

第一章

精神障碍的精准医学及其应用

精准医学是一种以个体化医疗为基础，以分子组学及脑影像学等多模态大数据为依据，基于基因组测序等多组学检测技术、脑影像技术与生物信息学、人工智能、大数据计算等学科交叉，又综合遗传、环境与生活方式等因素而发展起来的疾病预防、诊断与治疗的新型医学概念和医学模式。本章概括介绍精准医学、精准诊断、精准治疗的概念，精神分裂症精准医学及生物标志物的研究现状，以及未来精准医学在精神分裂症精准诊断、精准治疗中的应用。

第一节 精准医学

一、精准医学的概念

精准医学（precision medicine）是一种以个体化医疗为基础、以分子组学及脑影像学等多模态大数据为依据，综合遗传、环境与生活方式等因素而建立的疾病预防、诊断与治疗的新型医学模式。精准医学融合了基因组测序等多组学检测技术、脑影像学技术与生物信息学、人工智能、大数据计算等学科交叉而发展起来的新型医学概念。精准医学的重点在"精准"。因此，注重客观反映疾病状态的生物标志物的开发与应用，侧重于基于生物标志物的精准诊断和精准治疗。精准医学是先通过基因组、蛋白质组、代谢组及脑连接组等生物学前沿技术建立的一个庞大的以个体为中心的医学数据信息库，然后通过人工智能、大数据分析，比较不同个体的生物信息，了解各种疾病的共有和特有的分子及影像学特征，通过大样本人群与特定疾病类型进行生物标志物的鉴定与应用，从而精确寻找疾病诊断和治疗的靶点，并对一种疾病的不同状态和过程进行精确分类，最终实现对特定患者个体化精准治疗的目的，提高疾病的诊治效益。同时，这些数据信息也能用于对健康人群疾病的个体化预防。与以往"一刀切"式的疾病诊疗策略的不同在于精准医学其更多地考虑疾病的个体特征及个体之间的差异；与传统临床循证医学不同在于精准医学更重视基于生物标志物，精准地针对特定人群、特定疾病制订预测、诊断和治疗的方案。也就是说，与传统的个体化医学的不同在于精准医学是基于准确的生物标志物和生物靶点，而不是基于单纯循证的临床经验实现的个体化诊疗。

美国国立卫生研究院（National Institutes of Health，NIH）的精准医学计划是以大数据分析结果为依据，将患者的内在基因和外在环境结合，为其制订个体化治疗方案，实现靶向治疗。精准医学研究在于临床应用，一般需要借助临床研究资料，结合药物基因组学研究，目标是找到与疗效、不良反应、用药安全性及预测效应等方面有关的生物标志物，重点关注结构基因组学的多态性、转录组学、蛋白质组学等相关的生物标志物,整合个体或全部患者临床电子医疗病历,依据患者内在生物学信息以及临床症状和体征,对患者实施关于健康医疗和量身定制的临床决策。

"精准医学"作为国家重点项目备受关注。中国科技部曾召开国家精准医学战略专家会议,并决定2030年前政府将在精准医疗领域投入大量的研究经费。有关政府部门和科研机构正在紧密地实施精准医学计划,内容包括构建百万人以上的自然人群国家大型健康队列和重大疾病的专病队列;建立生物医学大数据共享平台及大规模研发生物标志物、靶标、制剂的实验和分析技术体系;建立中国人群典型疾病精准医学临床方案的示范、应用和推广体系;推动一批精准治疗药物和分子检测技术产品进入国家医保目录等。

二、精准医学的层次

当前,国内临床医疗多局限于依靠患者主诉、临床症状、生理和生化指标、影像学指标进行评估及诊断疾病,但在组织器官改变的背后是大量的深层次分子生物学改变,包括遗传学变异、免疫和内分泌系统改变。癌症在发达国家的早期诊断率在50%以上,北欧甚至高达70% ~ 80%,而在中国不足20%。因此,开展精准医疗是我国医学进步的必行之路,也是国际医学发展的趋势。

精准医疗主要包括3个层次,层次间难度逐级提高。① 基础层次:基因测序是精准医疗的基础。无论是细胞治疗,还是基因治疗,首先要通过基因测序诊断疾病才能设计治疗方案。在实施精准医疗方案过程中,需要大量的分子级别的检测。② 中等层次:主要涉及细胞免疫治疗,通过对免疫细胞的功能强化和缺损修复,提高免疫细胞的战斗力。③ 最高层次:是基因编辑,对患者细胞的变异基因进行批量改造,使之成为正常细胞。

精准医疗是系统化、全过程、全要素地对医疗过程和临床实践进行优化,针对每一位患者的具体病情、个体特征及其环境因素,正确选择并精确地制订治疗方案,最终目的是以最小化的医源性损害、最适宜的医疗资源耗费去获得最大化的效益。

三、精准医学的临床应用

目前，精准医学在肿瘤、出生缺陷、糖尿病、高血压及心脑血管疾病中都得到一定的应用。然而由于精神疾病症状复杂多样，具有较高的表型异质性和遗传学异质性，孟德尔遗传模式不能解释精神疾病复杂的病因。因此，精神疾病的精准医学尚处于起步阶段。大量研究提示，该病是由多个微效基因协同并与环境共同作用所致的复杂疾病。国内外有多个用高通量手段进行的足够大样本的精神分裂症遗传风险研究，如全基因组关联分析（genome-wide association study，GWAS）、全外显子组、全基因组罕见变异及转录组分析取得了很大的进展。精神分裂症患者存在的遗传变异可在一定程度上提高发病风险。目前，已发现的与精神分裂症相关的独立位点达400多个。尽管每个单独位点的变异对发病风险的贡献有限，但若多个变异叠加（即所谓的多个微效基因叠加），对发病风险的贡献则大大升高。此外，也发现用于预测药物疗效及不良反应的遗传学变异。目前，较为公认的是细胞色素P450同工酶基因多态性能帮助医生选择适合患者的药物及剂量，提高疗效并降低不良反应的发生率。如CYP2D6基因的检测已被美国食品药品监督管理局（FDA）批准用于识别某些抗精神病药物（包括氯氮平、阿立哌唑、利培酮及奋乃静等）治疗的不良反应，但我国尚未在临床上广泛应用。

尽管国内外广泛开展精神疾病的分子遗传学研究得到不少有意义的结果，但在我国较少用于精神科临床诊断和治疗实践。目前，精准医学在我国精神科临床实践中进展缓慢，或尚未开始。本书将对精神分裂症的生物标志物研究进行梳理，形成初步的精准医学临床诊疗指南，以促进对精神障碍的临床诊疗向精准医学的方向发展。

（江开达，崔东红）

第二节　精准诊断

一、概述

精准诊断是精准医疗体系中的一个重要组成部分，是建立在疾病生物标志物基础上的疾病诊断。因此，精准诊断具有客观性、归因性、精确性和个体化的特点。

精准诊断是一种将疾病的临床特征及其背后的生物学变化，以及个体遗传学背景、环境及生活习惯差异等因素进行综合考虑的疾病诊断的新兴方法。相对于传统的临床诊断，精准诊断是以基于生物信息大数据建立的疾病相关生物标志物为导向的评价体系。生物标志物来自大型人群队列的高通量、多模态的生物信息大数据，并据此对疾病进行精细的人群分层、特征分类等。因此，精准诊断具有客观性、精确性和稳定性。精准诊断可以最大限度地减少经验判断出现的人为误差。此外，生物标志物往往是病因机制的直接反映。因此，具有归因性。

根据疾病发展的不同阶段和治疗的介入，生物标志物可划分为：① 疾病起始阶段的倾向性测试（早期识别的生物标志物）；② 疾病发生到临床症状呈现的判断（诊断及分型生物标志物）；③ 预后判断（疾病转归生物标志物）。稳定可靠的生物标志物是精准诊断的基础，而精准诊断又是精准治疗的重要保证。

从20世纪80年代就开始了精神障碍尤其是精神分裂症的生物标志物研究，经历了限制性片段长度多态性（restriction fragment length polymorphism, RFLP）、微卫星（microsatellite, STR）、单核苷酸多态性（single nucleotide polymorphism, SNP）、拷贝数变异（copy number variation, CNV）等多种基因多态性标志物的研究。在方法学上也经历了连锁分析（linkage analysis）、候选基因关联分析（candidate gene association study, CGAS）、GWAS、多组学分析（multi-omics study）等多个发展阶段。目前，已发现的精神分裂症分子生物标志物多达几百个，涵盖了基因结构、基因表达、基因功能和基因调控等方面。同时,也涌现出若干脑结构、脑功能及脑网络等方面的脑影像学生物标志物。但目前面临的主要问题是,这些生物标志物尚存在特异性、稳定性以及标准化不足的问题。因此,临床应用受到限制。

以至于目前精神障碍的临床诊断和分类,仍然主要依赖《国际疾病分类(International Classification of Disease, ICD)》和(或)美国《精神障碍诊断与统计手册》(*Diagnostic and Statistical Manual of Mental Disorders*, DSM)系统。但两者均基于临床症状描述,具有较大的主观性和滞后性,而且难以避免诊断失误。因此,推动精神障碍的精准诊断发展显得更加迫切。

那么,是否既往40余年全世界范围内投注大量精力开发的生物标志物都是无效的?其实不然。我们需要对已有的研究成果进行梳理,对那些重复性好的生物标志物进行临床转化。只有在临床上反复使用,才能真正检验一个生物标志物是不是有效,才能进行不断地筛选、优化和淘汰。目前,科研和临床之间存在着鸿沟,使得科研发现的海量精神障碍的生物标志物也仅限于研发阶段,往往发表了论文、申请了专利后就被束之高阁。因此,本书正是基于这种背景,梳理了过去40年中研究设计严谨、结果重复性好及临床可操作的生物标志物,编写入精准诊疗指南,力求客观真实,推动科研发现的生物标志物实现临床转化,服务临床和患者。

大数据时代为精准医学提供了强大技术支持。未来,用于大数据存储、共享信息的精准医学云平台不仅能帮助研究人员上传自己的研究成果,与其他研究人员共享生物学信息,而且临床医生或患者也可以把基于精准检测的临床信息输入云平台。通过计算生物学提供的精准医学诊断规则,获得精准诊断,或据此制订个体化的精准治疗方案。

二、精准诊断为精神障碍分类提供新的理念

精准诊断将为精神障碍的分类提供新的理念。相似的临床表现不一定是同一种疾病,而同一种疾病也可能表现出不同的临床症状。例如,单相抑郁和双相抑郁的临床表现相似,但它们的病因机制和治疗方案却不同。又如,精神分裂症和双相障碍具有不同的临床表现,被目前的诊断体系归为两类不同的精神障碍,但这两种精神障碍的易感基因及遗传学变异却有显著的重叠。国际精

神病基因组学联盟（Psychiatric Genomics Consortium，PGC）的精神分裂症与双相障碍协作组在2018年发表的两项GWAS发现，疾病特异性位点与不同维度的症状有显著关联，甚至可以预测治疗效果，提示某些具有共同遗传基因的症状维度可能为两者共有。该研究发现的遗传位点对于精神分裂症和双相障碍共病或鉴别诊断具有较大价值。2019年，英国生物样本库（UK Biobank）发表的一项GWAS发现，冒险行为和冲动行为与精神分裂症、多动症、焦虑障碍、双相障碍以及烟草和酒精使用具有显著的遗传学重叠。再比如，精神分裂症的风险片段1q21、16p11及22q11对神经发育至关重要，而很多发育障碍都可能引起精神病性症状。精神障碍间存在复杂的共病关系，其临床症状、病理机制及治疗靶点存在许多重叠之处。因此，精准医学提出了精神障碍的跨疾病诊断的概念，强调不仅仅以现有的临床症状来划分疾病种类，而是寻找精神障碍具有共同归因的症状群或中间表型作为诊疗的重点，其中精神障碍间共享的生物标志物可能是跨疾病诊断的依据。

为此，美国国立精神卫生研究所（National Institute of Mental Health，NIMH）配合精准医学启动了"维度标准研究（Research Domain Criteria，RDoC）"项目，以满足对精神障碍分类新方法的需求。RDoC旨在为精神障碍研究建立一个新的分类框架。该框架需要整合许多不同级别的数据，以开发一种基于病理生理学的疾病分类新方法，以便更精确地与个体的干预措施联系起来，重新思考该如何开展精神病理学研究。目前的临床基础研究发现，患有同种精神障碍的不同患者间存在明显的基因组变异和神经环路的差异，而某些相同的基因变异或神经环路差异同样存在于不同的精神障碍中。但这些发现只是对现有的诊断分类提出了挑战，并未证明这些差异在形成新的诊断规则中的有效性。再比如，快感缺乏及认知执行功能等维度并非是现有诊断分类标准的主要依据，但确是某些精神障碍共同的核心症状。因此，RDoC提议研究者不要狭隘地围绕现有的诊断分类标准来设计研究项目。精准诊断的思路要求临床医生和研究人员从精神障碍的临床症状出发，但要透过症状的显现，深入到症状背后的病理机制。跨疾病遗传学研究迈开了可喜的一步。跨疾病GWAS发现，双相障碍和精神分裂症比双相障碍和抑郁症有更多的共享易感基因，但目前的诊断体系把双相障碍和抑郁症一起归类为情感障碍大类。从症状上看，双相障碍和抑郁症更贴近，而从本质上看,双相障碍和精神分裂症可能更贴近。精神障碍间存在复杂的共病关系可能正是由于其症状背后的病理机制的重叠所致。因此,精准诊断为精神障碍分类提供了新的理念。

三、分子标志物

早在20世纪六七十年代,研究者就发现精神分裂症存在明显的遗传学倾向,遗传度约80%,虽然未发现精神分裂症明确的遗传模式,但却发现明显的家族聚集性。随着遗传物质的发现,人们开始探索精神障碍的遗传基因。连锁分析发现了数个染色体上精神分裂症的易感区域,比如1q21-22、6p21-22、6p22-24、8p21、10p11-15、13q32、15q14、22q11-13及21q22,但无法得知这些区域中哪个基因与精神分裂症相关。随着精神分裂症单胺神经递质假说兴起,多巴胺、5-羟色胺(5-hydroxytryptamine,5-HT)、乙酰胆碱(ACh)等单胺类受体及转运体基因被列为精神分裂症的候选基因,通过遗传关联分析来确定精神分裂症的易感基因。但单胺类神经递质不能解释精神分裂症的全部病因机制。随着精神分裂症免疫假说、神经发育假说、突触可塑性假说的发展,精神分裂症的候选基因逐渐扩展到免疫因子、细胞因子、趋化因子、神经营养因子、谷氨酸受体、γ-氨基丁酸受体、雌激素受体及血管紧张素等。关联分析陆续发现了数十种精神分裂症易感基因。21世纪初,随着基因组计划的发展,基于全基因组测序技术发展起来的GWAS研究,使得精神分裂症易感基因筛查不再受候选基因的限制,而是从全基因组层面探索精神分裂症的致病基因。因此,发现了一些过去没有关注到的新的精神分裂症易感基因。国际上发表了数项GWAS研究,如PGC分别在2011、2014、2017及2019年发表了大规模的精神分裂症GWAS研究,纳入的样本量也从20 142例扩大到113 075例,发现了数百个精神分裂症的易感位点,其中多半是既往候选基因遗传学研究中未曾报道的。已经发表的关于精神分裂症诊断相关的生物标志物涵盖了分子结构、分子功能、分子调控及分子网络等多方面成果,包括来自基因组、转录组、蛋白质组以及代谢组的分子标志物。这些标志物的发现为精神分裂症的精准诊断奠定了基础。

2016年和2017年,我国启动了重点研发精准医学项目,其中包括精神分裂症精准医学项目,旨在将精神分裂症的生物标志物进行临床转化,使之成为能为临床所用的诊断指标。如果说,过去精准医学研究主要集中在精神分裂症生物标志物的开发上,那么国家精准医学项目的启动开启了精神分裂症生物标志物临床应用的里程碑。

四、脑结构和功能学标志物

早在20世纪初,就在精神分裂症患者的尸检中发现了局部脑结构萎缩。自此,精神分裂症的脑改变开始受到人们的关注。

目前,脑电图(electroencephalography, EEG)已成为精神障碍科学研究和临床应用的重要技术手段。EEG应用最广泛的是通过心理学事件诱发的电位,被称为事件相关电位(event related potential, ERP),反映了与基本认知功能相联系的神经电生理活动。常见的ERP成分包括P50、N100、P200、N200、P300及失匹配负波(mismatch negativity, MMN)等。MMN是一个很有潜力的具有特异性的精神分裂症的生物标志物。精神分裂症不同的发展阶段存在ERP成分的不同表现。EEG对时间分辨率极高,几乎达到实时、无创及安全的要求,但空间分辨率低,信号质量低。

计算机断层扫描(computed tomography, CT)、磁共振成像(magnetic resonance imaging, MRI)、弥散张量成像(diffusion tensor imaging, DTI)技术的出现,为精神分裂症脑结构研究提供了方便。CT利用X线束、γ射线及超声波等围绕人体的某一部位作一个接一个的断层扫描,用于观察解剖结构,在中枢神经系统疾病的诊断效果较为可靠、价值较高,但有辐射的不良反应;MRI扫描可直接作出横断面、矢状面、冠状面及任意切层面的体层图像,安全性和软组织分辨率明显高于CT;DTI常用于观察白质纤维束。脑影像学研究发现,精神分裂症患者的脑室体积扩大,尤其是左右侧脑室,其脑室扩大与脑组织萎缩相关。因此,也发现精神分裂症患者的皮质(包括额叶、颞叶、顶叶、岛叶、边缘系统、小脑)以及部分皮质下核团(如基底节、丘脑及胼胝体等)体积缩小。

功能磁共振成像(functional MRI, fMRI)的应用发现了精神分裂症患者脑功能活动及脑功能网络等方面存在改变。fMRI研究发现,精神分裂症患者在静息状态下,以及在执行功能、工作记忆、注意力、语言流畅性和情感处理等任务状态下均存在脑功能异常,尤其是前额叶和海马功能异常。fMRI的特点是空间分辨率高、无创及安全,但时间分辨率低;fMRI和EEG结合可以相互弥补各自在时间和空间分辨率不足的问题。近期出现的脑磁图(magnetoencephalography,MEG)综合了EEG和fMRI的优势,时间分辨率极高,信号质量高,空间分辨率比EEG高但比fMRI低。目前,MEG在精神疾病中的应用刚刚开始,未来在精神分裂症精准诊断中可能会有较好的应用前景。

正电子发射计算机断层成像(positron emission tomography,PET)和单光子发射计算机断层成像(single-photon emission computed tomography,SPECT)能根据示踪剂选择性地反映组织器官的代谢情况,PET在显示大脑皮质和皮质下结构的氧代谢方面有明显的优势。PET和SPECT技术发现,精神分裂症患者(包括首发未服药物的精神分裂症患者)皮质下纹状体神经元突触前多巴胺合成和释放能力增强,突触间多巴胺水平增加以及多巴胺D_2受体(dopamine receptor type 2,DRD2)密度增加。

此外,质子核磁共振波谱法(proton magnetic resonance spectroscopy,^{1}H-MRS)技术可以较好地反映活体中枢神经递质的水平,具有较好的精准医学诊疗价值。^{1}H-MRS研究显示,首发未服药物的精神分裂症患者和难治性精神分裂症患者前扣带回皮质(anterior cingulate cortex,ACC)的谷氨酸水平增高,慢性精神分裂症患者的ACC谷氨酰胺/谷氨酸比率(Gln/Glu)升高。^{1}H-MRS研究还发现,ACC的谷氨酸水平升高可预测精神分裂症患者对抗精神病药物治疗反应差。

随着网络科学和图论方法的引入,人们开始研究精神分裂症神经网络架构拓扑属性。通过DTI成像技术探索结构连接,即白质纤维连接,是不同脑功能区之间潜在的"线路"。通过fMRI记录的血氧水平依赖(blood-oxygen-level dependent,BOLD)信号的变化来刻画脑功能连接,研究在静息状态或任务状态下空间分布不同的脑区之间神经活动的相关性,提示脑区之间存在某种程度上的信息交流。脑影像学研究发现,精神分裂症患者存在大脑结构连接和功能连接异常。

与遗传学的研究发现相类似,多个大脑发生变化可能代表了大脑异常的组合模式,比任何单个变化本身更具备预测性。基于MRI的多变量模式分类,可以相当准确地区分精神分裂症和重度抑郁症,正确识别80%的精神分裂症患者和72%的抑郁症患者。尽管这些影像异常提供了非常有趣的线索,但其对精神分裂症的特异性还需要重复验证。与基因预测类似,基于MRI的大脑成像技术,将获得的图像及时整合、建模,建立知识性数据库,将分析的焦点从群体转移到个体,实现根据图像信息进行临床诊断参考,提高诊断的精确性。

五、人工智能精准诊断

人工智能作为相对新颖的诊疗方式,正在突破传统的精神障碍循证医学体系,探索黑盒子里的答案。有研究发现,精神分裂症相关基因与某些脑结构改变有对应关系,且直接和诊疗效果关联。因此,通过人工智能技术可根据患者的分子、影像学多模态信息建立诊断模型,给出诊断建议。

目前,国际上很多大型队列研究,开始致力于将人工智能技术应用于大型队列数据分析,其中欧洲的IMAGEN(http://imagen-europe.com/)纳入了一些正在进行的亲代和子代纵向队列研究,通过对参与者的神经影像学检查、基因分型、甲基化、基因表达,以及行为和认知特征等数据的分析,来识别生命早期(包括产前和围产期)对躯体、行为和认知发展的影响。如双生子早期发育及环境风险的纵向双生子研究,正在探索遗传学和环境对行为发展的影响。受IMAGEN概念启发的"青少年大脑认知发育研究组织计划"将进行为期10年的随访研究。在此期间,将对参与者的行为认知、物质使用、生长环境,以及DNA、激素、神经影像学检查及毒素暴露等生物标本进行反复评估。如此大型的纵向多模态研究可以很好地识别精神障碍的生物标志物,相信这些生物标志物可用于超越传统症状分类规则的疾病分类。此外,类似的还有美国的ADNI(http://adni.loni.usc.edu/)、ENIGMA(http://enigma.ini.usc.edu/)、中国的国家人口健康科学数据中心(https://www.ncmi.cn/)等。不仅可用于精准诊断,研究人员还希望这种智能模型能给出治疗和用药建议,成为精神科医生的诊疗助手。从临床到生物样本数据,从人工智能到智能精准诊疗,精准医学正逐渐从科研走入大众视野,有望引发新一轮生命科学革命。

(崔东红,江开达,段冬霞)

第三节　精准治疗

精准治疗是精准医学的一个组成部分。在大样本研究获得疾病病理机制的知识体系基础上,以生物医学特别是组学数据为依据,根据患者个体在基因、表型、环境和生活方式等各方面的特异性,制订个性化治疗方案,是在生物标志物的基础上进行的归因性和靶向性治疗。目前,精神分裂症的治疗方式主要是抗精神病药物的对症治疗。因为缺乏生物标志物,药物使用主要依靠医生的经验和临床试错。因此,在精神分裂症患者的治疗中,迫切需要精准治疗。通过生物标志物来预测一种药物是否对特定的患者有效,并帮助预防药物不良反应的发生。

一、药物基因组学

药物基因组学是研究基因多态性与药物作用的多样性关系的一门新兴学科,即研究基因如何影响药物的疗效。药物基因组学是精准医疗的一部分,通过对与药物疗效、不良反应相关的基因多态性检测,为选择合适的药物及药物剂量提供遗传学证据,提高抗精神病药物使用的安全性和有效性。

1. 代谢

长期以来,抗精神病药物遗传学研究专注于肝酶途径参与抗精神病药物代谢,编码代谢酶的基因变异可能导致代谢活性的改变,从而影响抗精神病药物的药代动力学参数。如在肝脏的多种细胞色素P450(cytochrome P450, CYP)酶中,抗精神病药物主要由CYP1A2、CYP2D6、CYP2C19和CYP3A4代谢。

CYP酶的活性由基因型决定,同时受抑制剂或诱导剂的影响。根据酶活性不同,可分为4种表型:① 广泛代谢者/正常代谢者(extensive metabolizer/normal metabolizer, EM/NM);② 中间代谢者(intermediate metabolizer, IM);③ 不良代谢者(poor metabolizer, PM);④ 超快代谢者(ultrarapid metabolizer, UM)。PM型患者因代谢酶活性降低甚至丧失,导致药物在体内积累,从而引发不良反应。UM型患者因代谢酶活性较高,会导致药物的清除率加快,血药浓度低而影响药效。

2. 药效

精神分裂症患者存在神经递质多巴胺和5-HT失调,多巴胺和5-HT系统在抗精神病药物疗效中起核心作用。目前,所有的抗精神病药对脑内DRD2都具有不同程度的拮抗作用,并认为对中脑边缘系统多巴胺通路DRD2的拮抗作用能缓解精神分裂症患者的阳性症状。如*DRD2*基因的SNP rs1800497和rs1799732(-141 Ins/Del)与抗精神病药物疗效相关,携带*-141 Ins/Ins*基因型的首发精神分裂症患者对抗精神病药物的临床反应较快。大多数非典型抗精神病药物是通过对5-羟色胺受体2A(5-hydroxytryptamine receptor 2A, 5-HTR2A)的高亲和力和拮抗性发挥作用。其次,5-羟色胺受体1A(5-HTR1A)、5-羟色胺受体2C(5-HTR2C)及5-HTR2A等也与抗精神病药物作用相关。

3. 不良反应

基因的多态性可能影响药物的不良反应。临床治疗中,约42%的患者未能接受抗精神病药物的合理治疗。首要原因是药物的不良反应导致的依从性差。通过筛查预测抗精神病药物不良作用的遗传因子,为合理选择药物、减少不良反应、提高依从性及改善长期疗效具有重要意义。药物基因组学研究遗传学变异与抗精神病药物严重不良作用(如体重增加、心电图QT间期延长、迟发性运动障碍等)之间的关联,结果表明,5-HTR2C基因和黑素皮质素受体-4(melanocortin receptor 4, *MC4R*)基因变异与体重增加显著关联。巨噬细胞迁移抑制因子(macrophage migration inhibitory factor, MIF)启动子CATT 5～8次重复多态性与奥氮平代谢不良反应相关,重复次数与代谢不良反应的严重性呈正相关,5/5纯合子的患者服用奥氮平不易出现代谢障碍及体重增加。CYP2D6及CYP3A4代谢能力与心电图QT间期延长相关,CYP2D6慢代谢者更易发生尖端扭转型心律失常。服用硫利达嗪的患者,心电图QT间期不仅与该药的浓度和剂量相关,也与患者的CYP2D6代谢比值具有相关性。*DRD2*基因的*Taq* I酶切位点A多态性与抗精神病药物介导的迟发性运动障碍显著相关,携带*DRD3Gly-9*等位基因的患者迟发性运动障碍的发生率更高。这些基因多态性可以作为药物不良反应的生物标志物来指导临床用药。

二、新药开发及神经调控探索

其他医学领域尤其是肿瘤学的药物研发,正朝着临床现象学以外的分子靶点发展,但抗精神病药物的临床试验仍然完全依赖于临床循证。抗精神病药物研发在一定程度上还是遵循"一刀切"的原则,没有针对不同遗传学及代谢背景患者。有研究发现,在1 600多项抗精神病药物治疗试验中,只有18项使用生物标志物作为疗效的识别指标。如果根据遗传学或影像学因素对患者进行细分,这些试验的结果可能会有所不同。近年来,精神病学领域经历了一次根本性的转变,即研究者们开始将现代基本生物学的理念融合到精神病学中。大脑能够通过学习和生活事件,不断地改变基因表达而进行神经重塑。研究者正在重新考虑将曾经认为的"精神性"综合征界定为"脑疾病"或者"大脑神经环路失调"。因此,一些神经调控技术如侵入性脑深部电刺激或非侵入性经颅磁刺激术、电刺激及超声刺激等物理治疗受到关注,但目前尚未广泛用于精神分裂症临床治疗。虽然,还不能过早地将"精神障碍"这一术语改变为"脑疾病"或"神经环路紊乱",但精准医学理念为推动精神障碍的精准诊断与精准治疗提供了新的思路。

(江开达,崔东红)

-------------------------------- **参考文献** --------------------------------

［1］Jameson J L, Longo D L. Precision medicine-personalized, problematic, and promising［J］. N Engl J Med, 2015, 372(23): 2229-2234.

［2］王正国,张良.精准医学的含义与应用［J］.中华创伤杂志,2016,32(4): 289-290.

［3］董家鸿.精准肝脏外科的现代理念与临床实践［J］.中华消化外科杂志,2012,11(1): 8-10.

［4］石远凯,孙燕.精准医学时代肿瘤内科治疗的发展方向［J］.中华医学杂志,2015,95(31): 2518-2521.

［5］董家鸿.构建精准医疗体系,实现最佳健康效益［J］.中华医学杂志,2015,95(31): 2497-2499.

［6］ 陈志南.基于修饰型抗体/免疫细胞治疗的精准医学前景［J］.中华医学信息导报,2015,30(15): 11.

［7］ 范廷勇,李建斌,于金明.图像融合技术在精确放疗中的作用［J］.国外医学·放射医学分册,2004,28(4): 163-165.

［8］ 肖飞.从循证医学到精准医学的思考［J］.中华肾病研究电子杂志,2014,3(3): 123-128.

［9］ Insel T R, Cuthbert B N. Medicine. Brain disorders? Precisely［J］. Science, 2015, 348(6234): 499-500.

［10］ DeLisi L E, Fleischhacker W W. How precise is precision medicine for schizophrenia［J］. Curr Opin Psychiatry, 2016, 29(3): 187-189.

［11］ 黄涛,杨超君,易善志,等.精准医疗在精神医学领域中的应用现状与发展前景［J］.中国继续医学教育,2018,10(23): 61-64.

［12］ Pich E M, Vargas G, Domenici E. Biomarkers for antipsychotic therapies［J］. Handb Exp Pharmacol, 2012, 212: 339-360.

［13］ Gratton C, Kraus B T, Greene D J, et al. Defining individual-specific functional neuroanatomy for precision psychiatry［J］. Biol Psychiatry, 2020, 88(1): 28-39.

［14］ Quinlan, E B, Banaschewski T, Barker G J, et al. Identifying biological markers for improved precision medicine in psychiatry［J］. Mol Psychiatry, 2020, 25(2): 243-253.

［15］ Chenoweth M J, Giacomini K M, Pirmohamed M, et al. Global pharmacogenomics within precision medicine: challenges and opportunities［J］. Clin Pharmacol Ther, 2020, 107(1): 57-61.

［16］ Insel T R. The NIMH research domain criteria (RDoC) project: precision medicine for psychiatry［J］. Am J Psychiatry, 2014, 171(4): 395-397.

［17］ Shih P B. Metabolomics biomarkers for precision psychiatry［J］. Adv Exp Med Biol, 2019, 1161: 101-113.

［18］ Brainstorm C, Anttila V, Bulik-Sullivan B, et al. Analysis of shared heritability in common disorders of the brain［J］. Science, 2018, 360(6395): eaap8757.

［19］ Akbarian S, Nestler E J. Epigenetic mechanisms in psychiatry［J］. Neuropsychopharmacology, 2013, 38(1): 1-2.

［20］ Gagliano S A, Ptak C, Mak D Y F, et al. Allele-skewed DNA modification in the brain: relevance to a schizophrenia GWAS［J］. Am J Hum Genet, 2016, 98(5): 956-962.

［21］ Bergen S E, Ploner A, Howrigan D, et al. Joint contributions of rare copy number variants and common SNPs to risk for schizophrenia［J］. Am J Psychiatry, 2019, 176(1): 29-35.

［22］ Marshall C R, Howrigan D P, Merico D, et al. Contribution of copy number variants to schizophrenia from a genome-wide study of 41, 321 subjects [J] . Nat Genet, 2017, 49(1): 27–35.

[23] Kirov G, Pocklington A J, Holmans P, et al. De novo CNV analysis implicates specific abnormalities of postsynaptic signalling complexes in the pathogenesis of schizophrenia [J] . Mol Psychiatry, 2012, 17(2): 142–153.

[24] Fromer M, Pocklington A J, Kavanagh D H, et al. De novo mutations in schizophrenia implicate synaptic networks [J] . Nature, 2014, 506(7487): 179–184.

[25] Purcell S M, Moran J L, Fromer M, et al. A polygenic burden of rare disruptive mutations in schizophrenia [J] . Nature, 2014, 506(7487): 185–190.

[26] Hamilton H K, Williams T J, Ventura J, et al. Clinical and Cognitive Significance of Auditory Sensory Processing Deficits in Schizophrenia [J] . Am J Psychiatry, 2018, 175(30): 275–283.

[27] Cui D H, Peng Y M, Zhang C F, et al. Macrophage migration inhibitory factor mediates metabolic dysfunction induced by atypical antipsychotic therapy [J] . J Clin Invest, 2018, 128(11): 4997–5007.

[28] Schizophrenia Working Group of the Psychiatric Genomics Consortium. Biological insights from 108 schizophrenia-associated genetic loci [J] . Nature, 2014, 511(7510): 421–427.

[29] Li Z, Chen J, He L, et al. Genome-wide association analysis identifies 30 new susceptibility loci for schizophrenia [J] . Nat Genet, 2017, 49(11): 1576–1583.

[30] Pardiñas A F, Holmans P, Pocklington A J, et al. Common schizophrenia alleles are enriched in mutation-intolerant genes and in regions under strong background selection [J] . Nat Genet, 2018, 50(3): 381–389.

[31] Lam M, Chen C Y, Li Z, et al. Comparative genetic architectures of schizophrenia in East Asian and European Populations [J] . Nat Genet, 2019, 51(12): 1670–1678.

第二章

精神分裂症的概念

精神分裂症是一种慢性脑疾病，具有高复发率和高致残率特点，是导致精神残疾的主要疾病。人类对精神分裂症疾病的认识是个漫长的过程，将它作为独立疾病单元认识也就100多年。但由于疾病本身的复杂性和异质性，近年来国内外学者在诊断标准中以"症状维度"取代多年来使用的疾病分型。本章主要介绍精神分裂症的认识简史、流行病学、疾病负担以及最新的诊断标准。

第一节 历史及定义

一、精神分裂症的历史

不同文化对精神分裂症的描述也不尽相同。早在公元前5世纪,古希腊伟大医学家希波克拉底(Hippocrates,公元前460—370年)就提出了体液学说,认为体内存在4种体液(痰液、黄胆汁、黑胆汁及血液)。根据体液学说将精神疾病分为痴呆、躁狂、忧郁及偏执四大类。躁狂症是精神兴奋类疾病的统称,其中部分患者就是精神分裂症。我国早在晋隋年代便有精神分裂症的描述,如晋代葛洪于《肘后备急方》书中记载:"女人与邪物交通,独言独哭,悲思恍惚",隋代巢元方在《诸病源候论》中记载:"其状不同,或言语错谬,或啼笑惊走,或癫狂悟乱,或喜怒悲哭,或大恐惧,如人来逐……",这些描述生动地描绘了精神分裂症的言行异常及思维荒谬等特征。

中世纪时,在西方一些国家,精神病被认为是罪恶和魔鬼附身,精神病患者受到非人道待遇,如拷打、烙烧及坑害等驱魔治疗,甚至欧洲的医院也普遍存在着极具惩罚性的治疗环境。18世纪法国大革命后,法国的比奈尔(Philippe Pinel)医生率先在巴黎近郊的Bicetre医院实施"解放"运动,他认为"精神病患者绝不是有罪之人,不允许惩罚他们,必须给予人道待遇",倡导解除患者身上锁链,让患者自由活动,并以人道主义态度对待精神病患者。比奈尔医生鼓励在最小限制和最大支持的社会环境中对患者进行治疗,并用科学证据来支持自己观点。比奈尔的解放运动对精神病学发展具有重要意义。因此,也被尊为近代精神病学的先驱者。

随着自然科学的崛起,人们逐渐认识精神病也是一种病,并且对病因学及分类学的认识逐渐深入。19世纪,遗传退化学说在欧洲占有主导地位,代表人物是法国学者莫莱(Benedict Augustin Morel)。莫莱认为精神分裂症是一种由遗传学因素决定的退化现象,并且首次提出了"早发性痴呆"的概念,强调精神分裂症是一种"早发性(起病较早)"的"痴呆(临床上,呈现进展性衰退)"。

该提法可以说是精神分裂症的第一个生物学模型假说。德国学者格里辛格（Wilhelm Griesinger）完成了精神疾病与其他内科疾病的整合，在1845年出版的《精神疾病的病理和治疗》一书中明确指出大脑病变可能是一系列精神障碍的共同基础。卡尔鲍姆（Kar Ludwig Kahlbaum）被认为是精神病理学之父。他运用内科疾病研究方法对精神分裂症患者的疾病过程进行研究，对精神分裂症的症状进行分类，并衍生出精神分裂症的不同亚型，如紧张症（一种全身肌肉紧张的精神障碍）及青春期妄想症（起病于青春期，且行为荒谬愚蠢的精神障碍）。

德国学者克雷丕林（Emil Kraepelin）被认为是现代精神病学奠基人，他对精神疾病的分类学发展具有重要贡献。在长期临床观察的基础上，他认为上述各种描述并非独立的疾病单元而是同一疾病的不同类型，并于1896年明确了早发性痴呆（dementia praecox）的概念及特征（起病早，呈慢性进展性病程，以妄想与幻觉为主要症状；痴呆，不同于躁狂抑郁症的发作性病程）。他强调对阴性症状及认知症状的关注（是功能缺损、治疗阻抗及预后的主要影响因素），认为起病年龄、家族史、病前人格及逐渐恶化的临床过程有助于早发性痴呆与躁郁症的鉴别。瑞士精神病学家布鲁勒（Eugen Bleuler）于1911年首次提出精神分裂症（schizophrenia）的概念，Schizophrenia来自希腊语"split-mind"，认为精神分裂症的核心是思维、情感及行为的分裂。布鲁勒认为精神分裂症的基本特征包括联想障碍（association disorder）、情感淡漠（apathy）、矛盾意向（ambivalence）及内向性（autism）（即4A症状）；而幻觉、妄想及紧张症等属于"继发性"症状。"4A"症状是精神分裂症的早期诊断标准，对于后期国际及美国精神分裂症诊断标准的形成与发展具有重要影响力。此外，布鲁勒的诊断纲要比Kraepelin提出的更加宽泛，还包括"潜在的"和"假神经症型"精神分裂症，以及短暂性分裂样精神障碍等类型。

"4A"症状提出具有较大的国际影响力，但操作性差，实用性大打折扣。施奈德（Kurt Schneider）于1959年提出了精神分裂症的"一级症状群"（思维化声、争论性幻听、评论性幻听、思维被夺、思维被插入、思维被广播、被强加的情感、被强加的冲动、被强加的意志行为、躯体被动体验及妄想性知觉）及"二级症状群"。相对于布鲁勒的"4A"症状而言，施奈德的"一级症状群"强调幻觉妄想等阳性症状，而阳性症状更容易定义和评估，提高了临床诊断的精准性和可靠性。

为了提高临床诊断的可靠性,方便国际交流,国际上先后出现了一些有影响力的分类诊断系统,如《国际疾病分类》(ICD)系统及美国《精神障碍诊断与统计手册》(DSM)系统。我国曾制定了《中国精神疾病的分类方案和诊断标准》(*Chinese Classification and Diagnostic Criteria of Mental Disorders*,CCMD)。由于CCMD与ICD系统比较类似,近年来国内临床已不再使用。

1948年,世界卫生组织(World Health Organization,WHO)举行第六次ICD国际修订会议,决定将精神疾病纳入其中,但ICD-6的精神障碍分类简单,许多精神疾病尚未包含在内。ICD-9开始引起精神科医生的重视,并逐渐推广使用。ICD-10(1992年)是目前临床使用最为广泛的诊断分类系统,其中精神分裂症(F20)包括:偏执型精神分裂症、青春型精神分裂症、紧张型精神分裂症、未分化型精神分裂症、精神分裂症后抑郁、残留型精神分裂症、单纯型精神分裂症、其他精神分裂症及未特定的精神分裂症。ICD-11的修订工作始于2007年,2019年5月25日在瑞士日内瓦召开的第72届世界卫生大会上审议通过了《国际疾病分类(第11次修订版)》,将于2022年1月1日生效。美国于1952年首次制定了DSM(DSM-1)。最新版本DSM-5于2013年正式出版,其中精神分裂症谱系及其他精神病性障碍主要包括:分裂型(人格)障碍、妄想障碍、短暂精神病性障碍、精神分裂样障碍、精神分裂症、分裂情感性障碍、物质/药物所致的精神病性障碍、躯体疾病所致的精神病性障碍、紧张症、其他特定的精神分裂症谱系及其他精神病性障碍、未特定的精神分裂症谱系及其他精神病性障碍。

二、精神分裂症的定义及诊断标准

国内外学者对精神分裂症的认识是个漫长过程,定义较为困难,争议较多。比如,我们传统熟知的精神分裂症分型在DSM-5及ICD-11中消失了。通常认为精神分裂症是一组病因未明的重性精神病,多在青壮年缓慢或亚急性起病,临床表现为症状各异的综合征,涉及感知觉、思维、情感和行为等多方面的障碍以及精神活动的不协调。患者一般意识清楚,智能基本正常,但部分患者在疾病过程中会出现认知功能损害。病程一般迁延,呈反复发作、加重或恶化,部分患者最终出现衰退和精神残疾,但有的患者经过治疗后可保持痊愈或基本痊愈状态。

目前临床主要采用DSM-5中精神分裂症的诊断标准(见附录三)。

ICD-11中精神分裂症诊断标准变化类似于DSM-5,症状标准除了强调幻觉、妄想及思维紊乱等症状外,还强调了被动体验、被影响或被控制体验等症状的重要性。其次,强调症状至少持续1个月,而在DSM-5中提出:"这种障碍至少持续6个月,包括至少1个月(如成功治疗,则时间可以更短)符合诊断标准A的症状(即活动期症状),还可包括前驱期或残留期"。DSM-5中对精神分裂症的病程要求更严格。

(刘登堂,甘 鸿)

第二节 流行病学及疾病负担

一、精神分裂症的流行病学

精神分裂症可见于各种社会文化及地理区域中,不同地区的患病率可能存在差异,但总体来说,精神分裂症的终身患病率约为1%。精神分裂症患病率的性别差异不大,但性别差异主要体现在初发年龄和病程上,男性发病的高峰年龄段为10～25岁,而女性为25～35岁,并且中年是女性的第2个发病高峰年龄段,3%～10%女性患者40岁以后起病,随访研究支持女性患者整体预后优于男性患者。精神分裂症患者发展为物质依赖患者的比例比较高,尤其是尼古丁依赖风险增加。此外,精神分裂症患者伴发躯体疾病(如糖尿病、高血压及心脏疾病等)及遭受意外伤害的概率也明显高于普通人,平均寿命估计缩短8～16年。

几项国际上有影响的流行病学研究如下。

1. 美国"国立精神卫生研究所-流行病学管理区(The National Institute of Mental Health-Epidemiologic Catchment Area program,NIMH-ECA)"项目

20世纪70—90年代,NIMH-ECA进行了多项调查。其中一项是从约20万人口社区中随机抽取2万以上样本,采用诊断性调查问卷(DIS)等评估工具。结果显示所有精神障碍的终身患病率为32.2%,而精神分裂症/分裂样精神病约为1.5%。此外,发病率调查显示,1991年,NIMH选择美国的5个社区(康涅狄克州的纽海文、马里兰州的巴尔的摩、密苏里州的圣路易斯、北卡罗来纳州的达勒姆及加利福尼亚州的洛杉矶)进行发病率调查,结果显示18岁以上人群中,精神分裂症的发病率分别为1.00‰、7.10‰、1.00‰、1.60‰及1.70‰。

2. 世界卫生组织(WHO)项目

WHO分别于1973年、1979年及1992年组织了系列流行病学研究。1992年,WHO选取英国诺丁汉、印度昌迪加尔、日本长崎、俄罗斯莫斯科、美国夏威夷、爱尔兰都柏林及丹麦奥胡斯等国家或地区进行精神分裂症的发病率和病程研究,结果显示:① 精神分裂症发病率在不同国家之间变异极小;② 严格标准诊断的发病率平均为0.1‰,较宽松方法诊断的发病率平均为0.42‰;③ 精神分裂症的临床表现基本类似,发达国家精神分裂症患者的抑郁、思维插入及思维被广播较多,而发展中国家患者的被控制感、听幻觉及视幻觉较普遍;④ 女性患者的起病年龄较晚,结局较好,但总发病率男女一致。

3. 中国精神疾病的流行病学调查研究

我国1982年及1993年的全国流行病学调查研究显示精神分裂症的终身患病率分别为5.69‰及6.55‰。2012年,由北京大学第六医院牵头开展"中国精神障碍疾病负担及卫生服务利用的研究",简称中国精神卫生调查(China mental health survey, CMHS)。CMHS包括两个阶段:第一阶段为非专业人员调查,采用计算机辅助个人访谈(computer-assisted personal interview, CAPI)方式进行;第二阶段由精神科医生采用DSM-4轴I诊断定式临床访谈诊断表(SCID),对精神分裂症及其他精神病性障碍和物质躯体疾病所致精神病性精神障碍进行诊断。结果显示:① 精神疾病12个月患病率为9.3%,终身患病率为16.6%(均不含老年痴呆);焦虑障碍最为常见,其12个月患病率为5.0%,终身患病率为7.6%。② 精神分裂症及其他精神病性障碍的12个月患病率为0.6%,终身患病率为0.7%,精神分裂症及其他精神病性障碍的农村患病率高于城市。③ 精神分裂症的及时治疗率为51.25%,延迟治疗较为普遍,延误治疗时间的中位数高达34年。

二、精神分裂症的疾病负担

精神分裂症通常起病于青春期或成年早期,对患者本人及其家庭影响较大。此外,精神分裂症往往与暴力、攻击及自伤自杀等社会问题相联系,是影响社会稳定的重要因素。

精神分裂症具有高复发率及高致残率,是导致精神残疾的主要疾病。从1993年开始,每隔几年哈佛大学公共卫生学院与世界银行及WHO合作,对全球疾病负担(global burden of disease, GBD)进行评估,应用失能调整生命年(disability adjusted life year, DALY)来量化疾病负担。1993年,精神分裂症在全球非致命性疾病的疾病负担中位列第10位,占疾病总负担的2.6%;2000年上升至第7位,占疾病总负担的2.8%;2016年最新数据显示:精神分裂症在328种疾病中位列第12位,占疾病总负担的1.7%,而中国数据显示精神分裂症是第九大疾病负担。

据统计,在发达国家中,精神分裂症治疗所需的直接费用占全部卫生资源费用的1.4% ～ 2.8%,占全部精神疾病费用的20%。2019年,《中国卫生健康统计年鉴》显示,截至2018年我国精神疾病救治费用高达532 243万元,占全国医疗卫生资源补助的2.24%。

(刘登堂,甘　鸿)

-------------------------------- 参考文献 --------------------------------

[1] American Psychiatric Association. Diagnostic and statistical manual of mental disorders[M]. 5th. Arlington, VA: American Psychiatric Publishing, 2013.

[2] Blazer D G, Kessler R C, Swartz M S, et al. The prevalence and distribution of major depression in a national community sample: the national comorbidity survey[J]. Am J Psychiatry, 1994, 151(7): 979−986.

[3] Cowen P, Harrison P, Burns T, et al. Oxford textbook of psychiatry[M]. 6th. Oxford: Oxford University Press, 2012. 258−259.

[4] Daniel R. A decade for psychiatric disorders[J]. Nature, 2010, 463(7277): 9.

[5] First M B, Gibbon M, Spitzer R L, et al. Guide for structured clinical interview for

DSM-IV axis I disorders-research version［M］. New York: Biomet Res, 1996.

［6］ Fiona J C, Alize J F, Damian F S, et al. Global epidemiology and burden of schizophrenia: findings from the global burden of disease study 2016［J］. Schizophr Bull, 2018, 44 (6): 1195-1203.

［7］ Hales R E. Yudofsky S C, Roberts L W. The american psychiatric publishing textbook of psychiatry［M］. 6th. Washington DC: American Psychiatric Publishing, 2014.

［8］ Huang Y, Wang Y, Wang H, et al. Prevalence of mental disorders in China: a cross-sectional epidemiological study［J］. The Lancet Psychiatry, 2019, 6(3): 211-224.

［9］ Hay S I, Abajobir A A, Abate K H, et al. Global, regional, and national disability-adjusted life-years (DALYs) for 333 diseases and injuries and healthy life expectancy (HALE) for 195 countries and territories, 1990—2016: a systematic analysis for the Global Burden of Disease Study 2016［J］. Lancet, 2017, 390(10100): 1260-1344.

［10］ Hjorth J C , Stürup A E, Mcgrath J J, et al. Years of potential life lost and life expectancy in schizophrenia: a systematic review and meta-analysis［J］. The Lancet Psychiatry, 2017, 4(4): 295-301.

［11］ Kessler, R C, McGonagle K A, Zhao S, et al. Lifetime and 12-month prevalence of DSM-Ⅲ-R psychiatric disorders in the United States［J］. Arch Gen Psychiatry, 1994, 51(1): 8-19.

［12］ Kessler R C, Ustun T B. The world mental health (WMH) survey initiative version of the world health organization (WHO) composite international diagnostic interview (CIDI)［J］. Int J Meth Psych Res, 2004, 13(2): 93-121.

［13］ The WHO World Mental Health Survey consortium. Prevalence, severity, and unmet need for mental disorders in the world health organization world mental health surveys［J］. Am Med assoc, 2004, 291(21): 2581-2590.

［14］ Vos T, Abajobir A A, Abate K H, et al. Global, regional, and national incidence, prevalence, and years lived with disability for 328 diseases and injuries for 195 countries, 1990—2016: a systematic analysis for the Global Burden of Disease Study 2016［J］. Lancet, 2017, 390(10100): 1211-1259.

［15］ WHO. The international pilot study of schizophrenia［M］. Geneva: World Health Organization (WHO offset Publication, No. 2), 1973.

［16］ WHO. The ICD-10 classification of mental and behavioural disorders［M］. Geneva: World Health Organization, 1992.

［17］ Wittchen H U, Robins L N, Regier D, et al. Cross-cultural feasibility, reliability and sources of variance of the composite international diagnostic interview (CIDI)［J］. British J Psychiatry, 1991, 159: 645-653.

［18］ 国家统计局.2019年中国卫生健康年鉴［M］.北京：中国协和医科大学出版社，

2019.

[19] 郝伟,于欣.精神病学[M].7版.北京:人民卫生出版社,2013.

[20] 黄悦勤.中国精神障碍流行病学研究[J].中华流行病学杂志,2012,3(1):15-16.

[21] 陆林,方贻儒,江开达,等[M].沈渔邨·沈渔邨精神病学[M].6版.北京:人民卫生出版社,2018:2-5.

[22] 李凌江,陆林.精神病学[M].3版.北京:人民卫生出版社,2015.

第三章

精神分裂症的临床表现

在所有精神障碍的临床表现中，最丰富多彩和纷繁复杂的，莫过于精神分裂症。不同的精神分裂症个体患者之间，临床表现千差万别，所以早些年认为它是一组综合征，临床上也曾经分为不同临床亚型，如偏执型、紧张型和青春型等。同一名患者，往往表现出精神活动多维度的异常，不少学者用阳性症状、阴性症状、情感症状和认知缺陷四维症状来总结。精神分裂症是一组慢性疾病。近年来，临床学者更倾向于从不同临床分期来进行总结。本章主要基于患者的临床高危期、急性期和慢性期进行介绍。

第一节　症状演变

一、概述

精神分裂症是一组常见的病因未明的严重精神障碍，多起病于青壮年，常有知觉、思维、情感和行为等方面的障碍，一般并无意识障碍。不少患者反复发作，病程进展恶化，最终呈慢性迁延导致精神残疾，给患者、家属及社会带来沉重负担。精神分裂症是精神病性障碍中患病率最高的一种精神障碍，疾病负担位居总疾病负担的前10位。最早，Kraepelin认为它是一种老年痴呆症在年轻人身上的一种表现，称之为"早发性痴呆"，并认为它预后不良。后来，布鲁勒认为有些患者预后相对较好，并没有进入痴呆样表型，同时指出这种疾病也可能在晚年出现，将"早发性痴呆"一词改为"精神分裂症"。

针对精神分裂症病名的病耻感，日本学者已经把它改名为"统合失调症"，我国香港学者用"思觉失调症"。所以用"失调症"，意在反映大家对该病的认识更新，更多体现出该病的可逆性。

二、症状演变

作为一组临床综合征，近20年比较重要的发现是，在精神分裂症首次明确发作之前，很多患者存在一个持续数年的症状演变时期，而且部分处于这个时期的患者已经开始前往精神卫生专业机构就诊。这个时期，被称为"前驱期（prodromal phase）"或者"临床高危期（clinical high risk phase）"。

前驱期还可以进一步分为早期前驱期和晚期前驱期。在早期前驱期，患者的表现以功能下降、情绪困扰及睡眠障碍等非特异性症状为主要表现，它们对患者的未来发展难以形成预测意义。在晚期前驱期，患者的临床表现以"精神病高危综合征（psychosis high risk syndrome）"为主，具有临床诊断可操作性，对患者的未来发展、转归具有很明确的指导价值。"精神病高危综合征"患者，在未来的2年里,有1/3的患者会出现首次精神病性发作。相当一部分首次精神病性发作患者已经符合精神分裂症临床诊断标准。

就单个精神病性症状而言,通常也是在频率和严重程度两个维度上来呈现动态进展。以幻听为例,在普通人群中,有10%左右的人有过一过性幻听体验,一般不会重复出现。只有当"一过性幻听体验"动态发展时,才有临床意义。从频率上看,发展到每周出现1次、连续出现1月,才符合高危综合征的标准;从严重程度上看,不再能区别是自己的主观知觉体验还是客观感知,或者行为听从其支配,才符合精神病程度的标准。另外,症状内容的复杂程度,也是严重程度的体现,起先是简单的机械声音或音乐声等,逐渐变为词语、句子、对话及长篇大论等,患者在幻听的基础上进一步产生妄想、心境障碍和异常行为。

(王继军,郭　茜)

第二节　前驱期症状

一、精神病临床高危综合征

精神分裂症在首次精神病性症状发作前常常存在一段特殊时期,会表现出一些非特异性症状,如感知觉异常、猜疑、奇怪的想法、睡眠障碍、记忆力障碍、注意集中困难、焦虑及抑郁等。患者在此阶段尚具有一定的自知力和现实检验能力,会为其精神痛苦而主动就诊。有学者将处于这个阶段的一组临床表现概括为"精神病临床高危综合征"(clinical high risk syndrome of psychosis,CHR)或"精神病前驱期综合征(prodromal psychosis syndrome,PRS)"。

澳大利亚的研究团队首先明确提出了精神病前驱期综合征的概念,并根据临床表现归纳了3种前驱期综合征的类型。

1. 弱化阳性症状综合征 (attenuated positive symptom syndrome,APSS)

APSS主要表现为最近出现的弱化阳性症状,并达到足够的严重程度以及出现频率。患者的症状未达到精神病性程度且有自知力,或者患者并不确定自己症状的真实性。症状必须或者开始于1年内,或者是目前的症状比1年前更严重,出现频率在过去的1个月中平均至少每周1次。

2. 短暂间歇性精神病症状综合征 (brief limited intermittent psychotic symptoms, BLIPS)

BLIPS主要表现为最近出现并且持续时间非常短暂的明确的精神病性症状。患者症状达到精神病性程度,但必须是在过去3个月内出现,出现频率至少是1个月1次,持续时间为1天内至少有几分钟,但不超过16个小时。

3. 遗传学风险和功能减退综合征 (genetic risk and deterioration syndrome, GRDS)

GRDS主要表现为精神分裂症谱系障碍方面的遗传学风险和最近功能恶化的结合。患者一级亲属患有原发性精神病性障碍和(或)患者满足DSM-4中分裂型人格障碍诊断标准。功能恶化标准是指患者在过去1个月中的功能大体评定(general assessment of functioning, GAF)得分,与过去12个月中的GAF最高得分相比,出现30%或者更多地下降。

在以上3种精神病临床高危综合征中,以APSS最常见,占90%以上。只有少部分患者可以同时满足2种综合征的诊断标准。

各国报道的高危人群临床结局并不一致,特别是近期的报道发现高危人群中出现首次精神病发作的比例有下降的趋势,但较为公认的数据是有将近1/3比例的高危人群会在未来的2～3年时间内转化为以精神分裂症为主要代表的重性精神病性障碍。有学者对1996—2011年的高危人群(2 502例)的临床转归进行荟萃分析,在31个月的随访中精神病发作的平均转化率为29.2%,在第6、12、18、24、36个月时分别为17.7%、21.7%、26.9%、29.1%和31.5%。另有一项对高危人群的10年转化率进行了长期随访队列研究。此项目纳入了1993—2006年期间入组的416例高危人群,随访时间长达10年,有144例转化为精神病,总的转化率为34.9%,前2年转化患者占所有转化患者的2/3。可见,虽然前2年是转化较为集中的时期,但直到第10年仍然存在一定的转化风险。

二、前驱期常见症状

目前,对临床高危人群的主要诊断依据为半定式访谈工具——前驱症状结构式访谈(the structural interview of prodromal symptoms, SIPS)。SIPS主要包括4个部分：① 精神病高危症状量表（Scale of Psychosis-Risk Symptoms，SOPS），用于评定症状的严重程度；② 分裂型人格障碍标准（Schizotypical Personality Disorder）；③ 家族史问卷（Family History of Mental Illness）；④ 功能总体评估。

1. SOPS

SOPS评估19个症状条目，其中阳性症状1个，阴性症状6个，解体症状4个，一般症状4个。评分范围是0分（无症状）～ 6分（极端重）。所有症状条目均为7级评分（0 ～ 6分），按照精神病理水平递增排列。阳性症状的评分范围是0分（无症状）～ 6分（严重程度完全达到精神病性水平），其中3 ～ 5分是确认高危症状的依据；阴性症状、解体症状以及一般症状的评分范围是0分（无症状）～ 6分（极端重），主要是用来评估病情严重程度。

SOPS所评估的5个阳性症状条目，是诊断精神病临床高危综合征的主要依据，分述如下。

（1）奇特思维内容 / 妄想观念（unusual thought content/delusions）：困惑状态和妄想心境，即心灵魔术（把戏），感觉有奇怪的事情正在发生，或者对真实与想象的界限比较模糊；原先熟悉的事物变得陌生、迷惑、不吉利、危险或者有特殊意义；感到自己、他人或者世界发生了变化。时间感觉发生改变，即有似曾相识的经历；非迫害性牵连观念；施奈德一级症状，包括思想植入 / 干扰 / 被抽走 / 被广播 / 心灵感应 / 外部控制 / 收音机和电视信息；超价信念，沉迷于不寻常的价值观（宗教、冥想、哲学及存在主义）；影响行为并与亚文化规范不一致的魔术性思维（例如，迷信、相信千里眼及罕见的宗教信仰）；关于躯体、自罪、虚无主义、妒忌以及宗教的奇怪想法。妄想也许存在，但是没有很好地组织，患者对它也不执着。

（2）猜疑 / 被害观念（suspiciousness）：被害牵连观念；猜疑或者偏执性思维；表现出自我防御式的或者（甚至是）公开的不信任态度。这种态度可能反映为妄想性确信，并干扰访谈和（或）其行为。

（3）夸大观念（grandiosity）：夸大的个人观点以及不现实的优越感；一些患者自我膨胀或者自吹自擂；偶尔有一些明确的夸大妄想，它们影响到行为。夸大观念在我国前驱期患者中比较少见。

（4）知觉异常 / 幻觉（perceptual abnormalities/hallucinations）：异常的知觉体验。知觉变得敏感或者迟钝，栩栩如生的感觉体验、变形及错觉；假性幻觉或者幻觉,患者对症状有自知力(例如,清楚它们的异常性质);偶尔的明确幻觉,而幻觉对思考和行为的影响也许很弱。

(5)解体型交流(disorganized speech):说话古怪、模糊、隐喻、过分修饰、刻板化;说些令人困惑、迷茫的话语,说话过快或者过慢,用错词,所谈事情与谈话内容无关,或者偏离主题;说话迂回、不切题,或者推理谬误。在组织语句表达某一目的时有困难;联想松弛或联想瘫痪(思维阻断),使得其说话让人难以听下去或难以理解。

SOPS评估:① 阴性症状条目包含:社交快感缺乏、兴趣动机缺乏、情感表达、情感及自我体验及构思的丰富性、职业功能;② 评估的解体症状包含:怪异的行为或外表、荒诞思维、注意力集中困难、个人卫生受损;③ 评估的一般症状包含:睡眠紊乱、恶劣心境、运动障碍及正常应激的耐受力受损。这些症状评分,虽然不作为诊断精神病临床高危综合征的依据,但是对于判断病情和预后转归,也有很重要临床意义。

2. 轻微精神病综合征

DSM-5在诊断手册中增加"轻微精神病综合征(attenuated psychosis syndrome, APS)"这一新诊断分类,其诊断标准描述放在第三部分"需要进一步研究的状态",建议研究者对这类具有高度精神疾病患病风险的群体进行探索研究,这是精神病学的重要进展。DSM-5所描述的APS,就是SIPS中所描述的APSS。

在DSM-5中APS的诊断标准:① 至少有"妄想、幻觉和言语紊乱"中1种症状是以减弱的形式出现,现实检验能力保持,症状的严重程度或出现频率足以引起临床关注;② 症状在过去的1个月内必须至少每周出现1次;③ 症状必须在过去的1年内开始或加重;④ 症状产生的痛苦和功能损害足以引起临床关注;⑤ 症状不能被其他精神障碍所解释,包括抑郁障碍或双相障碍伴精神病性症状;排除物质和其他躯体疾病所致的心理反应;⑥ 不满足于其他任何精神病性障碍的诊断标准。

该综合征通常起病于青春期的中晚期或成年早期。有部分进展为符合精神病性障碍的诊断标准,也可能过渡到抑郁障碍或双相障碍伴精神病性症状,但发展为精神分裂症谱系更为常见。轻微精神病综合征是精神病样但低于完全的精神病性障碍的诊断阈值,与精神病性障碍相比,妄想、幻觉及言语紊乱等症状不那么严重,持续时间更短暂,频率为每周出现1次或者1年中有加重趋势,且自知力相对完好,有相对完整的现实检验能力。

(1)妄想:① 症状中轻微的妄想可能为多疑或者被害观念,有戒备心理,对人有不信任的态度,有夸大的成分和不现实的超级能力感。② 中度妄想时,警觉性增高或感觉他人有恶意,夸大成分增强,认为自己是有天赋、有影响力或特别的。③ 当妄想严重时,但仍然在轻微的范围内时,个体有松散组织关于危险或敌意的企图的信念,超级能力感让朋友疏远,有一些不现实的计划和投资,但没有达到诊断精神病性障碍所必需的固定的症状。

(2)幻觉:① 轻微的幻觉包括感知觉改变,通常是听幻觉。② 幻觉达到中度严重的时候,声音和影像通常不成形,被体验为不寻常的或困惑的。③ 重度幻觉时不寻常的体验更加生动和频繁,并存在对现实的怀疑感。

(3)言语紊乱:① 轻微的言语紊乱,表现为奇怪言语,含蓄、隐喻、啰唆及刻板,讲话没有焦点。② 中度紊乱者讲话变得绕弯和详细。③ 重度紊乱者说话很难说到点子上,有一些思维阻滞或松散,特别是在有压力时。

APS其他的非典型特征包括拥有魔术性思维、感知的偏差、难以集中注意力、过度多疑、焦虑、社交退缩和睡眠–觉醒周期破坏,也经常可以观察到认知损害和阴性症状。

患者对精神病样症状的体验具有一定的自知力,通常能够意识到感知觉和奇异想法的非合理性。上述症状必须引起痛苦感或功能损害,而且自己或他人必须注意到这些轻微症状或为之担忧从而就医,才被认为属于临床障碍。

(王继军,郭　茜)

第三节　临床表现

一、首次精神病性发作

首次精神病性发作,是精神分裂症明确发病和必须处方抗精神病药干预的重要临床事件。确定首次精神病性发作的标准如下:

（1）阳性症状达到精神病性症状水平（SOPS评估6分）。阳性症状：① 异常思维内容、猜疑/被害观念，或者伴有妄想信念的夸大观念；② 达到幻觉程度的知觉异常；③ 言语前后不连贯或是令人难以理解。

（2）符合（1）标准的任一症状。① 至少有1个症状出现已经超过1个月，平均至少每周4次、每天1小时；或者② 满足紧急程度，症状具有严重解体性或者危险性。

首次精神病性发作患者同时满足以上（1）与（2）所述标准。

所谓精神病性程度，就是患者已经完全失去现实检验能力，把自己的症状主观体验和现实客观存在混为一谈，拒绝承认精神症状的主观体验性质。如果这些阳性症状在较短时间内持续出现，累计达16小时，也可以确认为首次发作。在阳性症状持续时间不够的前提下，如果它们引起足够的危险性如伤害自己、伤害他人，或引起足够的解体性如当众裸体等，也可以确认为首次发作。

首次发作一旦确认，必须立即进行抗精神病药物治疗。这种精神病状态本身对患者的大脑有损害作用，如果持续存在可引起患者大脑进一步萎缩。已经有很多研究证实，精神病未治疗时间（duration of untreated psychosis, DUP）越长，患者预后越差。

二、急性发作期主要临床症状

在急性发作期，精神分裂症患者临床症状丰富，涉及精神活动多个领域，而且往往彼此相互矛盾不协调，他们不仅精神活动和现实世界之间是分割的，精神活动内部也是分割的。

1. 感知觉障碍

（1）幻听。感知觉障碍是精神分裂症的常见症状，最突出的症状是幻觉，以幻听最为常见。幻听通常被体验为不同于他或她自己想法的声音，声音内容可以为单调的机器声、流水声、鸟叫声或性质难辨的噪声，但大多为言语声。幻听可分为：① 争论性幻听（argument hallucination）：如两个或几个声音在争论，争论的内容往往与患者有关；② 评论性幻听（comment hallucination）：声音对患者评头论足；③ 命令性幻听（command hallucination）：声音命令患者做某件事情，有些患者可能会去自杀。

（2）幻视、幻嗅、幻味、幻触。幻视：指患者看到实际不存在的东西，如有患者看到骷髅的头颅、几只单独的人手等，可以诱发患者出现紧张、恐惧的情绪。幻嗅：指患者闻到实际不存在的味道，往往是怪味、臭味等。幻味：是尝到食物或饮料里不存在的特殊怪味道，患者可以据此出现被害妄想或拒食行为等。幻触：指患者体验到皮肤或黏膜被触摸的感觉，常见电麻感、虫爬感等，患者往往并没有看到周围任何人或刺激物的出现。

（3）幻觉的特殊表现形式。① 思维鸣响（audible thought）：患者想到什么就听到什么。② 功能性幻觉（functional hallucination）：一种伴随现实刺激而出现的幻觉，是当某种感觉器官处于功能活动状态同时出现涉及该感官的幻觉。如精神分裂症患者听到钟表嘀嗒声，同时听到议论自己的幻听。③ 反射性幻觉（reflex hallucination）：指当某一感官处于功能活动状态时，出现涉及另一感官的幻觉。如精神分裂症患者听到播音员广播的内容同时出现此人形象的幻视。

按幻觉体验的来源分为真性幻觉和假性幻觉。假性幻觉（pseudohallucination）为精神分裂症常见症状，是指幻觉形象不够鲜明生动，产生于患者的主观空间如脑内、体内，而不是通过感觉器官而获得。虽然幻觉的形象与一般知觉不同，但患者往往非常肯定地认为他的确是听到了或看到了，并对此坚信不疑。

2. 思维障碍

思维障碍是精神分裂症的最核心、最本质的症状，不少学者认为精神分裂症的精神病理学的核心问题是思维障碍。思维障碍主要分为思维形式和思维内容的障碍。

（1）思维形式障碍：又称联想障碍，表现为思维联想过程缺乏连贯性和逻辑性，这是精神分裂症最具有特征性的症状之一。思维形式障碍常见以下症状。① 思维散漫：指联想内容松散，缺乏主题和联系。精神分裂症患者的交谈多有难以理解和无法深入的感觉，阅读患者书写的文字资料，也常不知所云。在交谈时，患者说话毫无意义地绕圈子，经常游移于主题之外，尤其是在回答医生的问题时，句句说不到点子上。② 思维贫乏：指联想数量的减少，概念贫乏。患者脑子里没有体验想法。交谈时发现患者言语简单，内容单调，常以"不知道"或"没什么"作答。③ 思维中断：又称思维阻滞，指思维联想过程中突然出现中断，同时觉得脑子里一片空白。表现说话时突然停顿，片刻之后再说话时已不是原来的话题。④ 思维插入：指患者感到某种不属于自己的想法被强行塞入。⑤ 思维云集：指患者脑内不由自主地涌入一连串的无意义联想，有时觉得是别人强加于他的，为精神自动症的表现之一。⑥ 病理性象征性思维：属于典型的概念转换，以无关的具体概念代替某一抽象概念，不经患者解释，旁人无法理解。例如，患者把衣服反面穿在外面，以表示他表里一致。⑦ 语词新作：指概念的融合、浓缩以及无关概念的拼凑，患者会自创一些新的符号、图形、文字或语言来代替某些特殊的概念，其意义只能自己理解，而周围人觉得荒谬。⑧ 逻辑倒错性思维：以思维推理缺乏逻辑性为特点，或因果倒置，不可理解。⑨ 诡辩症：说话中心思想无法捉摸，缺乏实效的空洞议论，发表无实际意义的、无具体目标的长篇大论。⑩ 矛盾思维：指患者脑中出现两种相反的、矛盾对立的观念，无法判断对错，影响行为取舍。

（2）思维内容障碍：主要指各种妄想。妄想是固定不变的信念，即便存在与信念相冲突的证据，患者深信不疑，难以纠正。按照起源妄想可分为原发性和继发性。原发性妄想是一种无法以患者当前的环境和以往的心境解释的，不是来源于其他异常精神活动的病理信念，是精神分裂症的特征性症状。继发性妄想常在知觉障碍、情感障碍或智能障碍下形成。例如，在幻听的基础上产生被害妄想，在心境高涨时产生夸大妄想，在心境低落时产生自罪妄想。

妄想的内容可以包括各种主题，与患者个人有关。常见的妄想是被害妄想、关系妄想、嫉妒妄想、夸大妄想及非血统妄想。① 被害妄想：感到自己正在被人迫害、监视、跟踪、窃听、诽谤、诬陷及毒害等。② 关系妄想：感到周围一事一物均与自己有关，或具有某种特殊的意义。③ 妒忌、妄想，认为自己配偶与别人有不正当男女关系。④ 夸大妄想：觉得自己是重要人物，出身名门，有特殊才能，有巨大财富。⑤ 非血统妄想：患者坚信自己的父母不是亲生父母，坚信自己是领袖人物的后代等。

精神分裂症患者可以同时出现几种妄想，但是往往结构松散，妄想的内容相互矛盾，不一致，漏洞百出，经不起一点点推敲，是非系统性妄想。

3. 情感障碍

在精神疾病中，情感障碍通常表现3种形式，即情感性质的改变、情感波动性的改变及情感协调性的改变。精神分裂症的情感障碍主要表现为情感淡漠及不协调。

（1）情感淡漠：指对外界刺激缺乏相应的情感反应，对周围发生的事物漠不关心,面部表情呆板,自发动作减少,缺乏肢体语言,内心体验贫乏,讲话时语调单一、缺乏抑扬顿挫,与人交谈时很少有眼神接触,多茫然、低头或东张西望。患者对周围事物的情感反应变得迟钝,对生活、学习或工作的兴趣减少。逐渐丧失了与周围环境的情感联系。

（2）情感不协调:指情感表现与其内心体验或周围环境不相协调。有的患者在谈及自己不幸遭遇或妄想内容时,缺乏应有的情感体验,或表现出不适切的情感。

需要指出的是,心境低落或抑郁症状群,在首次发作前、首次发作过程中以及首次发作缓解后相当常见。有学者报道,50%左右的患者在病程中会出现抑郁症状群,5%～10%的精神分裂症患者最终自杀身亡。

4. 意志行为障碍

在急性期,精神分裂症患者经常表现出病理性意志行为亢进,与异常增加的精神活动组合一起,构成"精神运动性兴奋"状态,对周围充满敌意,易激惹,胡言乱语,日夜颠倒,周围人与他接触和交流困难,行为怪异、冲动。有的患者可以出现与"精神运动性兴奋"完全相反的状态,即"精神运动性抑制",表现为动作行为明显减少,最严重的是木僵状态和紧张症状态,患者表现为不语不动。

其他意志行为障碍表现有:① 矛盾意向,患者表现为同一事物,同时出现两种完全相反的意向和情感;② 意志减弱或缺乏,患者表现为动机不足,缺乏积极主动性及进取心,对周围一切事物无兴趣以致意志消沉,活动减少,严重者日常生活都懒于料理,患者甚至连本能的要求也没有,行为孤僻、退缩,且常伴有情感淡漠和思维贫乏。

5. 认知障碍

精神分裂症的认知功能受损涉及多个认知领域,主要涉及注意、记忆、抽象思维、信息整合以及执行功能等多方面。认知功能障碍是精神分裂症独立的核心症状和持久症状,独立于阳性症状及阴性症状,同时又与之存在密切关系。

（1）注意障碍:包括与听觉和视觉相关的注意损害,以及注意转移障碍。患者易受许多无关刺激的影响而造成对单一任务的注意集中困难,有些患者可出现过度关注原有信息而难以将注意力转移到新的信息上去,患者难以从众多的非目标项目中选择需注意的目标项目造成选择注意力下降。

（2）记忆障碍:精神分裂症患者存在广泛的非选择性记忆损害,包括即时记忆、短时记忆及长时记忆损害,也涉及视觉空间记忆、听觉记忆和言语性记忆障碍。它们主要与患者前额叶、海马功能缺陷有关。

(3)抽象思维障碍:抽象思维障碍主要指概念分类和概括障碍、联想(判断、推理)障碍、解决问题的决策能力障碍。例如,问患者"此地无银三百两"是什么含义?患者会回答:银子,不在这里。

(4)信息整合功能障碍:患者不能充分利用已有知识,去整合信息加工过程,包括视觉-听觉综合、视觉-运动觉综合、视觉-听觉-运动觉综合,现实信息与以往信息综合等联想过程的整合紊乱等。多数精神分裂症患者存在执行功能障碍,是指管理个体行为执行过程的能力下降,涉及对比、系列化等信息处理过程,如难以产生和完成计划,难以处理那些答案尚不明确或需要将以前所获的知识重新整合才能解决的问题。

在急性期,精神分裂症患者可以同时表现出这四维症状,阳性症状、阴性症状、情感症状和认知症状,但是以阳性症状最为突出和引人注目。

三、缓解期和残留期主要表现

在精神分裂症的四维症状中,阳性症状和情感症状对治疗的反应较好,而阴性症状和认知症状反应较差。因此,它们成为缓解期和残留期的主要临床表现。

事实上,与阳性症状相比,阴性症状是精神分裂症患者更为核心和本质的症状群。它们在首次发作以前就已经出现,只不过是被阳性症状所掩盖罢了。布鲁勒将本病重要临床特征概括为"4A"症状,即联想障碍(abnormal association)、情感淡漠(apathy)、矛盾意向(ambivalence)及内向性(autism),其中3个是阴性症状。近年来,Carpenter提出的缺陷型精神分裂症,也是以原发性阴性症状为基本特征。阴性症状在首次发作缓解后显露出来,此后随着病情反复和病程进展进一步成为临床上的突显问题。

四、缓解和复发

多数患者表现为间断发作或持续性病程两类。大约 1/5 的患者只发作一次,缓解后终身不再发作。另一些患者可呈发作性病程,其发作期与间歇期长短不一，复发的次数也不尽相同。反复发作或不断恶化者可出现人格改变、社会功能下降，临床上呈现为不同程度的残疾状态。残疾状态较轻时，患者尚保留一定的社会适应能力和工作能力。另有一小部分患者病程为渐进性发展，或每次发作都导致人格进一步衰退和瓦解。病情不断加重，最终导致患者长期住院或反复入院治疗。

近年来，有学者指出一种缺陷型精神分裂症的疾病亚型，占精神分裂症总人群的15%～25%。具有缺陷综合征的患者在治疗过程中的药物治疗抵抗风险会增加，可能预示患者不良预后。缺陷型精神分裂症以原发性阴性症状为基本特征，通常不表现为严重的阳性症状，临床主要表现为长期持续功能减退。该综合征最初症状出现的时间点仍不清楚。有学者认为，最初症状出现在发病之前或从很早的阶段开始；而另有学者则认为，这些症状在临床过程中逐渐出现。

首次发作精神分裂症患者中有75%可以达到临床缓解，但以后反复发作或不断恶化的比率较高，而系统抗精神病药物治疗是预防复发的关键因素。近年来，关于复发和服药依从性的研究发现，精神分裂症患者出院1年内的复发比例高达33.5%，1年内再住院率18.9%，其中最主要的复发原因是中断治疗或自行减药。研究表明，首次发作的精神分裂症患者5年内的复发率超过80%，中断药物治疗者的复发风险是持续药物治疗者的5倍。所以，坚持服药是维持病情稳定的主要措施。

五、功能损害及疾病结局

1. 功能损害

精神分裂症一旦发作以后，将对患者的社会功能造成极大的影响。目前认为患者的精神症状与社会功能之间存在互相影响。相对于阳性症状，阴性症状，包括动机、社交互动、情感体验/应答、语调韵律/言语清晰度、运动方面的缺陷，对患者功能转归的消极影响可能更大。在精神分裂症的病程中，阴性症状持续时间更长，且治疗应答相对欠佳。降低治疗初期精神分裂症患者的阴性症状可以有效地提高患者的长期康复率。

社会认知是精神分裂症患者社会功能的重要决定因素，在《精神分裂症的社会功能手册》(*The Handbook of Social Functioning in Schizophrenia*, Mueser

等,1998)中,对心理社会功能损害的定义是:"个体不能达到社会所定义的角色,如家庭主妇、工人、学生、夫妻、家庭成员或朋友。此外,常包括这些个体对他们达到这些角色的能力、他们照料自己的能力和他们闲暇娱乐活动的能力的满意度低于社会功能之普遍水平"。社会功能量化评估,可以应用个人和社会功能量表(Personal and Social Performance Scale, PSP)、世界卫生组织残疾评定量表(World Health Organization Disability Assessment Schedule, WHODAS)、社会功能缺陷筛查量表(Social Disability Screening Scale, SDSS)、DSM-4多轴诊断系统中五功能评估的大体评定量表(GAF)以及社会和职业功能评定量表(Social and Occupational Functioning Assessment Scale, SOFAS)。

2. 疾病结局

以往调查研究显示,我国农村社区中精神分裂症自然预后较差,大约2/3的精神分裂症患者长期存在明显的精神病性症状,社会功能损害明显,残疾率高,且男性精神分裂症患者的长期转归较女性患者更差。国外学者对1966—2003年发表的前瞻性研究进行系统回顾,发现约40%的首发精神分裂症(以及其他精神病性障碍)患者的预后良好,约35%的患者预后中等,约25%的患者预后较差。目前,研究认为有利于预后的一些因素是:起病年龄较晚、急性起病、明显的情感症状、人格正常、病前社交与适应能力良好,病情发作与心理因素关系密切。通常女性的预后要好于男性。预后康复不佳的因素有:男性、发病年龄较早、较长的未治疗期、较长病程、较低的病前社会适应力和有精神病性障碍家族史。

3. 临床亚型和临床分期

20世纪80年代初,Crow提出Ⅰ型和Ⅱ型精神分裂症:① Ⅰ型以阳性症状为特征,对抗精神病药物反应良好,无认知功能改变,预后良好,生物学基础是多巴胺功能亢进;② Ⅱ型以阴性症状为主,对抗精神病药物反应差,伴有认知功能改变,预后差,脑细胞丧失退化(额叶萎缩),多巴胺功能没有特别变化。

ICD-10和DMS-4将精神分裂症进一步分为几个临床亚型:偏执型、紧张型、青春型、单纯型和未分化型等。事实上,临床亚型并不稳定,DSM-5和ICD-11都取消了精神分裂症的临床亚型。

目前,更侧重于临床分期。ICD-11把精神分裂症主要分为:首次发作、多次发作和持续发作几个亚类。有学者建议按照Ⅰ～Ⅳ期来描述患者。① Ⅰ期又分为Ⅰa期和Ⅰb期,Ⅰa期属于非特异性症状期,是前驱期早期;Ⅰb期属于特异性症状期或临床症状学标准阈下期,是前驱期晚期;② Ⅱ期是首次发作期;③ Ⅲ期是多次复发或持续期;④ Ⅳ期是治疗抵抗期。很显然,确定精神分裂症患者处于哪一期,对于治疗和预后评估有明确指导意义。

(王继军,郭　茜)

参考文献

[1] Cannon T D. How schizophrenia develops: cognitive and brain mechanisms underlying onset of psychosis[J]. Trends in Cogn Sci, 2015, 19(12): 744-756.

[2] 赵靖平,施慎逊.精神分裂症防治指南[M].2版.北京:中华医学电子音像出版社,2015.

[3] Yung A R, Mcgorry P D. The initial prodrome in psychosis: descriptive and qualitative aspects[J]. Aust N Z J Psychiatry, 1996, 30(5): 587-599.

[4] Yung A R, Phillips L J, Mcgorry P D, et al. Prediction of psychosis. A step towards indicated prevention of schizophrenia[J]. Br J Psychiatry Suppl, 1998, 172(33): 14-20.

[5] Fusar-Poli P, Bonoldi I, Yung AR, et al. Predicting psychosis: meta-analysis of transition outcomes in individuals at high clinical risk[J]. Arch Gen Psychiatry, 2012, 69(3): 220-229.

[6] Fusar-Poli P, Borgwardt S, Bechdolf A, et al. The psychosis high-risk state: a comprehensive state-of-the-art review[J]. JAMA Psychiatry, 2013, 70(1): 107-120.

[7] Nelson B, Yuen H P, Wood S J, et al. Long-term follow-up of a group at ultra high risk ("prodromal") for psychosis: the PACE 400 study[J]. JAMA Psychiatry, 2013, 70(8): 793-802.

[8] Addington J, Epstein I, Liu L, et al. A randomized controlled trial of cognitive behavioral therapy for individuals at clinical high risk of psychosis[J]. Schizophr Res, 2011, 125(1): 54-61.

[9] Fusar-Poli P, Frascarelli M, Valmaggia L, et al. Antidepressant, antipsychotic and psychological interventions in subjects at high clinical risk for psychosis: OASIS 6-year naturalistic study[J]. Psychol Med, 2015, 45(06): 1327-1339.

[10] Rauchensteiner S, Kawohl W, Ozgurdal S, et al. Test-performance after cognitive training in persons at risk mental state of schizophrenia and patients with

schizophrenia[J]. Psychiatry Res, 2011, 185(3): 334-339.

[11] Bechdolf A, Wagner M, Ruhrmann S, et al. Preventing progression to first-episode psychosis in early initial prodromal states[J]. Br J Psychiatry, 2012, 200(1): 22-29.

[12] Amminger G P, Schäfer M R, Papageorgiou K, et al. Long-chain ω-3 fatty acids for indicated prevention of psychotic disorders: a randomized, placebo-controlled trial [J]. Arch Gen Psychiatry, 2010, 67(2): 146-154.

[13] Mcgorry P D, Yung A R, Phillips L J, et al. Randomized controlled trial of interventions designed to reduce the risk of progression to first-episode psychosis in a clinical sample with subthreshold symptoms[J]. Arch Gen Psychiatry, 2002, 59(10): 921-928.

[14] Lefaucheur J-P, André-Obadia N, Antal A, et al. Evidence-based guidelines on the therapeutic use of repetitive transcranial magnetic stimulation (rTMS)[J]. Clin Neurophysio, 2014, 125(11): 2150-2206.

[15] American Psychiatric Association. Diagnostic and statistical manual of mentaldisorders(DSM-5)[M]. 5th. Washington DC: American Psychiatric Pub, 2013.

第四章

精神分裂症的诊断及
鉴别诊断

自19世纪对精神分裂症"早发痴呆"进行的描述以来,近2个世纪人们对精神分裂症的认识有了长足发展。尤其是近年来,遗传学、分子生物学及影像学等技术的长足进步,更深化了人们对精神分裂症病因学机制的认知,并有望从中筛选出精神分裂症诊疗相关的生物标志物。各国颁布符合自己国情的诊断及治疗指南;国际上也颁布融合多种文化、面向全球范围发行ICD和DSM诊断体系。尽管如此,目前精神分裂症的临床诊断及鉴别诊断仍然缺少强有力的生物标志物的支撑,依然是基于症状学的诊断标准。基于此,本章立足于精神分裂症症状学诊断及鉴别诊断,并展望未来遗传学、免疫学、分子影像学、电生理、人工智能等领域与临床症状学标志物的进一步融合发展,为精神分裂症的精准诊断及鉴别诊断带来新的契机。

第一节　诊断标准

一、历史背景

精神分裂症的诊断历史，可以追溯到19世纪 Emil Kraepelin 对早发性痴呆的描述。1896年，Kraepelin 在教科书指出：这是一种由遗传学缺陷所引起、在少年或青年期发病的进行性精神障碍，最终往往导致理智及社会交往能力的衰退和痴呆。主要临床表现如下：① 思维松弛散漫、言语不连贯、令人难以理解；② 情绪与思维不一致、情感平淡；③ 幻觉；④ 对外界环境注意的减退；⑤ 缺乏自知与判断；⑥ 违拗；⑦ 刻板行为；⑧ 妄想；⑨ 意识清晰、记忆无损。

随后，布鲁勒（Eugen Bleuler）对早发性痴呆的概念进行扩展，把精神分裂症诊断分为基本症状和附加症状。基本症状包括：① 联想障碍；② 情感淡漠（情感与理智的分裂）；③ 矛盾状态；④ 孤独性。所谓基本症状也就是众所周知的"4A"症状。附加症状包括：① 妄想与错觉；② 幻觉；③ 紧张症症状（包括僵住与蜡样屈曲、木僵、刻板症、违拗、动作增多和装相模仿症）。

1959年，施奈德（Kurt Schneider）设计了一套纯粹从特征性症状出发的诊断标准，并不涉及任何病理心理学体系。他把这套症状称为"一级症状"，施奈德的"一级症状"如下：① 患者听到声音在大声讲述自己的思想；② 患者体验到自己正是几个声音在争论的对象；③ 患者听到声音在描述自己正在从事的活动；④ 妄想知觉；⑤ 躯体被动体验；⑥ 思维插入；⑦ 患者相信某些外力正在把自己的思想抽掉（思维被夺）；⑧ 思维被广播；⑨ 体验到感情受到外力控制；⑩ 体验到欲念冲动受到外力控制；⑪ 体验到动作受到外力控制。他认为只要排除器质性精神障碍，存在一级症状就可以诊断精神分裂症，并认为一级症状有助于鉴别精神分裂症和躁郁症。施奈德把上述一级症状以外的其他幻觉、妄想、忧郁或兴奋、情感淡漠等都列为二级症状。

1972年，Feighner 与其同事制订了精神分裂症研究用的诊断标准：

（1）符合下列2条标准：① 病程至少6个月以上，尚未恢复到发病前适应水平。② 没有疑似或肯定的情感性精神障碍的抑郁或躁狂症状。

（2）至少有下列症状中1项：① 妄想或幻觉，但意识清晰；② 语言缺乏逻辑性或缺乏可以理解的语法结构，难以交流。

（3）至少具有下列3条者，可称"肯定"，具有下列2条者，可称"可疑"：① 单身；② 病前有社会适应不良或工作差的历史；③ 有精神分裂症家族史；④ 发病前1年没有酒精或药物滥用史；⑤ 在40岁前发病。

中医学称精神分裂症为"癫狂"，认为该疾病与心、肝、胆及脾功能紊乱相关，主要病理机制为气郁、痰、火、虚、瘀导致的脏腑阴阳失调，神机逆乱。精神分裂症俗称"武痴"或"文痴"。"武痴"主要表现为精神亢奋、狂言乱语、动而少静。相反，"文痴"主要表现为神情抑郁低落、沉默寡言、静而少动。精神分裂症中的单纯型与紧张型多为癫证，而妄想型与青春型则多为狂证。

二、历史沿革

20世纪70年代早期，圣路易斯华盛顿大学医学院的研究人员引入精神分裂症的最初的诊断标准，基于以下3个方面：① 病程至少6个月以上，未恢复到病前适应水平，没有可疑或肯定的情感性精神障碍的抑郁或躁狂症状；② 至少有下列症状中的1项：妄想或幻觉、语言缺乏逻辑性或缺乏可以理解的语法结构；③ 至少具有下列3种状况：单身、发病前有社会适应不良或工作不好的历史、精神分裂症家族史、发病前1年中没有酒精或药物滥用史、40岁前发病。圣路易斯诊断标准对其他诊断标准的发展产生了重大影响，所有后来制定的标准，包括1980年颁布的DSM-3标准，都是在最初圣路易斯标准的基础上制定的。该标准在DSM-3-R和DSM-4中进行了修订，并被ICD-10所采用。

精神分裂症研究用诊断标准（research diagnostic criteria，RDC）由多元症状标准、病程标准和排除标准组成。症状标准列出了8种（组）症状：

（1）至少2项称"肯定"、1项为"可能"。如果症状在服用药物或酒精后出现，不予评分。① 思维被广播、插入、或抽夺；② 被控制或被影响妄想，奇怪或众多的妄想；③ 除了被害或嫉妒以外的妄想，持续时间至少1周；④ 任何形式的妄想，并伴有任何形式的幻觉，至少持续时间1周以上；⑤ 幻听的形式是一种声音对患者所正在从事的行为或思想作"实况广播"，或者是2个以上声音在对话;⑥ 以患者为谈话对象的非情感性言语性幻听;⑦ 整天出现的任何形式的幻觉持续几天,或间断出现至少1个月;⑧ 肯定的明显的思维形式障碍,伴有情感平淡或不适切,任何形式的妄想或幻觉,或者明显的行为紊乱。

(2)① 从患者日常情况发生显著变化算起,病情至少已持续2周以上;② 以往有符合前述标准的表现至少2周以上,而今仍有疾病的残留症状。例如,社会交往的极度退缩、情感平淡或不适切、思维形式障碍,或不寻常的思想或知觉体验。

(3)在疾病的活动期,患者没有可疑或肯定的躁狂或抑郁症状表现。

RDC自提出以来,一直被研究人员广泛使用,其优点在于可以根据评分对诊断肯定性程度进行估计。

三、国际疾病分类(ICD)

包括WHO制定的《国际疾病分类》第10次修订版(ICD-10, 1992)和第11次修订版(ICD-11,于2019年6月正式颁布,目前仍处于筹备翻译中,将于2022年1月1日正式生效)。ICD-9、ICD-10有关精神分裂症的诊断标准与布鲁勒的传统概念相似,在症状学诊断方面,重视施奈德的一级症状,症状标准中还包括了基本人格改变、特征性思维联想障碍、被控制感、评议性幻听、思维剥夺或插入、阴性症状和社会退缩。有2条排除症状:意识清楚和智力保存。其特点是要求在上述各类症状中至少有2项,病程标准定为1个月,而不是6个月(DSM规定6个月)。疾病严重程度的标准为社会功能的受损、无法与患者进行有效交谈;排除标准是诊断精神分裂症时要严格排除其他精神障碍。

ICD-11相较于ICD-10,诊断框架保持不变。ICD-11中,精神分裂症的诊断需要满足以下2组症状:① 持续的妄想;② 持续的幻觉;③ 思维紊乱或者感到被影响/被动/被控制、阴性症状、明显的行为紊乱、精神运动性症状;④ 至少其中1组症状必须是核心症状。症状必须持续至少1个月的要求没有改变,但对于那些症状没有达到1个月的患者,不能诊断为分裂样精神障碍。ICD-11工作组认为,在症状开始到持续1个月时间内给出一个暂时的诊断是无效且无用的。因此,对于那些症状持续未满1个月的患者,应归类于其他特定的原发性精神障碍。ICD-11的病程限定有2种,目的是使临床医生能够描述病程的特点。一种是指示纵向病程,关注疾病的阵发性,用以区分首发、多次发作和持续发作的情况；另一种是指示横向状况，关注疾病当前的症状表现，并且能够被描述为当前症状显著、部分缓解或是完全缓解3种症状表现。

四、美国精神障碍诊断与统计手册（DSM）

美国DSM-3（1980年）的诊断标准系统以Feighner诊断标准（1972年）和精神分裂症研究用诊断标准（RDC）（Spitzer，等，1978年）为基础发展起来。DSM-3的修订版（DSM-3-R）出版于1987年，病程标准要求至少持续6个月，其中核心症状至少持续1个月，除非这些症状经过治疗消失。涵盖了晚发精神分裂症（取消了发病年龄在45岁以内的限制）。

DSM-4出版于1994年，无起病年龄标准的限制，症状学标准简化合并为5条，即妄想、幻觉、言语紊乱、明显的紊乱或紧张行为、阴性症状的2个或2个以上。如果患者存在古怪的妄想内容和评论性或言语性幻听，只要其中之一有显著的症状就可以诊断为精神分裂症。症状标准（1）中的症状（妄想；幻觉；言语紊乱；明显的紊乱或紧张症行为；阴性症状，即情感平淡、言语贫乏或意志减退）至少持续1个月。允许孤独症和精神发育不全的患者，只要存在典型突出的妄想或幻觉并至少持续1个月，可以同时诊断为精神分裂症。

DSM-5（2013年）中有关精神分裂症的诊断标准与DSM-4的区别，主要有两处改变：① 去除了怪异妄想和施奈德一级症状幻听（如2个或2个以上的声音交谈）在诊断中的特殊地位，主要是考虑到施奈德症状的非特异性，以及怪异和非怪异妄想在鉴别的信度（可靠性）较差。② 在诊断标准A症状中增加了一项需求，即必须满足下列3项症状之一：妄想、幻觉和言语紊乱，即强调诊断精神分裂症至少具备1个核心的"阳性症状"。

五、各诊断标准间的区别

ICD诊断体系作为面向全球范围发行的标准，需要融合多种文化的差异及临床指征，故ICD-11的诊断指南以描述性为主，而DSM-5则是以诊断标准为目的而编写。

ICD-11与DSM-5对精神分裂症的诊断描述基本相同，具有高度一致性。诊断定义均为妄想、幻觉、言语或行为紊乱、紧张症的症状以及阴性症状。两套诊断系统均认为精神分裂是一个综合征,均取消了精神分裂症的各种亚型。但ICD-11不再使用"诊断标准"而采用"诊断指南",对诊断的描述更灵活,更便于临床使用。其次,ICD-11对精神分裂症的病程要求低于DSM-5,总病程超过1个月就可以诊断。而DSM-5要求精神分裂症活性期的症状至少1个月,总病程6个月以上。

(郭晓云,张晨熹,江开达)

第二节　诊断相关生物标志物

目前,国际上对精神分裂症的早期识别主要是基于症状的主观判断,而症状出现时往往已经错过疾病的早期。为了早期精准诊断,疾病的生物标志物备受关注。

一、全基因组关联分析

全基因组关联分析(GWAS)在全基因组层面上,通过大样本、高通量的基因扫描,研究人类全基因组中的遗传变异,以寻找和鉴定与性状相关联的遗传标志物。SNP和CNV是目前常用的GWAS的理想标志物。GWAS的优势在于分析整个基因组,不再受预设候选基因或位点的限制,获得众多与疾病相关的功能不明的基因及大量的非编码区域的遗传变异,有利于确定疾病新的易感基因和遗传学生物标志物。自2005年《科学》(Science)杂志报道了第一项(视网膜)黄斑变性的GWAS研究以来,这一方法已成功地发现一批疾病相关遗传学位点、基因和信号通路。

目前,GWAS研究已经确定了数百个精神分裂症相关的基因位点。然而,绝大多数精神分裂症的遗传性尚未归因于特定的基因位点。PGC发表的最大规模的精神分裂症GWAS数据(PGC2)鉴别的基因组阳性位点也仅解释了3.5%左右的疾病性状方差。2017年,中国汉族人群GWAS的荟萃分析发现,中国汉族精神分裂症人群特有的GWAS水平强关联位点为2p16.1、6p22.1及

10q24.32等,*VRK2*、*GABBR1*、*AS3MT*和*ARL3*为新的易感基因。2017年,另一项通过中国人群GWAS及验证实验分析了36 180例样本(其中12 083例为精神分裂症),并结合精神分裂症GWAS数据进行了进一步的多人群荟萃分析。结果在中国人群分析确定了7个基因组阳性位点,多人群荟萃分析则确定了109个基因组阳性位点。上述研究的发现为精神分裂症的遗传因素及中国人群的精神分裂症的遗传标志物提供了有价值的信息。

二、遗传学与影像学的结合——影像遗传学

近年的热点研究领域——影像遗传学将神经影像学指标作为内表型,考察遗传变异如何对大脑的结构和功能产生影响,进而导致特定行为或疾病的发生。结构影像学证据表明,精神分裂症患者丘脑灰质体积、扣带皮质表面积以及颞横回、颞上沟叶皮质厚度与 *CACNA1C* rs1006737基因多态性有关。功能影像学证据表明,精神分裂症患者在执行工作记忆任务时前额叶激活异常;执行情景记忆任务时海马激活异常;执行奖赏任务时纹状体激活异常,以上都与基因变异有关。此外,神经影像学还可用于探索环境风险因素增加精神分裂症发病的机制。研究表明,在社会压力下,城市出生、移民这些风险因素都会改变扣带回-杏仁核回路的激活和连接。该回路也被5-HT能的候选基因以同样的方式调节,提示基因与环境对脑产生的影响可能存在非常复杂的交互作用。

因此,神经影像学在探索精神分裂症的发病机制以及遗传、环境风险因素的影响中表现出其独特的优势,并已发掘出非常具有前景的潜在生物标志物,进而为精神分裂症的精准诊断和分类提供了有力的支持。

三、人工智能与神经影像技术的结合

近年来,越来越多的研究致力于探索如何将精神分裂症在神经影像学上的异常表现应用于临床。其中,机器学习是目前最受关注且极具前景的一种方法。机器学习是人工智能技术的核心组成部分,它能够自动地从海量数据中挖掘并提取有用信息,并针对不同患者在个体水平上做出相应的临床决策。因此,具有较高的临床转化能力。相对于传统的单变量数据分析方法,机器学习

技术作为一种多变量分析方法,对脑影像学数据所包含信息的检测更加具有全局观,能够从脑结构和功能信息的空间分布中挖掘信息。因此,这一技术更加关注不同脑区异常改变之间的内在相互联系,对检测细微的改变更加敏感。由于机器学习技术的这些优势,并基于精神分裂症神经影像学研究成果的大量积累,研究者们开始将机器学习技术和神经影像学相结合,探索其在精神分裂症辅助诊断及临床评估中的潜在价值和可行性。目前较常采用的机器学习方法包括支持向量机(support-vector machine,SVM)、随机森林(random forest,RF)及线性判别分析(linear discriminant analysis,LDA)等传统机器学习技术,以及最新兴起的深度学习算法。

1. 制作诊断模型的步骤

要得到一个用于个体水平诊断的、基于机器学习算法的诊断模型,一般包括以下4个步骤。

(1)获取训练数据集:这一步的目标是获得足够数量的训练数据。这些数据应包括能够反映鉴别所要诊断疾病的特征性指标(如临床评估信息、生理生化及神经影像等多类型数据)。训练数据集必须包括需要鉴别的各个不同类别的数据,而且需要获取足够大的训练数据集才能使得分类算法提取出有效分类特征,得到有效的分类模型。

(2)特征提取和特征选择:原始数据需要转化成一组"特征",作为模式分类算法的输入数据。就神经影像学数据而言,对原始结构或功能图像经过预处理并提取出代表某一特定信息的影像学指标。例如,灰质体积、皮质厚度、某特定任务条件下的脑区激活强度、静息状态下的脑神经活动的局部一致性、功能连接等众多指标。这些特征包含脑内特定结构或功能信息的空间分布模式信息,可用于下一步的模式分类;同时去除冗余信息和噪声,提高分类器的性能。

(3)模型训练和优化:基于训练数据集中所包含的不同类别的数据,对分类器进行训练,其目标是找到不同类别数据所提取出的特征所构成模式的差异,从而将不同类别的数据区分开。训练好的分类器可再利用其他独立数据检测分类器的性能,主要通过在独立数据集上的分类准确率、特异度和敏感度等指标来进行评估,进一步利用测试结果优化模型参数,提高分类器性能。这一过程经常采用交叉验证的方法。

(4)优化后模型的具体应用:优化后的分类模型即可用于新个体样本的诊

断和预测,即将新个体样本的图像数据转化成对应的特征集,并将其输入到分类模型中,分类器即可通过模型计算结果做出相应的诊断决策。

已有研究开始利用精神分裂症患者的脑部结构及功能磁共振成像(fMRI)的脑影像学数据考察神经影像学指标在精神分裂症临床诊疗中的价值。有学者探索SVM结构磁共振数据对于精神分裂症诊断的价值,其区分患者与健康对照的分类正确率达到81.1%。值得注意的是,将患者与健康对照区分的特征不仅限于早期影像学基于传统数据分析方法报道的具有显著异常的额、颞区,而且还包括枕叶的部分皮质区域,进而证实了机器学习对脑内异常改变的敏感性。

一项结构磁共振成像(MRI)研究中,有人利用弥散磁共振数据训练SVM分类器,同样获得了精神分裂症患者与健康对照间较高的分类正确率(90.62%)。除了用于协助诊断慢性精神分裂症,还能够精准诊断早期精神分裂症患者和临床高危患者。研究报道,机器学习结合脑结构信息指标(如灰质密度和灰质体积)同样能够以较高的分类正确率(86.1%和82%)将早期的精神分裂症患者和临床高危患者识别出来。这对临床早期干预和治疗具有极大意义。

一直以来,功能整合障碍被认为是精神分裂症的显著特征。因此,有研究利用机器学习静息态功能连接进行精神分裂症的诊断,将静息态功能连接模式用于精神分裂症诊断同样可以得到较高的分类正确率(84.37%),及较高的敏感度(93.75%)和特异度(75.0%)。研究者发现这一分类正确率主要是由患者显著异常的前额叶和小脑间功能整合异常导致。有学者认为精神分裂症患者脑区间的功能连接也受其解剖距离的影响。一项包含48例首发青少年精神分裂症患者和31例健康对照的研究中,发现前默认网络长程和短程功能连接的增强,后默认网络长程和短程功能连接的减弱,以及突显网络长程功能连接的减弱。基于这些异常的功能连接并结合机器学习的方法能够以较高的正确率将患者与健康对照区分开(识别正确率为92.4%,敏感度为89.6%,特异度为96.8%)。也有研究探索了同一功能神经影像指标对不同类型的精神障碍的诊断价值。例如,执行和语言处理功能在精神分裂症和双相障碍中都明显受损,在执行言语流畅任务时的fMRI研究中,两组患者均表现为前扣带、左背外侧前额叶和右侧壳核的激活增强,以及楔前叶和后扣带激活的降低;然而,当把这种响应模式用于疾病诊断时,精神分裂症相对于双相障碍表现出了更高的分类正确率(92% *vs* 79%),提示精神分裂症引起的前额叶、纹状体和前、后扣带异常激活更加稳定。最近一项基于多中心共 1 100 例被试者的研究利用纹状体 fMRI 的影像学数据(静息态神经活动局部一致性及功能连接指标)构建了一个纹状体功能异常分数,发现该异常分数可有效区分精神分裂症患者及健康对照(正确率超过 80%,敏感度和特异度分别达到了 79.3% 和 81.5%),且与其他精神障碍患者相比,该分数在精神分裂症患者中异常最为明显,并可有效预测患者对抗精神病药物治疗的个体反应,提示其可作为精神分裂症的神经影像学生物标志物。

不同模态不同种类的神经影像学指标刻画了精神分裂症脑异常的不同方面,将这些不同指标所包含的互补性信息相融合可能会进一步提高分类器对精神分裂症患者的识别能力。最近,一项研究将结构磁共振影像指标(包括灰质体积、白质体积及结构协共变矩阵)和静息态功能磁共振影像指标(包括 ALFF、ReHo 以及功能连接矩阵)等多项脑影像学指标相融合,利用 5 个独立数据集,探究基于神经影像学指标对精神分裂症患者进行个体水平诊断的能力。结果显示,不同模态、不同指标进行融合后提高了分类器性能,在 5 个数据集内获得了平均 90.83% 的分类正确率,提示多模态数据融合可改善分类器性能。然而,该研究也发现,分类模型对其他数据集的泛化能力较差。因此,还需进一步研究以提高其临床转化能力。

2. 临床转化中存在的问题

虽然机器学习结合神经影像用于精神分裂症的临床诊断已经取得良好的成果,为其临床转化奠定基础,但真正实现其临床转化仍然面临着许多严峻的问题。

(1)由于机器学习需要较大的样本量才能训练出稳定可靠的模型,而目前大部分的研究采用的样本量相对较小。采集大样本数据需要多中心合作,融合多中心数据建立大样本库还涉及数据的标准化采集和共享平台建设等问题,这些都需要新的研究策略和政策的支持。

(2)目前,机器学习方法大多用于疾病的诊断,而精神分裂症不同,生物学亚型的脑影像学指标表现可能是不同的。因此,基于不同生物学亚型的精准诊断还受到很大限制,应在未来的研究中予以重视。

(3)目前,相关研究均是针对比较单纯的精神分裂症患者,建立的诊断模型适用范围有限,并不适用于同时患有其他神经系统疾病的人群,以及不同种类精神障碍之间的鉴别诊断。因此,如何将更广泛的患者人群纳入研究也是未来需要解决的问题。

　　总体来看,机器学习结合神经影像技术在精神分裂症的个体化发病预测、诊断和预后评估等临床应用中具有巨大的前景,也正受到研究者和临床医生越来越多的关注。虽然这一方法的临床转化还面临诸多挑战,但可以预见,基于神经影像学技术的机器学习工具必将在未来成为精神分裂症临床诊疗过程中不可或缺的工具。

四、神经生理的眼动研究

　　大量对照研究都表明精神分裂症的眼球运动存在明显异常。有研究认为眼动检测对精神分裂症诊断的准确率达87.8%,能明显区分精神分裂症患者与健康个体。因此,眼球运动是精神分裂症的一个客观生物学指标,可作为精神分裂症的临床辅助诊断测量工具应用于临床诊断。在精神分裂症的眼球运动的研究中,主要是探究性眼球运动、平滑追踪眼动以及眼跳。

　　探究性眼球运动检测记录的主要指标有多种,其中凝视点数和反应性探索评分目前被认为是最具有特异性的精神分裂症的诊断和疗效评估指标。平滑追踪眼动是指当眼球用跟踪系统来跟随一个缓慢而平稳运动着的视标时,眼球与运动着的视标之间保持一种固定注视关系。50%~80%的精神分裂症患者平滑追踪能力受损,首发精神分裂症患者的平滑追踪眼动异常的比例为25%~40%,其一级亲属中30%~40%的平滑追踪能力受损。这些研究提示平滑追踪眼动检测对精神分裂症也具有一定的预测作用。

（梁　猛,郭晓云,江开达,华明辉,张晨熹）

第三节　临床评估

一、病史收集

　　临床医生需要仔细采集病史,包括症状、既往史、家族史和社会功能情况。此外,患者的行为、情感和沟通交流能力也是重要的临床评估指标。与家属共同评估患者的社会功能整体变化有益于诊断,特别是当症状很轻微或很难与文化上适当的信仰和行为区分时。最后,临床医生需要评估精神障碍出现的根本原因,排除其他原因(如,精神活性物质、器质性疾病等)引起的精神症状。

二、实验室检查

基础的实验室检查通常包括电解质水平、全套血细胞计数以及肝脏、甲状腺和肾脏功能的检查,同时强烈建议检查维生素 B_{12}、维生素 D 水平、人类免疫缺陷病毒(human immunodeficiency virus, HIV)抗体和梅毒螺旋体抗体(梅毒检测)。脑影像学在精神分裂症常规检查中的必要性一直存在争议。目前脑影像学还不能诊断精神分裂症,但它可以排除一些主要的脑部结构异常,如肿瘤。如果有怀疑癫痫等疾患时,需要采用脑电图(EEG)排查。此外,当临床对某些疾病有强烈怀疑时,还可以使用其他侵入性的检查方法,如腰椎穿刺。最后,还有一些非常规检测,包括基因检测和尿重金属检测。有可疑的药物滥用史时需进行尿液药物筛查。但即便药物筛查结果阳性,药物滥用与精神分裂症的共同患病率很高,也不能完全排除精神分裂症的诊断。

三、结构化诊断性访谈工具

WHO 曾在不同社会文化背景下对精神障碍诊断的可靠性和一致性进行研究,发现由于不同医生所收集的资料来源不同、所使用的术语和对术语含意的理解不同、交谈检查的方法不同以及所采用的疾病分类法和诊断标准不同,临床上存在疾病诊断的差异。

为提高疾病的诊断水平和可靠性,国内外精神病专家编制了标准化精神检查工具和计算机诊断系统用于临床诊断和研究。目前常用的诊断性精神检查工具有复合性国际诊断交谈检查表(Composite International Diagnostic Interview-Core Version, CIDI)和 DSM-4 定式临床检查(Structured Clinical Interview for DSM-4, SCID)。CIDI 可以分别得出 ICD-10 和 DSM-4 的诊断,而 SCID 只能得出 DSM-4 的诊断;CIDI 可由非精神科医生操作,而 SCID 必须由经过训练的精神科医生使用。

ICD-11建议采用一套全部症状评定方法来替代传统亚目分类方法。ICD-11包含了精神症状4级(严重程度)量表和2级(症状)量表。评定量表包含6个症状维度：阳性症状、阴性症状、抑郁症状、躁狂症状、精神运动性症状和认知症状。这一评定系统的优势在于能够描述患者整体情况。该系统按照"没有、轻微、中度、严重"4个等级来进行评估,使用症状评定系统中的维度信息。但4级(严重程度)量表也存在不足,将症状的严重程度与功能障碍混合起来可能会使量化使用变得复杂,影响其可靠性和适用性。

(郭晓云,张晨熹,江开达)

第四节 鉴别诊断

精神分裂症时必须考虑与下列疾病鉴别。

一、分裂情感性障碍

很多学者认为,分裂情感性障碍是介于精神分裂症和情感性疾病之间的一个中间诊断。一些学者认为,该疾病是一个特殊类型的双相情感障碍,因为部分患者使用锂盐有效。另外一些学者认为,该诊断与精神分裂症更为接近,是一种特殊类型的精神分裂症。分裂情感性障碍具有如下不同的起病形式：躁狂起病、抑郁起病、精神病性症状起病。分裂情感性障碍ICD-11的诊断标准：在一个疾病周期中,同时存在心境发作(重度抑郁或躁狂)和精神分裂症诊断标准A[妄想,幻觉,言语紊乱,明显的紊乱或紧张症行为,阴性症状(即情感平淡、言语贫乏、或意志减退); 见附录三]的症状。分裂情感性障碍的情感症状要占50%以上,并且要至少2周时间在情感症状缺如的前提下存在精神症状(妄想或幻觉)。

二、急性短暂性精神病性障碍

在ICD-10中以突发精神病性症状为主,且病程不到1个月的患者可诊断为急性短暂性精神病性障碍。随着治疗和病程的进展,诊断可修订为其他精神分裂症谱系障碍,或者情感障碍伴有精神病性症状。诊断过程中也需要详细了解病史中是否存在其他的精神病性症状发作或情感发作以及物质使用情况。

三、人格障碍

部分精神分裂症患者可以病态人格起病,特别是青少年缓慢起病者。鉴别诊断时需详细了解患者的生活经历,在家庭、学校中的表现以及个性发展经过。人格障碍是个性发展的偏离,属于量的变化。精神分裂症患者的情感、行为变化是质的反常。特殊情况下,精神分裂症患者在缓解期可残留人格障碍,如缺乏既往精神病史(或表现轻症未被注意)则鉴别诊断困难,可结合患者既往个性特征及家族史等予以诊断。轻型或处于缓解状态的偏执型精神分裂症,会被误诊为偏执型人格障碍,但后者主要表现于过分敏感的基础上对日常事务和人际关系的误解,产生一定的牵连观念,一般不发生幻觉、妄想。

四、双相情感障碍

精神分裂症需与伴有幻觉、妄想、冲动行为等严重精神病性躁狂发作的双相Ⅰ型情感障碍进行鉴别。鉴别要点为:① 双相情感障碍以情感高涨为原发症状;而精神分裂症的情感症状是继发症状,感知和思维障碍为原发症状。② 双相情感障碍的情感症状与患者的思维、意志行为通常是协调的;而精神分裂症患者的思维、情感和意志行为通常是不协调的。③ 双相情感障碍是间歇发作性病程,间歇期基本正常;而精神分裂症的病程多为发作进展或持续衰退,缓解期常残留精神病性症状,社会功能受损。

五、抑郁症

精神分裂症患者出现抑郁症状有以下三种情况。① 伴发抑郁症状:抑郁症状作为精神分裂症的部分症状。② 继发抑郁症状:即精神分裂症后抑郁。③ 药源性抑郁:一些抗精神病药如氟哌啶醇、氯丙嗪等均可能导致药源性抑郁,部分精神分裂症患者长期服用苯二氮䓬类药物也可能出现抑郁情绪。鉴别要点:① 精神分裂症以思维障碍和情感平淡为原发性症状,虽然情感平淡患者外表有时类似抑郁症状,但缺乏抑郁障碍患者的悲观、绝望、自卑及自责等强烈的负性体验;而抑郁障碍患者则是以情绪低落为原发症状,负性体验较为深刻。② 精神分裂症患者的抑郁情绪多发生在精神病性症状之后,与精神病性症状关系密切,随着精神病性症状改善而缓解;抑郁障碍患者出现的精神病性症状则发生在抑郁情绪基础上,与抑郁情绪共消长,且多以指责、埋怨及谩骂等幻听或自责自罪妄想为主,不带有精神分裂症的症状特点,如妄想荒诞离奇,多种妄想同时存在却相互矛盾,评论性、争论性的幻听内容等。③ 精神分裂症的病程多数为持续进展或发作性进展,缓解期常残留精神症状或人格缺损;而抑郁障碍多是间歇性病程,间歇期基本正常。

六、应激障碍

精神分裂症可在精神创伤直接影响下起病。该类患者在疾病早期的症状带有浓厚的心因色彩,需与急性应激性精神病加以区别。急性应激性精神病患者起病以急剧、严重的精神打击作为直接诱因,症状的内容与应激源密切相关,以妄想、情绪障碍为主。精神分裂症状的表现趋向于越来越脱离现实,症状内容离精神刺激渐行渐远,在逻辑推理上日趋荒谬。此外,随着精神刺激的解除,应激相关障碍的患者精神症状逐渐缓解;而精神分裂症患者则一般不具有上述特点。

七、强迫症

某些精神分裂症的早期阶段以强迫症状为主要症状,有时与强迫症鉴别较为困难。主要鉴别点为:精神分裂症患者的强迫症状不典型,强迫性思维往往被患者描述为"怀疑"和"被牵连"的现象出现,因而被某些医生做出"妄想症状"的错误判断;精神分裂症患者的强迫症状仅用5-羟色胺(5-HT)选择性重摄取抑制剂(serotonin-selective reuptake inhibitor, SSRI)类抗抑郁药治疗疗效欠佳。两者鉴别困难时可紧密观察病情的动态变化。随着病程的进展和症状的演变,精神分裂症患者强迫症状愈加不典型,情感反应日趋平淡,并在强迫性症状的背景上,逐渐出现精神分裂症特征性症状。此时,强迫症状的内容具有离奇、荒谬和不可理解的特点,自知力不完整,患者摆脱强迫状态的愿望不强烈,为强迫症状纠缠的痛苦体验也不深刻,不能清楚地讲出这种强迫思维是属于"自我"的和"非我"的。

不可否认,不少强迫症患者存在精神病性症状,DSM-4常常将这些症状诊断为分裂样人格障碍(schizotypal personality disorder,SPD),高达5%~32%强迫症患者合并有SPD。精神病性症状与强迫症状合并出现率远远高于其中任何一种疾病的发病率,故推测精神分裂症和强迫症可能存在某些共同的发病基础或者联系,提出可能存在一种强迫亚型精神分裂症和一种分裂亚型强迫症。

另外,精神分裂症处于恢复期的漫长阶段往往出现强迫症状,此时的症状并不是从整个病程发展而来的,多数是幻觉、妄想症状消失后产生的。尽管发生的机制不甚清楚,但根据临床研究和经验分析,多与患者的病前性格、社会心理因素、认知功能受损以及某些抗精神病药物影响有关。某些患者精神病性症状几乎全部消失,自知力也有良好的恢复,但残留有失眠、情绪不稳、焦虑、抑郁及注意力不集中等神经症综合征,包括强迫症在内。

八、躯体疾病和脑器质性疾病所致精神障碍

理论上讲,凡能引起大脑功能异常的疾病均可能出现精神症状,尤其是当颞叶和中脑损伤时。不过这类疾病有以下共同特点可与精神分裂症相鉴别:① 躯体疾病与精神症状的出现与时间密切相关,病情的消长常与原发疾病相平行;② 患者多在意识障碍的背景上出现,幻觉常以幻视为主,症状可有昼轻夜重,较少有精神分裂症的"特征性"症状,某些患者由于病变部位的不同还会有相应的神经系统定位表现;③ 体格检查有相应异常;④ 实验室检查可发现相关证据,如EEG异常、脑脊液及脑影像学的改变等。

九、精神活性物质所致精神障碍

某些精神活性物质(如兴奋剂、酒精及阿片类等)及治疗药物(如激素类、

抗帕金森药物等）的使用可以导致神经系统发生形态结构改变，导致精神症状的出现，鉴别关键是获取准确的病史。需要指出的是，精神分裂症可与精神活性物质依赖共病，一旦特征性精神症状在停用精神活性物质后持续存在，病程迁延并反复发作，应同时做出两个诊断。

十、妄想障碍

妄想障碍是一组疾病的总称，其共同特点是以系统的妄想为主要临床症状，如关系妄想、被害妄想、嫉妒妄想及影响妄想等，患者的行为和情感反应与妄想症状相一致。妄想形成以一定的现实为基础，是在对事实片面评价的基础上发展起来，思维始终保持有条理性和有逻辑性，表现为主观、固执、敏感、多疑、自尊心强、自我中心和自命不凡的特点，无智能障碍和社会功能衰退。精神分裂症偏执型临床特征以显著的幻觉和特征性妄想为主要临床相，妄想内容荒谬、离奇、无现实基础且不可理解，病程迁延进展，逐渐出现社会及认知功能衰退。

（张晨熹，郭晓云，江开达）

-------------------------------- 参考文献 --------------------------------

［1］Bleuler M, Bleuler R. Dementia praecox oder die Gruppe der Schizophrenien: eugen bleuler［J］. Br J Psychiatry, 1986, 149: 661−662.

［2］Mcintosh A M, Moorhead T W J, Job D, et al. The effects of a neuregulin 1 variant on white matter density and integrity［J］. Mol Psychiatry, 2008, 13(11): 1054−1059.

［3］Hall J, Whalley H C, Job D E, et al. A neuregulin 1 variant associated with abnormal cortical function and psychotic symptoms［J］. Nat Neurosci, 2006, 9(12): 1477−1478.

［4］Minassian A, Granholm E, Verney S, et al. Visual scanning deficits in schizophrenia and their relationship to executive functioning impairment［J］. Schizophr Res, 2005, 74(1): 69−79.

［5］Calkins M E, Iacono W G, Ones D S. Eye movement dysfunction in first-degree relatives of patients with schizophrenia: a meta-analytic evaluation of candidate endophenotypes［J］. Brain Cogn, 2008, 68(3): p.436−461.

［ 6 ］ Fatemi S H, Folsom T D. The neurodevelopmental hypothesis of schizophrenia, revisited［ J ］. Schizophr bull, 2009, 35(3): 528-548.

［ 7 ］ World Health. Organization. The ICD-10 classification of mental and behavioural disorders: diagnostic criteria for research［ R ］. Clinical Descriptions & Diagnostic Guidelines Geneva, 1993.

［ 8 ］ Crow T J. Molecular pathology of schizophrenia: more than one disease process［ J ］. Br Med J, 1980, 280(6207): 66-68.

［ 9 ］ Cutting J. Schizophrenia［ M ］. Oxford: Blackwell Science, 1995: 15-27.

［10］ BinderJ, Albus M, Hubmann W, et al. Neuropsychological impairment and psychopathology in first-episode schizophrenic patients related to the early course of illness［ J ］. Eur Arch Psychiatry Clin Neurosci, 1998, 248: 70-77.

［11］ Kremen W S, Seidman L J, Pepple J R, et al. Neuropsychological risk indicators for schizophrenia: a review of family studies［ J ］. Schizophr Bull, 1994, 20(1): 103-119.

［12］ Yung A R, McGorry P D. The Prodromal Phase of First-episode Psychosis: past and current conceptualizations［ J ］. Schizophr Bull, 1996, 22(2): 353-370.

［13］ Hegarty J D, Baldessarini R J, Tohen M, et al. One hundred years of schizophrenia: a meta-analysis of the outcome literature［ J ］. Am J Psychiatry, 1994, 151(10): 1409-1416.

［14］ Cornblatt B A, Keilp J G. Impaired attention, genetics, and the pathophysiology of schizophrenia［ J ］. Schizophr Bull, 1994, 20(1): 31-46.

［15］ Robert B, Kapur, Shitij. New insights into schizophrenia from neuroimaging［ J ］. Curr Opin Psychiatry, 1998, 11: 33-37.

［16］ Gaebel W, Zielasek J, Clevel H R. Psychotic disorders in ICD-11［ J ］. Asian J Psychiatr, 2013, 6(3): 263-265.

［17］ Gaebel W, Zielasek J, Reed G M. Mental and behavioural disorders in the ICD-11: Concepts, methodologies, and current status［ J ］. Psychiatr Pol, 2017, 51(2): 169-195.

［18］ Biedermann F, Fleischhacker W W. Psychotic disorders in DSM 5 and ICD-11［ J ］. Cns Spectr, 2016, 21(4): 349-354.

［19］ Gaebel W, Zielasek J. Focus on psychosis［ J ］. Dialogues Clin Neurosci, 2015, 17(1): 9-18.

［20］ Gaebel W, Zielasek J. Schizophrenia in 2020: trends in diagnosis and therapy［ J ］. Psychiatry Clin Neuroesci, 2015, 69(11): 661-673.

［21］ Waters F, Fernyhough C. Hallucinations: a systematic review of points of similarity and difference across diagnostic classes［ J ］. Schizophr Bull, 2017, 43(1): 32-43.

［22］ Kendler K S. The clinical features of paranoia in the 20th century and their representation in diagnostic criteria from DSM－Ⅲ through DSM－5［J］. Schizophr Bull, 2017, 43(2): 332-343.

［23］ Battle D E. Diagnostic and statistical manual of mental disorders (DSM)［J］. Codas, 2013, 25(2): 191-192.

［24］ Tandon R W, Gaebel W, Barch D M. et al. Definition and description of schizophrenia in the DSM－5［J］. Schizophr Res, 2013, 150(1): 3-10.

［25］ Padmanabhan J L. Schizophrenia. Encyclopedia of Mental Health［M］. Elsevier, 2016: 55-65.

［26］ Lawrence R E, First M B, Lieberman J A. Schizophrenia and other psychoses//Tasman A, Kay J, Liebeman J A, et al. Psychiatry fourth［M］. New York: John Wiley & Sons, Ltd, 2015.

［27］ Pull C B. Diagnosis of schizophrenia: a review［M］. New York: John Wiley & Sons, Ltd, 2001.

［28］ Ritsner M. Handbook of schizophrenia spectrum disorders, volume Ⅱ［M］. Dordrecht: Springer, 2011.

［29］ Gaebel W, Riesbeck M, Larach V W, et al. Trends in schizophrenia diagnosis and treatment［B］. 2019.

［30］ Tandon R, Maj M. Nosological status and definition of schizophrenia: some considerations for DSM-V and ICD－11［J］. Asian J Psychiatr, 2008, 1(2): 22-27.

［31］ Biedermann F, Fleischhacker W W. Psychotic disorders in DSM－5 and ICD－11［J］. Cns Spectr, 2016, 21(4): 349-354.

［32］ Gaebel W. Status of psychotic disorders in ICD－11［J］. Schizophr Bull, 2012, 38(5): 895-898.

［33］ Yu H, Yan H, Li J, et al. Common variants on 2p16. 1, 6p22. 1 and 10q24. 32 are associated with schizophrenia in Han Chinese population［J］. Mol Psychiatry, 2017, 22(7): 954-960.

［34］ 沈渔邨.精神病学［M］.6版.北京：人民卫生出版社,2018: 300-338.

［35］ 陈如梦,王琰,陈剑华,等.ICD-11精神与行为障碍(草案)关于精神分裂症和其他原发性精神障碍诊断标准的进展［J］.中华精神科杂志,2017,50(5): 345-347.

［36］ 张爱萍,贺林.中国的精神分裂症转化医学研究进展［J］.转化医学研究(电子版),2011,1(1): 36-45.

［37］ 江开达,崔东红.精神分裂症的全基因组关联分析研究［J］.上海精神医学,2011: 261-264.

［38］ Li A, Zalesky A, Yue W H. et al. A neuroimaging biomarker for striatal dysfunction in schizophrenia［J］Nat Med, 2020, 26(4): 558-565.

第五章

精神分裂症的病因机制

　　精神分裂症是一类常见的精神障碍，由于其发病原因和病理机制尚不完全清楚，因而缺乏精准的诊断方法和治疗手段。本章主要从遗传学、流行病学、影像学和病理学角度阐述精神分裂症发生的可能病因，并辅以动物学研究结果讨论其可能的发病机制。重点讨论基因-环境的相互作用，并进一步介绍精神分裂症易感基因和不良环境因素可能引起的脑发育和脑功能异常，如突触传递和神经递质失调、神经系统发育和可塑性受损。此外，精神分裂症的发生不仅与脑有关，还与肠道菌群失调和全身代谢、免疫紊乱相关。精神分裂症可能是一种由基因和环境因素共同导致的整体性疾病。

第一节 基因与环境相互作用

一、遗传因素

1. 家系研究

普通人群精神分裂症的患病率约为1%，精神分裂症患者的一级亲属患病风险约为10%，是一般人群的10倍；二级亲属的患病风险约为普通人群的3倍。血缘关系越亲近，发病风险率越高。当父母中某一方患病时，其子女的患病风险为10%～15%；父母均患病时，子女的患病风险为50%左右。家系研究提示精神分裂症具有家族遗传性或家族聚集性。

2. 双生子和寄养子研究

（1）单卵双生子与双卵双生子：在《精神分裂症的起源：疯狂的起源》（*Schizophrenia Genesis: The Origins of Madness*）中详细阐述了双生子研究在建立精神分裂症病因学的遗传因素方面所起的关键作用。罹患精神分裂症的风险会受到遗传和环境因素的双重影响，双生子研究为此观点提供了重要的依据。特别是单卵双生子和双卵双生子研究，对揭示疾病表型和易感性的关系尤其有效。双生子研究表明，单卵双生子比双卵双生子的患病一致性比率更高。考虑到单卵双生子（共享他们100%的基因）和双卵双生子（共享他们50%的基因）有相同的成长环境，单卵双生子比双卵双生子更高的患病一致性很可能是由于基因相似性更高所致。1963—1987年，在欧洲人群中进行的一项双生子研究发现，单卵双生子的加权平均一致性概率为48%，而双卵双生子的加权平均一致性概率为17%。这项研究的遗传率为41%～86%，其局限性是没有采用规范性诊断标准。在采用规范性诊断标准后的一项独立的挪威研究也得出相同结论，遗传率接近早期研究中发现范围的顶端（83%～87%）。迄今为止，一项规模最大的精神分裂症双生子研究是基于丹麦全国性的精神科登记数据库，丹麦哥本哈根大学的研究者对超过3万对双生子进行分析，发现精神分裂症的遗传率达79%。因此，目前认为精神分裂症的遗传率在80%～85%。由于精神分裂症具有较高的遗传率,寻找精神分裂症高危基因对于预防、诊断以及治疗有着非常重要的作用。

(2)寄养子研究:与对照组的被寄养儿童相比,精神分裂症患者的子女被寄养时更容易患精神分裂症。一项交叉养育研究发现,健康父母的孩子寄养于父母一方患精神分裂症的家庭,他们患精神分裂症的风险并未增加。其他研究发现,患有精神分裂症的母亲所生的孩子,无论他们是由生母抚养长大,还是由没有精神病史的养父母抚养大,都有同样的患病风险。一项芬兰的寄养子研究发现,母亲为精神分裂症患者的孩子在不良的寄养环境中容易出现精神分裂症,而母亲健康的对照组未见此情况。类似的结果在丹麦高风险研究中也有报道,该研究发现如果母亲患有精神分裂症并且本身在不稳定的环境或在公共托儿机构中长大的孩子患精神分裂症的风险升高。寄养子研究也揭示精神分裂症具有遗传风险。

3. 易感基因

家系、双生子和寄养子研究都表明遗传因素在精神分裂症的发病中占据主要作用,但其遗传方式不符合孟德尔遗传规律。精神分裂症的遗传特点是家族聚集性,具有多基因、异质性的遗传特征。目前,GWAS发现人类基因组中至少有数百个独立的基因位点,几万个SNPs与精神分裂症有关。这些易感基因参与神经发育、多巴胺合成、钙通道调节、免疫激活和突触传递等功能。

二、环境因素

同卵双生子的基因结构是一样的,但其共患病率并没有达到100%,这表明环境因素也在精神分裂症的发病中具有一定作用。个体在遗传易感性的基础上暴露于某些不良的自然、社会环境,导致疾病的发生。精神分裂症常见的环境因素如下。

1. 孕期感染

母体在怀孕期间患流感或感染病毒,可能导致胎儿脑部发育障碍,引起皮质神经细胞结构或功能改变,致使胎儿成年后发生精神分裂症的概率增高。冬季出生人群患精神分裂症较夏季出生者多,可能是冬季更容易发生病毒感染。同时,弓形虫感染也是精神分裂症发生的危险因素。另外,精神分裂症患者多数会出现久治不愈的鼻炎、过敏等,提示精神分裂症患者存在免疫异常。因此,孕期感染可能导致日后免疫异常激活,成为精神分裂症的致病因素之一。

2. 营养不良及代谢障碍

母亲孕期营养不良是子女精神分裂症发生的一个重要因素。在孕期的第4～6个月期间,大量的神经元正从脑室皮质迁移出来形成皮质间的连接,此时胚胎营养物质摄入不足,对大脑的能量供应减少,使脑部发育受损,增加精神分裂症的患病风险。早产、脑体积偏小、低体重、非特异性的躯体发育异常,例如唇腭裂、低耳廓等在精神分裂症患者中出现的频率比健康人群要高。战争及饥荒时期出生者精神分裂症的患病风险显著上升。此外,因摄入不足、肠道菌群失调或者代谢障碍导致的儿童、青少年营养不良也是精神分裂症发生的重要原因,比如长期缺乏神经活动相关的维生素和微量元素等。

3. 社会心理应激

社会心理因素包括社会地位、职业状况、经济状况,婚姻状况、家庭关系、重大生活事件等方面,这些因素会通过不同的方式或渠道对人的心理产生影响。经济基础差,社会地位低的人群罹患精神分裂症的风险越高,其患病率大约是高阶层人群的3倍。在美国,低收入社会阶层与高收入社会阶层精神分裂症患病率之比为9:1,以无职业或技术性低的职业人群患病率最高,可能是因为低收入社会阶层面生活的不稳定因素多,抗风险能力比高收入社会阶层低。

心理因素可改变机体内分泌系统、免疫系统、肠道菌群、代谢功能和中枢神经系统功能的变化。早年不良经历、家庭关系不和睦、重大变故、长期情绪紧张、精神压力过大等生活事件对精神分裂症的发病起着不可忽视的作用。总体来说,暴露于不良社会生活事件是精神分裂症发病的很重要的环境因素。

4. 物质滥用

精神病患者各种物质滥用非常普遍。大量研究证明,苯丙胺和可卡因等精神刺激药物可诱发精神分裂症的症状。很多研究表明,大麻滥用是精神分裂症主要的风险因素。开始使用大麻的年龄与精神病发作的年龄有关,青春期是精神分裂症患病的关键期,如果在青春期开始使用大麻,会极大增加精神分裂症的发生率并引起更严重的阳性症状。此外,也有研究认为酒精滥用也与精神分裂症有关联。青少年物质滥用也会促发精神分裂症发生。

三、基因-环境相互作用

1. 炎症与基因相互作用

炎症可以激活免疫系统，如小胶质细胞和补体系统。据报道，紧张的生活经历与儿童期促炎细胞因子水平升高有关，同时也会极大增加成年后患精神疾病的概率。促炎细胞因子水平升高可能诱导小胶质细胞改变，使个体易患精神疾病。神经影像学研究表明，精神分裂症患者和高风险人群的小胶质细胞活性均增加。在高风险人群中，小胶质细胞的活性与症状的严重程度呈正相关，这表明神经炎症与精神分裂症风险之间存在联系。分子遗传学研究发现免疫组织相容性复合物MHC和补体C3、C4是精神分裂症的易感基因；并且临床研究也发现，在精神分裂症患者的血清C1、C3和C4补体蛋白活性增加。补体过度激活会导致突触的加速修剪。另外，临床上还发现，精神分裂症样特征（包括紧张性症状和自主神经功能障碍）与N-甲基-D-天冬氨酸（N-methyl-D-aspartate，NMDA）受体自身抗体水平升高有关。

2. 应激与基因相互作用

多项研究显示，遗传因素与母婴分离、童年逆境、生活事件等应激源之间存在显著的相互作用。童年时期的创伤可降低脑源性神经营养因子（brain-derived neurotrophic factor，BDNF）mRNA水平以及海马齿状回的CA2/3和CA4子域体积。在男性中，*BDNF 66 Val/Val*基因型对儿童期创伤更敏感；而在女性则是*BDNF 66 Met/Met*基因型对儿童期创伤更敏感。*FKBP5*基因SNPs（由3个SNPs组成：rs3800373、rs9296158和rs1360780）与儿童欺凌之间的相互作用在精神病发生中有显著意义。进一步研究发现，*FKBP5*基因的rs9296158和rs4713916多态性与儿童期创伤后皮质醇水平存在显著的相关性；而*FKBP5*的rs1360780多态性与父母离异之间的相互作用可以增加精神病的患病风险。

生活压力和基因之间的相互作用还与儿茶酚胺-O-甲基转移酶（catechol-omethyl transferase，COMT）基因变异有关。精神分裂症患者中，*COMT 158 Met/Met*基因型与*Val/Met*和*Val/Val*基因型相比，对日常应激时的反应更大。

3. 药物滥用与基因相互作用

大麻与精神分裂症易感基因相互作用可能会导致疾病发生。研究发现，

*COMT*基因发生突变(158位的缬氨酸突变为蛋氨酸)时可以通过减少多巴胺的代谢,从而增加大麻诱发精神分裂症的风险。据估计,精神分裂症患者的吸烟遗传率高达65%,而一般人群中仅为20%。最近研究发现,在276个与尼古丁成瘾相关的基因和331个与精神分裂症相关的基因中发现了52个共享基因。这52个基因大部分编码神经递质受体或转运相关蛋白,例如多巴胺受体、5-羟色胺受体(5-HTR)、谷氨酸受体和囊泡转运系统。这些结果表明,尼古丁成瘾和精神分裂症具有一定的相关遗传特征,精神分裂症患者吸烟以减轻其认知症状,或者尼古丁成瘾是精神分裂症的危险因素。

4. 表观遗传学

表观遗传学是对基因组的功能性修饰研究,其不涉及核苷酸序列的改变。表观遗传信号调节转录因子作用DNA的能力,从而修饰基因表达。2个最常见的表观遗传学变化是DNA甲基化和组蛋白修饰等。DNA甲基化就是在DNA甲基化转移酶(DNA methyltransferase,DNMT)的作用下,使其胞嘧啶上添加一个甲基,从而导致基因沉默。首先,环境暴露会改变表观基因组。其次,表观遗传事件在发育早期十分关键,在发育关键时期的环境因素可以影响精神分裂症易感基因的甲基化水平,从而导致基因表达改变和疾病的发生。精神分裂症患者的大脑中几种*DNMT*表达上调,导致精神分裂症相关基因的高度甲基化和表达下调,包括*BDNF*、*COMT*、糖皮质激素受体*NR3C1*、谷氨酸脱羧酶1(glutamate decarboxylase1,GAD1)和蛋白质颤蛋白(reelin,RELN)。

(林关宁,殷东敏,崔东红)

第二节　神经递质异常

一、多巴胺学说

多巴胺是一种弥散性作用于中枢神经系统的单胺类神经递质。多巴胺受体主要分为D_1和D_2家族,其中D_1家族包括D_1和D_5亚型,由兴奋性G蛋白介导,活化腺苷酸环化酶,增加环腺苷酸(cyclic adenosine monophosphate,cAMP)含量;D_2家族包括D_2、D_3、D_4亚型,由抑制性G蛋白介导,抑制腺苷酸环化酶活性,降低cAMP含量。

起初的多巴胺功能学说认为,某些脑区的多巴胺系统过度活跃与精神分裂症的阳性症状有关。因无任何精神病遗传背景的人长期使用苯丙胺(多巴胺激动剂)和可卡因(多巴胺重摄取抑制剂),能增加突触间隙多巴胺的浓度,使人产生幻觉和妄想症状;而多巴胺耗竭剂或多巴胺受体拮抗剂能控制苯丙胺和可卡因诱发的行为异常。神经影像学研究发现,精神分裂症患者的中脑纹状体通路多巴胺系统的亢进,以及纹状体多巴胺D_2受体(DRD2)表达异常升高。因此,多巴胺功能亢进可能与精神分裂症的阳性症状相关,说明精神分裂症的发作与中脑纹状体多巴胺受体被激活有关。后来发现,精神分裂症患者的中脑前额皮质多巴胺通路受损,前额皮质背外侧D_1多巴胺受体(DRD1)功能低下,与精神分裂的阴性症状相关。所以,精神分裂症患者脑内既有多巴胺功能活动亢进的脑区,也有多巴胺功能不足的脑区,两者的共存决定着精神分裂患者的阳性和阴性症状。

此外,精神分裂症的发病和预后与多巴胺代谢紊乱也有一定关系。研究发现,急性、复发患者脑脊液中多巴胺代谢产物高香草酸(homovanillic acid,HVA)的浓度较发病前和复发前均明显升高。脑脊液中的多巴胺和HVA主要来源于大脑皮质,尤其是额叶。脑内多巴胺β羟化酶(dopamine beta hydroxylase,DβH)活性降低,导致多巴胺及HVA堆积;而慢性、缓解期患者脑脊液中HVA含量明显降低。有研究表明,预后不良、有明显家族史以及发病前心理不健全的精神分裂症患者脑脊液HVA水平偏高。

第一代抗精神病药物多为多巴胺受体的激动或拮抗剂。20世纪50年代,因一代抗精神病药物氯丙嗪的意外发现,提出了精神分裂症的多巴胺病因假说。氯丙嗪能特异性作用于DRD2,可控制精神分裂症患者的阳性症状。某些典型抗精神病药(硫杂蒽类和吩噻嗪类)既与DRD1有较高亲和力,又能抑制DRD2,丁苯酰类(如氟哌啶醇、匹莫齐特)以及苯甲酰胺类都是专一性较高的DRD2和DRD3拮抗剂。DRD3在某些边缘脑区如伏隔核、嗅结节分布较多,这些部位也是抗精神病药物作用的主要部位。第二代抗精神病药物通过DRD2和DRD3受体拮抗或者DRD1激动而发挥抗精神病作用。

因此多巴胺学说包括两个方面:① DRD2和DRD3受激动导致精神分裂症。DRD2、DRD3都属于D_2家族,是腺苷酸环化酶活性抑制剂;DRD3是多巴胺神经末梢突触前受体的一种,对多巴胺的合成及释放均起作用。② DRD1过度抑制与DRD2过度激动,相关D_1家族和D_2家族功能失衡导致精神分裂症。精神分裂症患者皮质下DRD2功能亢进,导致阳性症状的发生。因此,抗精神病药物对DRD2的拮抗具有抗阳性症状的作用。DRD1激动可以抑制DRD2的功能。

因此,多巴胺学说认为,不同脑区多巴胺功能失衡及其多巴胺代谢紊乱是精神分裂症的病因机制之一。

二、5-HT学说

二代抗精神病药氯氮平的出现,人们开始关注5-HT在精神分裂症发生中的作用。氯氮平为5-羟色胺受体2A(5-HTR2A)、D_2双受体拮抗剂,因其与多种受体具有亲和力,而被称为非典型抗精神病药。随后,一系列如奥氮平、利培酮、齐拉西酮、喹硫平、舍吲哚、佐替平等第二代抗精神病药物陆续问世。二代抗精神病药物除了拮抗DRD2以外,对5-HT受体也有更强的亲和拮抗作用。另外,临床证据显示5-HT受体激动剂如麦角二乙酰胺有明显的致幻作用。基于以上2个证据,提出了精神分裂症5-HT学说。

二代抗精神病药物具有强的5-HTR2A拮抗作用及较弱的DRD2拮抗作用。相关研究发现,5-HT系统与多巴胺系统之间具有相互调节作用,多巴胺既是5-HT受体2A(5-HTR2A)受体的部分激动剂,又能直接激活5-HT受体1A(5-HTR1A)、5-HT受体2C及5-HT3受体;5-HTR2A在多巴胺神经元上也有表达。5-HT与多巴胺协同作用参与精神分裂症的发病。因此,二代抗精神病药物对5-HT2A及DRD2联合拮抗作用,使得精神病性症状有明显的改善。

事实上,去甲肾上腺素(norepinephrine,NE)、乙酰胆碱(acetylcholine,ACh)等神经递质都参与精神分裂症的发生,精神分裂症的发生与整脑神经网络神经递质失平衡相关。因此,多巴胺学说、5-HT学说都无法完全解释精神分裂症的病因机制。

三、谷氨酸(NMDA受体)功能低下学说

谷氨酸(glutamate)是脑内重要的兴奋性氨基酸类神经递质,谷氨酸通过

不同受体发挥作用。半个世纪以来，多巴胺系统异常假说一直主导着精神分裂症的病理生理学理论。但目前谷氨酸的离子型通道NMDA受体功能低下假说是精神分裂症公认的谷氨酸学说之一。此学说的证据主要来自临床观察性研究，非竞争性NMDA受体拮抗剂氯胺酮、苯环己啶（PCP）和地卓西平（MK-801）可导致健康人产生精神分裂症类似的症状，如幻觉、妄想、思想及执行性认知障碍等。精神分裂症患者的尸脑研究也发现NMDA受体亚基表达水平下降。近年来，临床神经科学研究发现，抗NMDA受体脑炎的临床表现类似于首发精神分裂症的精神病性症状。另一方面，动物实验也验证了NMDA受体功能低下出现精神分裂症样行为，如过度活跃、刻板行为、前脉冲抑制（prepulse inhibition, PPI）受损、社交活动受损和认知功能障碍等。并且这些行为异常可以通过抗精神病药物缓解。因此，NMDA受体功能低下假说是精神分裂症病理生理学的一个主要汇聚点，是阴性症状和认知障碍的病理基础，是导致纹状体多巴胺过度释放的上游机制。

锥体神经元和抑制性中间神经元都表达NMDA受体。动物实验发现，海马抑制性中间神经元对NMDA受体拮抗剂MK801的敏感度是锥体神经元的10倍。因此，抑制性中间神经元NMDA受体功能低下对精神分裂症发生的贡献更大。抑制性神经元，如小清蛋白（parvalbumin, PV）阳性中间神经元的NMDA受体功能下降将导致对其他神经元抑制作用减弱，削弱神经元同步化放电，而导致认知功能障碍。不同类型的中间神经元中的NMDA受体可能具有不同的功能。抑制性中间神经元NMDA受体功能低下引起锥体神经元去抑制，进一步导致过多谷氨酸释放到细胞外，引发无序活动或噪声，从而破坏信息处理。

四、γ-氨基丁酸学说

γ-氨基丁酸（γ-aminobutyric acid, GABA）能神经元，约占皮质神经元的20% ~ 30%，根据其形态、生化标志物和电生理特性可分为不同的种类。在神经网络中，GABA能中间神经元支配锥体神经元的不同部位：篮状细胞的轴突靶向于锥体神经元胞体和近端树突，吊灯状细胞则在锥体神经元轴突初始部位形成突触。大脑皮质GABA能神经元的数量虽然少于锥体神经元，但它可以支配多个锥体神经元,从而改变数千个下游神经元的活性。GABA能中间神经元在控制中枢神经系统的兴奋性和同步性震荡中起关键作用。

随着NMDA受体功能低下学说的发展,GABA能中间神经元功能异常假说也受到广泛关注。关于精神分离症尸脑的研究中发现,精神分裂症患者的多个脑区如背外侧前额叶皮质(dorsolateral prefrontal cortex,DLPFC)、前扣带回皮质(anterior cingulate cortex,ACC)、运动皮质、视觉皮质和海马中发现谷氨酸脱羧酶67(glutamic acid decarboxylase67,GAD67)表达减少。GAD67是使谷氨酸脱羧转换成GABA的关键酶,常作为研究GABA的生物标志物。精神分裂症患者尸检发现,GAD67并不是在所有的中间神经元中表达降低,而是主要在PV阳性中间神经元表达降低。PV阳性中间神经元中的篮状细胞和吊灯细胞与精神分裂症密切相关。精神分裂症患者的DLPFC中GABA膜转运蛋白1(GABA transporter 1,GAT1)在吊灯细胞轴突末梢降低,影响细胞外GABA重新摄取到神经末梢。光遗传学抑制PFC的PV神经元会引起精神分裂症样行为,如活动过度、PPI降低等。也有研究发现,精神分裂症尸脑海马和PFC中GABA能中间神经元数量减少,树突棘密度降低,GABA受体表达减少。还有研究发现,精神分裂症患者血浆中GABA水平较低,淋巴细胞中GAD67甲基化。此外,也有报道精神分裂症患者GABA能神经元的其他标志物如神经肽Y(neuropeptide Y,NPY)、生长抑素(somatostatin,SST)和胆囊收缩素(cholecystokinin,CCK)也减少。

事实上,GABA系统和谷氨酸系统之间的平衡制约失调导致精神分裂症的发生。

(崔东红,殷东敏)

第三节　神经发育异常

神经发育学说在近年来得到了不断修正。早期的神经发育学说认为,精神分裂症是源于围产期或生产时的病变,在青春期早期尚未表现出临床症状,处于潜伏期。然而,许多最终发展为精神分裂症的患者,在精神症状表现前已经有感觉、运动和认知功能的障碍。事实上，对早期精神分裂症患者的大脑发育轨迹研究表明，进行性发育障碍在精神分裂症中发挥着重要作用。因此，对于精神分裂症的神经发育学说，已经转向临床分期模型研究，即在青春早期出现不稳定的精神症状被称为前驱期症状，而在青春晚期或成年早期出现持续稳定的精神病性临床症状被认为是精神分裂症的发病首发期，而随着病程的推移，反复发作迁延，即转为慢性期。

个体的感觉、运动和认知功能遵循不同的发展轨迹，通过研究认知、行为的改变或神经标志物来预测精神性疾病的后期发展，阐明精神分裂症如何与特定的致病过程关联，以及随着时间推移何时表现出临床症状，这将是一个关键步骤。可以使我们尽早发现高风险人群，更精确地预测精神病的发作。

一、神经影像学改变

应用计算机断层扫描（CT）、磁共振成像（MRI）等神经影像学技术发现精神分裂症患者脑部灰质的明显缺失，颞叶特别是海马体积缩小，脑室扩大。对脑结构异常的发生时间进行研究，发现在胎儿期脑室已扩大，童年期持续存在，提示脑室扩大等脑结构异常在神经系统发育完全前已存在，而非进行性。同时，脑室扩大，脑实质减少均可见于首发病例，排除了药物和病程的影响。而且，在对家族史阳性尚未发病的成人脑结构研究时，同样发现脑室扩大、颞中回缩小，说明脑结构病理变化在症状出现前已存在，支持了精神分裂症是一种神经发育异常起源的疾病。

二、尸检结果异常

对精神分裂症患者脑组织的尸体解剖和病理研究基本支持神经发育障碍的假说。精神分裂症脑组织的总重量和体积缩小、脑室扩大，前额叶皮质树突棘密度降低。几项关于神经突触蛋白定量研究发现神经元间的联络异常，如突触素、GAP-43、突触活性带蛋白complexin Ⅰ、Ⅱ和SNAP-25的含量降低。对细胞结构骨架蛋白表达研究结果提示，在中颞叶、内侧海马、海马旁回、内侧嗅皮质、前额叶和扣带皮质存在神经元排列、位置和分层异常。神经细胞迁移、排列过程主要发生在胚胎时期。例如,丘脑的发生及核团分化发生于孕10～14周,并持续至16周,这一时期将形成其传入及传出神经联络。这些研究结果提示,精神分裂症的发病机制倾向于神经发育障碍,其中与孕期的前3个月关系密切。

由于精神分裂症的症状通常在青春期的晚期开始出现,在此期间皮质连接的重塑被认为是至关重要的。电镜研究显示,皮质突触密度在2～4岁时最多,大约是成人水平的2倍,突触数量的减少(突触修剪)主要发生在青春期。因此,青春期突触修剪异常被认为是精神分裂症发生的重要原因之一。有人研究了从新生儿到91岁共32例精神分裂症患者大脑前额叶皮质,发现其树突棘密度的发育重塑持续到30岁才能稳定下来。这种较长的突触发育期容易受到遗传和环境共同影响。另外,病理学研究也证实,很多易感基因在精神分裂症患者脑内的表达异常。这些基因有些在少突胶质细胞表达,与髓鞘的形成和维持有关,如*Nrg1*、*Erbb3*;有些基因参与神经递质的释放及其受体的信息传递,如*Grin2B*、*Grip2*、*Syt7*;有些参与细胞信号转导,如*PIK3R1*、*CACNG2*及*RGS4*。

神经营养因子与神经系统的增殖、存活、分化及迁移有关。研究显示,多种神经营养因子在精神分裂症患者脑内异常表达。比如,精神分裂症患者多个大脑皮质区域内*BDNF*及其B型酪氨酸激酶受体(TrkB)的mRNA表达降低,从而导致其神经保护作用减弱,加强精神分裂症的易感性。动物学研究发现,阿立哌唑和奥氮平联合使用能增加海马BDNF蛋白表达,并改善认知功能。

三、二次打击假说

1. 二次打击假说提出

尽管神经发育假说认为胚胎发育异常可能导致精神分裂症,但精神分裂症患者的症状出现通常发生在青少年晚期或成年早期。任何对发育早期的干扰都可能导致长期的后果,使成熟的神经元或神经环路容易受到随后的不良影响。因此,机体可能存在一种调节神经元环路形成的初始模式,以及在成熟大脑中维系这些环路发展和可塑性的细胞-细胞信号调控机制。在此基础上,提出了精神分裂症的二次打击假说。

在二次打击假说模型中,遗传或环境因素扰乱了早期中枢神经系统(central nervous system,CNS)的发育,这些早期干扰产生了对青春期或成年期二次打击的长期易感性,进而在二次打击出现的情况下,导致精神分裂症症状的发作。CNS形态发生和分化相关的细胞信号通路可能是早期发育过程中第一次打击的靶标。这些相同的细胞信号通路被重新部署用于神经元维持,可能是青少年或成人期第二次打击的目标。也就是说,第一次打击失调的细胞信号通路,可能也是第二次打击所影响的相同的信号通路。

精神分裂症二次打击假说认为,产前基因或环境的第一次打击破坏了大脑发育的某些方面,并增加了对日后可能发生的第二次打击的易感性。前后两次打击本身都不足以诱发精神分裂症症状。然而,第一次打击为第二次打击引发了神经系统易感性,第二次打击加速了疾病症状出现。第一次打击被认为发生在胚胎发育期间,这次打击应该破坏神经系统某种机制,如细胞-细胞信号转导或者神经环路,这种机制易受到遗传和环境的干扰,并且能够产生长久影响。那些最初参与CNS分化和形态发生、后来参与CNS持续维护的神经细胞-细胞信号通路和神经环路的机制,可能是导致精神分裂症易感性和发病机制的二次打击的理想靶标。

2. 免疫功能在二次打击假说中的作用

前面提到的精神分裂症二次打击假说提出了"两步走"的观点。遗传风险和孕产期不良事件干扰发育关键期,构成第一次打击;儿童期、青春期和成年期的应激源或环境事件构成第二次打击。在这两种情况下,都包括了免疫系统的扰动。

免疫系统不是大脑神经元网络的一部分,而是协调系统,会重置神经元的"工作场所"——大脑环境,为大脑功能提供最佳框架。因此,它在某种程度上控制着大脑。比如脑组织被自由基氧化破坏、DNA损伤时,神经细胞内部和细胞间会出现废物异常沉积,都需要免疫系统为大脑提供修复、清理。如果免疫系统功能失调,大脑功能就无法正常执行。甚至有理论认为,免疫系统是使整个身心生理功能和谐运作的中心协调机制。因此,大脑发育关键期的免疫系统功能障碍,可能会干扰成熟大脑的正常发育、发展,最终导致各种神经精神症状的出现。

(殷东敏,崔东红,杨 拼)

第四节 神经可塑性异常

神经可塑性是指大脑通过改变其分子和结构特征来适应不断变化的环境。大量证据显示,精神分裂症的神经可塑性受到破坏,并且与妄想、幻觉、学习和记忆能力低下有关。

一、神经影像学证据

功能性核磁共振成像(fMRI)和正电子发射扫描(PET)研究发现,精神分裂症患者在任务态学习过程中,存在脑区的激活异常或脑区之间功能性连接异常。在工作记忆的训练过程中,精神分裂症患者的背外侧前额叶皮质(DLPFC)不能像健康人一样被有效激活。在感觉门控功能测试时,精神分裂症患者的额叶-纹状体-丘脑功能性连接较健康人明显低下。在训练空间注意力时,精神分裂症患者的丘脑枕核-额颞叶皮质功能性连接下降,而丘脑前核-额颞叶皮质功能性连接是异常增高的。精神分裂症精神分裂症患者大脑可塑性的异常可能与遗传因素有关。*BDNF 66 Met/Met*基因型的精神分裂症患者flanker任务态时前扣带回皮质(ACC)和前额叶皮质(prefrontal cortex, PFC)的连接比健康人群和其他*BDNF*基因型的精神分裂症患者异常增高。

二、脑电生理学证据

EEG研究发现,精神分裂症患者在感觉训练和执行任务时,有脑网络 γ 振荡和脑电信号的异常。来自40例首发精神分裂症患者和40例健康对照的EEG研究发现,精神分裂症患者左半球的脑区之间存在着动态相互作用的异常。失匹配负波(MMN)代表在听觉训练过程中对错误信号的判断能力,与突触可塑性密切相关。精神分裂症患者大部分有MMN的下降,这一点已成为临床辅助诊断精神分裂症的常用脑电指标。经颅电刺激(transcranial magnetic stimulation，TMS）在正常人的大脑皮质可以诱导长时程增强（long-term potentiation，LTP）样改变，但是精神分裂症患者的大脑皮质表现出LTP受损。

三、尸检脑片的证据

尸检脑片的结果提示，精神分裂症患者包括前额叶和颞叶皮质的多个区域，树突棘密度降低，许多涉及肌动蛋白动力学和树突棘稳定性的基因产物表达也发生了变化。精神分裂症患者的NMDA受体和α-氨基-3-羟基-5-甲基-4-异唑丙酸（α-amino-3-hydroxy-5-methyl-4-isoazolepropionic acid，AMPA）受体［均为离子型谷氨酸受体（iGluR）的亚型］亚基表达也发生变化，NMDA受体、AMPA受体聚集和下游信号转导相关蛋白的表达也会改变，包括PSD-95。此外，突触前蛋白表达也会改变，包括促进突触囊泡与膜融合的SNARE复合体。最近的蛋白质组学研究也取得一致发现，在700个PSD蛋白中，有143个在精神分裂症患者中的表达出现差异，其中NMDA相互作用的蛋白变化最明显。精神分裂症患者大脑可塑性的异常也可能与细胞信号通路的异常激活有关。来自精神分裂症患者尸检脑片的研究发现，神经调节素1（neuregulin1，NRG1）下游的信号通路异常激活，从而抑制NMDA受体的活化，而NMDA受体的激活对突触可塑性至关重要。最近研究表明，精神分裂症患者前扣带回皮质AMPA受体上膜机制受损，而AMPA受体上膜是LTP的重要机制。精神分裂症患者脑内的GABA和多巴胺功能异常也可能会引起可塑性受损。

四、遗传学证据

与精神分裂症相关的基因组拷贝数变异（CNV），影响肌动蛋白纤维组装、细胞骨架相关蛋白（Arc）复合体、NMDA受体信号转导复合体和膜关联鸟苷酸激酶样蛋白质（membrane-associated guanylate kinase-like protein，MAGUK）支架蛋白。此外，一项最大的超过36 000名精神分裂症患者GWAS分析发现，谷氨酸能神经传导和突触可塑性相关的基因变异与精神分裂症关联，风险基因位点包括GRIN2A编码NMDA受体亚基NR2A，SRR编码从L-丝氨酸产生NMDA受体共激动剂D-丝氨酸的酶，以及CNKSR2编码PSD细胞骨架重塑的

CNK2支架/接头蛋白。在精神分裂症的基因打靶动物模型上，经常可以发现神经可塑性的异常。比如，*disc1*基因敲除小鼠表现出海马齿状回区突触可塑性LTP的缺陷，而*erbb4*基因敲除小鼠却表现出海马LTP的异常增高。

（殷东敏，杨 拼）

第五节 免疫异常

精神分裂症与免疫异常关系密切。流行病学证据表明，自身免疫性疾病、感染等炎症性疾病可能增加精神分裂症的发病风险。

一、免疫系统失调学说

1. Th17和Treg细胞平衡性破坏

辅助性T细胞17（T helper cell 17, Th17）是一种能够分泌白介素17（interleukin 17, IL-17）的T细胞亚群。Th17细胞作为连接先天免疫和获得性免疫的细胞，在促进慢性炎症和自身免疫中发挥重要作用。胸腺衍生的自然调节性T细胞（natural regulatory T cell, Treg）可抑制T细胞增殖和自身免疫过程，是免疫系统内置的重要"自我检查"，以防止过度或病理的免疫反应。在成功清除入侵生物后，Treg细胞参与关闭免疫反应，并防止自身免疫反应。Treg减轻小胶质细胞介导的炎症，具有神经保护作用。因此，Th17和Treg细胞在免疫反应中起相反的作用。然而，Treg细胞和Th17细胞两种细胞亚群的发育都需要Foxp3转录因子和转化生长因子-β（transforming growth factor-β, TGF-β）进行相互调节。因此，通过Th17和Treg相关因子的协调表达，T细胞活动模式运转良好，维持机体免疫稳态。根据精神分裂症"二次打击"假说，胎儿细胞免疫编程导致持久效应记忆的Th17细胞产生，并在第二次打击时被重新激活。激活的Th17细胞可通过破坏血脑屏障（blood-brain barrier, BBB）渗透到中枢神经系统，激活小胶质细胞，导致神经炎症状态。研究表明，Th17细胞导致小胶质细胞释放的炎症介质增加。T细胞活化理论虽然尚未在精神分裂症中进行专门研究，但为说明免疫激活和感染因素证据在精神分裂症中的作用，提出了这个有趣的模型。

2. 小胶质细胞异常活化

小胶质细胞（microglia）相当于脑和脊髓中的巨噬细胞，是CNS的第一道也是最主要的一道免疫防线。作为常驻CNS的免疫效应细胞，小胶质细胞及其介导的神经炎症在CNS损伤及疾病转归过程中起非常重要的作用。激活Notch通路，能使小胶质细胞活化并促进炎性细胞浸润从而损伤神经元。临床研究发现，精神分裂症患者在症状活跃期存在小胶质细胞激活。外周型苯二氮䓬受体转运蛋白（translocator protein，TSPO）主要分布在小胶质细胞线粒体外膜，是正电子发射断层像（positron emission tomgraphy，PET）检测反应小胶质细胞激活的常用指标。PET研究发现，首发精神分裂症患者脑中存在TSPO高表达，提示小胶质细胞激活。活化的小胶质细胞刺激星形胶质细胞产生炎症标志物S100B。精神分裂症患者外周血清S100B水平升高，提示中枢免疫激活、血脑屏障受损。此外，精神分裂症患者尸脑丝氨酸蛋白酶抑制剂3（serpin3）和干扰素诱导的跨膜蛋白（interferon-induced transmembrane protein，IFITM）两种标志物水平升高，证实精神分裂症存在小胶质细胞活性增加。

二、母源性免疫激活学说

长期以来，围产期对免疫应激源的高度敏感性被认为可能会使大脑正常发育脱轨。动物实验和流行病学研究都发现，母体免疫系统失调引起胎儿发育的一系列病理事件，在精神分裂症的病因学中具有重要影响。

精神分裂症的神经发育二次打击假说认为，发生在孕期前3个月第1次打击会导致大脑成熟障碍，并"敏化"相关神经元和神经通路，降低对日后第2次打击的承受力，最终导致精神分裂症的发生。而在孕期前3个月的打击因素中，炎症和免疫反应被认为是主要原因。因此，免疫假说认为，母源性免疫激活可能是精神分裂症的一个重要病因机制。

大型队列研究显示，孕期前3个月患过流感的孕妇其生育的孩子比其他孩子更常出现精神分裂症。血清学证据还表明，产前多次暴露于各种病毒，如巨细胞病毒、腺病毒、风疹病毒、单纯疱疹病毒、弓形虫及梅毒等，子女精神分裂症风险增加7倍。此外，精神分裂症患者血液和脑脊液中一些抗病毒抗体显著增加。

因此，母孕期的病毒感染与婴儿成年后发生精神分裂症存在显著关联。目前认为其影响机制主要是感染引发母体的免疫反应，而不是微生物的直接侵犯胎儿。

三、自身免疫学说

流行病学研究已经表明，精神分裂症与各种自身免疫性疾病具有强相关性。

大量研究发现，自身免疫性疾病增加精神分裂症的发病风险。丹麦一项注册研究表明，有自身免疫性疾病史的个体患精神分裂症的风险提高约45%。如果包括与感染有关的住院治疗者，这一比例则增加到60%。如果限于没有感染史的人群时，精神分裂症风险从45%降到29%。也就是说，当自身免疫性疾病和严重感染协同作用时，将精神分裂症的风险增加了2.25倍。另一方面，精神分裂症增加自身免疫性疾病的发病风险。研究表明，精神分裂症患者随后被诊断为自身免疫性疾病的风险增加53%，特别是怀疑存在脑反应性抗体的群体其风险增加91%。此外，在家族史上，自身免疫性疾病与精神分裂症也具有相关性。丹麦的一项研究表明，有自身免疫性疾病家族史的人患精神分裂症的风险增加10%，有精神分裂症家族史的人患自身免疫性疾病的风险增加6%。然而，双相情感障碍的家族史与自身免疫性疾病没有关联。

虽然自身免疫性疾病和精神分裂症之间看似有强联系，但也有与精神分裂症弱相关或负相关的自身免疫性疾病。如多发性硬化症（multiple sclerosis，MS）和类风湿关节炎（rheumatoid arthritis，RA），这对自身免疫性疾病是精神分裂症的风险因素的概念提出了挑战。MS在精神分裂症患者中并不比一般人群更常见。尽管在精神分裂症中观察到了MS的标志性特征脱髓鞘，在MS患者中也观察到精神分裂症全脑萎缩和脑室增大的经典神经病理学指征，但可以肯定的是这些观察结果是基于不同的因果过程并遵循不同的时间轴。MS的发病通常在30岁以后，女性多发。女性精神分裂症的发病年龄最常见于25岁左右，而这是MS患者风险期的开始，一直延续到50岁左右。RA作为一种常见的自身免疫性疾病，它与精神分裂症呈强烈的负相关。多年前就有研究指出，在RA存在的各种共病中，精神分裂症所占的比例明显更低。事实上，患RA的人群精神分裂症的发病风险只有普通人群的一半，但RA与精神分裂症之间的这种特殊影响机制仍然是一个谜。

此外，多项研究发现，有3%～10%的精神分裂症患者存在NMDA受体抗体。但值得注意的是，精神分裂症患者检测到抗NMDA受体抗体阳性，应考虑自身免疫脑炎的可能性。自身免疫性脑炎（autoimmune encephalitis，AE）是一类自身免疫机制介导的针对中枢神经系统抗原产生免疫反应所致的脑炎。在目前已认识的AE中，以抗NMDA受体脑炎最为常见。抗NMDA受体脑炎与典型的AE明显不同，临床表现与精神分裂症相似，甚至有人提出自身免疫性精神障碍（autoimmune psychosis，AP）的概念。抗NMDA受体脑炎的病理机制是NMDA受体的硝酸调节蛋白 I（nitrate regulator I，NR I）亚基抗体过量导致NMDA受体减少。许多抗NMDA受体脑炎患者通过免疫抑制治疗可以完全或部分恢复。因此，精神分裂症和自身免疫性脑炎的鉴别及其重要。

（崔东红）

第六节　代谢及能量代谢异常

人类的大脑在进化过程中逐渐达到认知能力的极限。为了突破这一限制，人体器官迅速发展，以提高大脑代谢的速度。科学家通过对人类和黑猩猩的全基因组进行比较，找到了人类进化加速区域（human accelerated region，HAR），表明人类近期发生过度快速进化的迹象。HAR中与神经功能至关重要的部分基因被证实和精神分裂症密切相关。这些剧烈分子变化的副产品——与能量代谢和大脑功能相关的基因以及代谢产物，在精神分裂症患者人群中发生了改变。本节通过探究精神分裂症异常生物能量耦合的可驱动因素，讨论代谢障碍对神经突触的影响及其参与精神分裂症病因的机制。

一、能量代谢异常

精神分裂症大脑中存在和葡萄糖代谢、乳酸盐穿梭相关的许多病理生理异常的证据，包括脑中能量储存和使用的缺陷。生物能量通路在不同的大脑区域中起不同的作用，这导致患者表型和预后的异质性。基因集富集分析表明，与精神分裂症有关的SNP的大脑表达数量性状位点（expression quantitative trait loci, eQTL）有相当一部分（28%）富集在编码线粒体结构或功能所需蛋白质的常染色体基因中，表明常见遗传变异的潜在作用影响大脑中能量供应的稳定性，并可能在精神分裂症的病因机制中占有重要地位。

精神分裂症患者尸脑的蛋白质组学研究发现了生物能量相关蛋白的异常表达。在颞上回后部的11种下调蛋白质和14种上调蛋白质中，约有一半是参与能量代谢调节的酶，例如ATP合成酶、醛缩酶C和甘油醛-3-磷酸脱氢酶，影响生物能量系统，导致ATP代谢改变，并最终促成精神分裂症中的生物能量解耦联。编码涉及苹果酸盐穿梭、三羧酸循环、鸟氨酸-多胺、天冬氨酸-丙氨酸循环和泛素的基因，在精神分裂症患者背外侧前额皮质中蛋白质表达量显著降低。这些基因的改变对氧化磷酸化具有重要的病理意义。海马中观察到参与线粒体氧化能量代谢的关键酶，如乳酸脱氢酶A、NADH脱氢酶和ATP合酶的mRNA表达减少。

质子磁共振波谱（^{1}H-MRS）为研究精神分裂症患者大脑生物能量提供了一种非侵入性方法，可以检测到精神分裂症患者脑中肌酸激酶（creatine kinase, CK）活性降低（比健康对照降低22%），这是一种在神经元活动期间维持稳定ATP水平的关键酶。^{1}H-MRS检查发现，未经药物治疗的精神分裂症患者也存在异常的生物能量通路，这表明受CK调控的高能磷酸盐的可用性降低可能是精神分裂症的常见特征。使用高场^{1}H-MRS检测发现，精神分裂症患者的脑乳酸水平升高，即大脑整体代谢功能有转向无氧糖酵解的趋势。

二、代谢异常的驱动因素

药理学、遗传学和神经生物学研究表明，精神分裂症患者存在突触功能发育障碍。能量代谢紊乱是该病的一个关键特征。随着大脑的发育,生物能量和突触发育从根本上形成一种相互依存的关系。精神分裂症在代谢方面的病因机制具有异质性,一些病例可能是继发于突触功能障碍遗传风险的中间代谢表型;而另一些病例可能是由于具有生物能系统受损的遗传风险,导致细胞无法满足突触能量需求。因此,代谢功能障碍可能是精神分裂症的直接原因(代谢表型)或继发于突触功能障碍的中间表型。

在精神分裂症中观察到的代谢表型可以由突触相关和代谢相关的遗传风险因子驱动,包括SNP或罕见的CNV、影响NMDA受体信号转导复合物的基因变异和应激事件,导致大脑出现突触形态发育紊乱、功能障碍和生物能量耦联减弱。因此,在精神分裂症患者中观察到脊柱神经元密度降低、神经纤维蛋白丢失、谷氨酸转运蛋白表达量降低、谷氨酸受体表达改变和其他变化。遗传连锁分析发现,精神分裂症线粒体功能、葡萄糖利用和其他高能量通路相关的基因转录异常也支持了这一假设。谷氨酸能突触发育与生物能量需求满足之间存在密切关系,如果两者之间的关系被破坏可能影响突触功能,并可能产生中间代谢表型。该表型中星形胶质细胞和神经元的代谢解耦联,影响诸如星形胶质细胞-神经元乳酸盐穿梭的途径,导致不能支持神经元活动增加。星形胶质细胞-神经元乳酸盐穿梭是认知功能(如长期记忆)所必需的,因而它们之间的生物能量解耦联可能导致精神分裂症成年期认知缺陷。临床研究的荟萃分析也表明,代谢综合征(metabolic syndrome,MetS)与精神分裂症的认知障碍显著相关,并且可能导致某些精神分裂症患者持续性神经功能下降。

精神分裂症中的代谢功能障碍可能是遗传性的,或是突触障碍的中间表型,也可以继发于肠道菌群失调。机体90%以上的5-HT和50%左右的多巴胺都由肠道菌群合成,如芽孢杆菌属可合成儿茶酚胺和/或乙酰胆碱,大肠杆菌、念珠菌属、链球菌等可以合成5-HT,一些棒状杆菌可以合成谷氨酸。通过改变这些神经递质相关的代谢途径调节神经递质合成,并最终影响脑功能和行为。因此,肠道菌群失调也可以引起代谢障碍。肠道细菌对大脑中氨基酸和神经化学物质具有调节作用。由此兴起了精神分裂症微生物-肠-脑轴假说,这为未来筛选新的药物靶点及利用调节肠道微生态来改善精神分裂症谱系障碍的症状提供了新的思路。

三、精神分裂症患者中高能量细胞亚型的氧化应激易感性

除了锥体细胞外,另一类神经元由于其特别高的能量使用和对氧化应激的易感性而引起人们的兴趣。GABA 中间神经元、PV 阳性的中间神经元可持续释放 GABA,PV 阳性中间神经元对氧化还原状态和活性氧信号转导高度敏感。氧化应激和成年期 PV 阳性中间神经元缺陷与认知缺陷有关。特别是在发育关键窗口期的氧化应激导致中间神经元丧失,可导致大脑发育异常和精神分裂症。在早期发育过程中,氯化钾-钾转运蛋白对氯化物的积累导致 GABA 受体表现出兴奋性,刺激突触生长并需要大量能量。晚期由于氯化物输出物氯化钾协同转运蛋白的延迟表达,GABA 受体受到抑制。精神分裂症患者左侧前额叶背外侧区(DLPFC)中氯化钾协同转运蛋白的减少,可能反映了与生命早期类似的更高的皮质能量需求。精神分裂症患者的 DLPFC 中两种氯离子通道调节激酶(OXSR1 和 WNK3)的 mRNA 表达增加,表明氯离子运输和能量消耗进一步失调。精神分裂症患者因氧化应激导致 GABA 能代谢异常,在多个大脑区域和细胞亚型中出现功能障碍的大脑可能没有足够的储备能力来弥补这种不足。慢性精神分裂症通常被视为是突触异常的发育性疾病,但由于伴随着广泛的代谢功能障碍,这也可归因于神经传递过程对神经元的高代谢需求无法满足。

胶质细胞是另一种在生物能量稳态中起重要作用的细胞类型,在精神分裂症中表现异常。儿童期患者可诱导多能干细胞延迟分化,并形成病理性星形胶质细胞。星形胶质细胞和神经元代谢物通过谷氨酸/谷氨酰胺循环紧密耦联。在健康人脑中,神经元比星形胶质细胞具有更低的谷氨酸再摄取能力。星形胶质细胞通过兴奋性氨基酸转运蛋白(excitatory amino acid transporters,EAAT)负责大部分谷氨酸摄取(约 75%),并将谷氨酸转化为前体谷氨酰胺,使神经元可以容易地转运。这个过程被称为谷氨酸/谷氨酰胺循环,耗费高昂的生物能量。当能量需求高时,大量的谷氨酸在星形胶质细胞中被氧化代谢为乳酸(通过谷氨酸脱氢酶和三羧酸循环),并且转化为谷氨酰胺的量减少。当神经元活动很高时,EAAT 与 Na1-K1-ATP 酶、线粒体和糖酵解酶共表达,使快速糖酵解和乳酸生成。由于星形胶质细胞中的谷氨酸/谷氨酰胺循环与代谢物和神经传递紧密相关,因此该循环的改变可能表明神经元和星形胶质细胞之间的生物能

量耦合被破坏。星形胶质细胞上的异常EAAT表达可能导致病理性谷氨酸过度表达以及神经元消耗的生物能量底物的产生减少。EAAT的定位影响突触可塑性,定位变化表明谷氨酸转运蛋白复合物与线粒体解耦联。精神分裂症患者血管周围星形胶质细胞的标记减少,这表明脑组织血糖的来源减少。

综上所述,代谢和生物能量功能障碍在精神分裂症的病理生理学中具有重要意义,其代谢缺陷的致病机制是复杂的。活体和尸脑研究已经开始揭示精神分裂症患者大脑代谢基因的异常表达,多种因素协同作用可能导致精神分裂症的生物能量缺陷,但其中的详细机制尚有待深入研究。

(崔东红,陈　茜)

第七节　肠道菌群与肠-脑轴异常

一、肠道菌群与精神分裂症的相关性

肠道菌群-肠-脑轴在神经精神疾病的发生和发展进程中的作用越来越受到重视。成人肠道内含有与大脑重量相当的大约千克级的微生物,包括$10^{13}\sim10^{14}$种微生物,基因数量是人类基因组的100倍,可以说人本身就是一个超级微生物发酵罐。肠道菌群在精神分裂症患者中的病因学的研究很少,其作用目前尚不清楚。但临床相关性研究发现,对精神分裂症患者的粪便进行菌群测序后显示,变形杆菌门、柯林斯菌属和梭状芽孢杆菌属丰度显著增加,而布劳特菌属、粪球菌属和罗斯拜瑞菌属的丰度下降。另一项研究也同样揭示了精神分裂症患者肠道菌群的失衡,发现首发精神分裂症患者肠道内乳酸杆菌属、吸收不良菌属和硫氧化菌属的丰度增加,鱼腥蓝菌属和披毛菌属丰度下降;而且乳杆菌属、毛螺菌属、瘤胃菌属和拟杆菌属的丰度与精神分裂症的阴性症状和认知缺陷症状高度相关。关于精神分裂症发病机制的研究进展也显示肠道菌群能够调节人体的免疫炎性反应并影响神经发育,从而影响其发病个体化因素和精准治疗。因此,肠道菌群与精神分裂症发病的关联及因果关系的研究也成为近期的研究热点之一,肠道菌群-肠-脑轴在精神分裂症的发病过程中或起着重要作用。

二、肠道微生物与脑-肠轴交互作用

肠-微生态-脑轴是由脑、肠和肠道微生态在神经解剖学及功能方面构建的一条双向交通通路,通过神经-内分泌-免疫系统控制脑功能和肠道功能,如胃肠动力、感觉、分泌、食欲、情绪、体质量平衡和行为等。目前研究认为,肠-脑轴主要包括肠道神经系统(enteric nervous system, ENS)、中枢神经系统(central nervous system, CNS)、下丘脑-垂体-肾上腺轴(hypothalami-pituitary-adrenal, HPA)及脑肠肽。

神经通路是肠道菌群影响大脑和行为最快的途径。首先,肠道菌群可以通过迷走神经影响大脑功能和行为,研究发现切断迷走神经可以对焦虑/抑郁等症状进行有效干预;其次,肠道菌群可以通过合成神经递质影响脑功能,机体90%以上的5-HT和50%左右的多巴胺都由肠道菌群合成,如芽孢杆菌属可合成儿茶酚胺和乙酰胆碱,大肠杆菌、念珠菌属、链球菌等可以合成5-HT,一些棒状杆菌可以合成谷氨酸,通过改变这些神经递质相关的代谢途径调节神经递质合成,并可最终影响脑功能和行为。

免疫途径也至关重要。肠道是人体最大的免疫器官,肠黏膜是先天免疫系统最重要的组成部分之一。肠道菌群可调节先天性和获得性免疫的发育和功能,并影响神经免疫和炎症过程,从而对大脑和行为产生影响。肠上皮细胞中有许多模式识别受体,如Toll样受体4型(TLR-4)可以识别细菌脂多糖并诱导免疫反应,外周TLR-4过度活化可能导致应激相关的精神障碍。中枢神经系统的小胶质细胞也受到肠道菌群影响。研究显示,肠道失衡会导致小胶质细胞数量减少,影响脑内正常免疫反应。肠道菌群可以调节淋巴细胞的分化,影响抗体和合成释放。研究还提示,肠道菌群可调节免疫反应。正常菌群能够促进免疫细胞释放适度的抑炎因子(如IL-10, TGF-α等)和促炎因子(如IL-1β、TNF-α、IFN-γ等),当菌群失衡时免疫系统的正常功能受到影响,导致慢性炎症发生,而慢性炎症是众多精神障碍的危险因素之一。

此外,肠道菌群与神经发生成熟相关。无菌动物脑内BDNF浓度和基因表达都有显著变化,而神经的发生有赖于BDNF。神经内分泌方面研究主要聚焦于HPA轴相关,肠道菌群失衡会导致HPA轴功能异常。与正常小鼠相比,无菌小鼠HPA轴功能亢进,对负反馈信号敏感度降低,但是早期进行粪菌移植或益生菌干预可改善HPA轴的功能,只有在成年前窗口期内进行正常的菌群定植才能促进HPA轴发育成熟。

总之,脑肠轴在疾病的发病机制中起到一个非常重要的作用。但是,现有的对机制以及通路的研究还不能够很好地解释肠道微生物是如何影响精神疾病的发病。

三、精神分裂症患者肠道菌群紊乱及临床应用前景

首发精神分裂症患者存在肠道菌群紊乱和肠道菌群比例失调,提示肠道菌群比例失调可能参与精神分裂症的发病。有研究发现,在精神分裂症患者发病以后,其口腔的微生物与健康人不同,如乳酸杆菌和噬菌体的基因组存在差异,所以口内会发出一些特殊的、与疾病相关的气味。有研究对精神分裂症患者的粪便样本进行16S测序,发现其肠道菌群的多样性下降;当把精神分裂症患者的粪菌移植到清除抗生素的小鼠后,小鼠会表现出行为异常及空间认知能力下降。其研究结果揭示,菌群失衡可能导致谷氨酸的代谢通路异常,并最终导致精神分裂症发生。首发精神分裂症患者也存在细胞因子介导的免疫紊乱,促炎因子IL-1β、IL-6、TNF-α水平高于健康人。而且,TLRs通路的异常反映了宿主可能对肠道微生物及其代谢产物的改变具有高度敏感性。我国学者发现,通过精神分裂症患者菌群移植,实验动物表现出活动亢进及认知功能特别是学习能力下降。通过对色氨酸系统进行致病机制探讨,在移植后小鼠的前额叶可发现色氨酸代谢产物异常表达。说明肠道细菌对色氨酸代谢和大脑中的神经化学物质具有调节作用。研究结果进一步验证精神分裂症微生物-肠-脑轴假说,也为未来筛选新的药物靶点及利用调节肠道微生态来改善精神分裂症谱系疾病的症状提供了新的思路。

肠道微生物代谢产物会对代谢系统调节通路产生调节作用。以短链脂肪酸为例,它是细菌对外源食物中碳水化合物发酵而产生,可通过多种通路参与脑-肠轴间调节活动。首先,短链脂肪酸通过G蛋白耦联受体GPR41及GPR43刺激交感神经及自主神经系统。其次,短链脂肪酸通过调节血脑屏障通透性,

维持中枢神经系统内环境稳定,影响大脑发育及行为,该机制被证实参与自闭症的发生和发展。不仅如此,短链脂肪酸同样参与神经胶质细胞的稳态调节,在维持脑部发育及脑组织自稳态中发挥重要作用。

调节肠道菌群对精神分裂症也有一定的干预和治疗作用。二代抗精神病药物(如利培酮)通过改变肠道微生物菌群,调节厌氧静息代谢,从而导致肥胖的产生。益生菌的干预也可改善肥胖伴随的血脂异常和胰岛素抵抗,并减轻体质量和脂肪量。所以,微生物也可能成为治疗精神分裂症患者代谢异常的新靶点。抗生素也能够通过调节肠道菌群的变化,改善神经系统自身脱髓鞘疾病的敏感度,如多发性硬化。第二代四环素类药物米诺环素辅助治疗精神分裂症的研究说明,其对精神分裂症的阴性症状和难治性精神分裂症的治疗有效。研究发现,四环素具有神经保护效应,机制为抗炎作用和增强神经递质谷氨酸的传递,其在肠道菌群引起的免疫调节中可能起到一定作用。目前应用的干预方式还有粪菌移植、益生菌干预、益生元及调整饮食等。粪菌移植是将健康供体的粪便移植到受体中,这种方式不仅可以重塑肠道菌群恢复消化功能,还可以改善脑功能,在自闭症、抽动秽语综合征(Gilles de la Tourette syndrome)及癫痫治疗中都有应用。益生菌干预目前应用较为广泛,并在焦虑、抑郁、自闭症等临床干预中都取得了一定疗效。地中海饮食、日本饮食等也被研究认为有利于改善行为和认知功能,它们都富含发酵食品及不饱和脂肪酸。总之,通过种种方式调节肠道菌群在精神障碍的干预中都有不俗效果,这对精神分裂症的治疗具有重大参考意义。

随着相关研究不断深入进展,关于肠道菌群如何通过肠-脑轴对脑功能和行为产生影响的具体机制将逐步被揭示,相关致病菌群也会得到进一步证实。因此,我们可以按照微生物学专家的提议,把血液、尿液、粪便三个窗口的研究完全打开,进行大数据的挖掘和整理,精细测量和分类,以便完全弄清楚肠道菌群与微生物可能是治疗精神分裂症、双相情感障碍及人体健康的重要措施。

微生物学家、精神科临床医生及相关研究人员将通过多组学研究、多学科交叉合作,建立精神分裂症等相关的微生物大数据库,为精神分裂症的精准诊断和治疗提供科学依据和指导,以提高精神分裂症的诊断和治疗效果,提高患者的生活质量。因此,靶向改变菌群结构,从而预防和改善疾病的发生和发展,不仅为疾病提供精准有效的治疗手段,而且能有效减轻疾病所产生的家庭和社会负担。所以,肠道菌群的研究不论从个人疾病的精准治疗方面,还是社会的更好发展方面,都值得有更多的关注和投入。

(陈京红)

第八节 脑结构和脑功能异常

精神分裂症脑结构研究始于20世纪20年代。90年代后期,基于体素形态计量学(voxel-based morphometry, VBM)的结构成像技术对脑病理定位具有很大帮助。近年来,随着神经影像学技术的发展与创新,尤其是fMRI技术在临床的广泛应用,为精神分裂症的病因机制提供了更多的脑结构和功能异常的影像学证据。

一、脑结构

多个基于VBM研究的荟萃分析已确定精神分裂症的灰质缺陷,特别是额叶、颞叶、扣带回、岛叶皮质以及丘脑的体积缩小。另外,精神分裂症患者颅内体积、总脑体积、总灰质、海马、梭形回和岛叶体积缩小,而侧脑室和第三脑室体积增大。精神分裂症患者的这种脑损伤与早期神经发育过程有关,脑容量的改变始于疾病早期,其中灰质减少比白质更加明显,全脑容量损失几乎是颅内容量减少的2倍。随着病程的延长,总灰质体积将进一步缩小,这与疾病的个体差异和抗精神病药物使用相关。

精神分裂症脑结构的变异性在疾病早期就存在。首发精神分裂症患者颞叶皮质、丘脑、壳核和第三脑室体积变化的变异性增高。有人荟萃分析了246项MRI研究,发现大脑皮质和皮质下结构体积变化的变异性与健康对照组相比没有显著差异;相反,颅内、侧脑室和第三脑室容积的变异性显著增加。这种变异性差异可能与抗精神病药物治疗相关,也可能与病程相关。随着病程延长,总灰质和前额叶灰质进一步减少。但目前的研究尚不能很好地解释这一差异。

精神分裂症患者脑白质也存在明显异常。弥散张量成像(DTI)可显示脑白质内神经传导束走向,并实现对白质纤维束损害程度及范围的判断。白质纤维束在脑区连接中起决定性作用,各向异性分数值(factional anisotropy,FA)是DTI最常用的测量指标。DTI研究显示,精神分裂症患者存在广泛的脑白质和白质纤维束结构异常,涉及额叶、颞叶、顶叶和枕叶等脑区。这种结构异常同样始于疾病早期,随着病程的延长呈逐渐加重,尤其是在疾病的前两年进展迅速,之后渐渐趋于平缓。一些白质结构异常与特定精神病性症状相关,如胼胝体颞顶纤维与幻听相关,扣带回和基底节白质与被动体验相关等。精神分裂症患者扣带回束(CB)、下纵束(ILF)、弓状束(AF)和下额枕束(IFOF)的FA值明显减低,其中CB与加工速度与工作记忆受损有关,还与被控制妄想相关。ILF与IFOF失连接可能导致额、颞和枕叶信息传送受损,导致患者处理速度减慢,言语学习和视觉学习能力下降。

二、脑功能

1. 任务态 fMRI

多项任务态fMRI研究均显示,背侧前额叶皮质、眶前额叶皮质和腹侧前额叶皮质激活减少。还有研究显示左侧颞上回激活增加或减少,这些异常活动与情绪处理和执行功能任务相关。近期的荟萃分析显示,在自我加工过程中,精神分裂症患者的双侧丘脑、左背侧前扣带回皮质和背内侧前额叶皮质的激活均降低。后两者分别参与认知控制和/或显著性归因以及决策,丘脑则参与信息整合。丘脑改变可能损害精神分裂症患者的自我连贯性。

2. 静息态 fMRI

静息态fMRI在研究精神分裂症大脑异常活动中日益受到关注。精神分裂症患者前额叶皮质信号或功能连接发生改变,包括内侧前额叶皮质、背外侧前额叶皮质和眶前额叶皮质等信号或功能连接减弱。颞叶也存在信号减弱,尤其是左侧颞上回。左后扣带回、右小脑、顶叶皮质、边缘旁区和枕回等也存在功能异常。近期荟萃分析进一步证实,精神分裂症早期就存在默认网络(DMN)ALFF降低、视觉网络(VN)和壳核ALFF升高;随着疾病的进展,大脑活动异常扩展,DMN、感觉运动网络(SMN)和VN的ALFF显著降低,而显著网络(SN)和额颞ALFF显著增高。由此可见,DMN区域在疾病早期就发生破坏,一直在疾病进展中存在。作为纹状体一部分的壳核,在首发精神分裂症患者中信号增加,而在慢性精神分裂症患者中未发现,提示壳核内ALFF增加可能是精神分裂症早期维持正常认知功能的重要代偿机制。

总之,前额叶功能活动对精神分裂症发病机制有重要意义。额叶和颞叶,特别是左侧颞上回存在重叠的任务态和静息状态的fMRI异常,额颞叶和左侧颞上回功能紊乱可能代表精神分裂症在相对早期阶段的病理生理机制。

三、脑网络

功能连接(functional connectivity, FC)是脑网络中不同脑区之间神经活动的相互作用。精神分裂症前驱期就存在额下回功能连接异常。在首发精神分裂症患者中,90%的功能连接改变涉及额叶(主要是额下回),与妄想、情感淡漠有关。在慢性患者中,功能连接改变延伸到大脑更多区域,包括丘脑-额叶连接减少,丘脑-颞叶和丘脑-传感器连接增加。目前确定的精神分裂症的3个关键网络是SN、DMN和中央执行网络(central executive network, CEN),它们被认为是复杂感知、情感、行为、内省力和自我意识中枢,彼此以一种相互关联的方式发挥作用,参与内外环境的高级信息处理。其他精神分裂症相关的网络还有SMN、VN、语言网络(LAN)和听觉网络(AN)等。

1. 默认网络

DMN是被研究最为广泛的静息态功能脑网络,包括后扣带皮质(PCC)、楔前叶、内侧前额叶皮质、背内侧前额叶皮质、海马等,与大脑静息状态下自我相关的内在活动、自发性思维、情感、记忆等功能密切相关。DMN功能过度连接广泛存在于不同精神分裂症人群中,包括首发、慢性精神分裂症患者、超高危个体及患者的一级亲属。如后扣带和左额下回、左额中回及左颞中回连接增加,这种DMN内在网络功能连接异常增强可能是精神分裂症的内表型。DMN异常的功能连接还与精神症状的严重程度相关。通常认为,扣带回神经元活动介导了精神分裂症阳性症状,而扣带回连接异常与精神分裂症听觉辨别力降低相关。此外,抗精神病药物治疗可以调节DMN内的功能连接,从而改善精神症状和认知功能。因此,DMN还可用于评估抗精神病药物疗效。

关于精神分裂症DMN过度连接的内在机制有研究认为,脑白质解剖连接缺陷可能使DMN功能重组,导致解剖连接区域之间的功能过度连接,提出DMN功能性过度连接可能是一种结构性连接缺陷的神经补偿反应。遗传和功能脑成像证据融合研究发现,136个基因的多态性和表达水平都与DMN连接强度有关,并与包括精神分裂症在内的9种神经精神疾病显著相关。

2. 显著性网络

SN主要由前岛叶及前扣带回组成,在认知控制中起着核心作用,通过整合感觉、情感和认知信息,对个体识别内、外部信息起着关键作用。SN内的功能失衡可能损害认知、行为和情绪的自我调节,从而导致精神障碍。尤其重要的是SN的皮质结节,即背侧前扣带回皮质和前岛叶的结构和功能异常,已被视为精神障碍共同的神经生物学基础。除了SN的皮质结节外,背侧纹状体、内侧丘脑和多巴胺能脑干核在内的皮质下网状结构,即皮质-纹状体-丘脑-皮质环路(CSTC),也越来越多地被认为是认知控制机制的核心。最近研究显示,精神分裂症患者CSTC内结构和功能完整性降低与精神障碍的严重程度和发展相关,特别是左前岛叶、双侧壳核和尾状核之间的低连接。SN完整性降低在某种程度上可以解释精神分裂症信息处理中断和感觉处理异常。

值得注意的是,SN内功能连接性改变可以区分首发精神分裂症与健康对照组,准确率达到73.0%,特异度为71.4%,敏感度为74.6%。

3. 中央执行网络

CEN位于额叶顶区,包括背外侧前额叶和后顶叶皮质,通常在目标任务中被激活。CEN对注意系统至关重要,有助于工作记忆、计划、解决问题和决策等高级神经认知功能。精神分裂症患者及其一级亲属均存在CEN功能改变,表现为在执行工作记忆任务时前额叶背外侧皮质活动增强,而静息状态下额顶叶和认知控制区激活较低。

总之,精神分裂症涉及AN、SN、DMN、ECN和SMN等多个网络。精神分裂症不仅存在网络内部连接异常,网络之间的相互作用也明显受损,尤其是DMN、CEN和SN 3个网络之间存在明显的相关。DMN在休眠时激活,而CEN和SN在执行任务时激活。CEN通常与SN一起激活,并共享功能,形成一个神经开关,将大脑状态从DMN的非任务阶段转换为激活CEN和SN的任务阶段。其中,背侧前扣带皮质负责响应选择和冲突监视;而SN,尤其是右前岛叶,充当CEN和DMN之间的开关,当刺激或认知任务出现时抑制后者并激活前者。由于此开关的失败,引起DMN抑制不足或CEN激活不足,导致认知控制效率低下和认知性能减弱。

大脑静息态网络(RSN)连接中断与精神分裂症患者的临床症状明显相关,其中DMN、CEN和SMN之间功能整合降低主要导致阳性症状;SN内部连接降低、SN与LAN的连接降低以及SN与CEN的连接增强,导致阴性、焦虑/抑郁症状等。自知力受损与DMN和左侧角回及左侧岛叶的自我参照网络(SRN)的连接增加有关。

影像学研究显示,精神分裂症患者存在脑结构、脑功能和脑网络的异常改变,但其神经心理学机制仍未完全阐明。期待今后结合多种脑影像学技术的多模态影像分析方法获得更多大脑信息,深入认识精神分裂症的病理生理机制,发现可用于临床诊断的可靠而特异性的生物标志物,为疾病的早期诊断、治疗和预后预测提供客观依据。

(崔东红,沈 辉,张天宏)

参考文献

[1] Kösters G, Steinberg H, Kirkby K C, et al. Ernst Rüdin's Unpublished 1922−1925 Study "Inheritance of Manic-Depressive Insanity": Genetic Research Findings Subordinated to Eugenic Ideology[J]. PLoS Genet, 2015, 11(11): e1005524.

[2] Farmer A E, McGuffin P, Gottesman I I. Twin concordance for DSM-Ⅲ schizophrenia. Scrutinizing the validity of the definition[J]. Arch Gen Psychiatry, 1987, 44(7): 634−641.

[3] Schizophrenia Working Group of the Psychiatric Genomics Consortium. Biological insights from 108 schizophrenia-associated genetic loci[J]. Nature, 2014, 511(7510): 421−427.

[4] Van O J, Kenis G, Rutten B P. The environment and schizophrenia[J]. Nature, 2010, 468(7321): 203−212.

[5] Dalmau J, Gleichman A J, Hughes E G, et al. Anti-NMDA-receptor encephalitis: case series and analysis of the effects of antibodies[J]. Lancet Neurol, 2008, 7(12): 1091−1098.

[6] Castro-Catala M, Nierop M, Barrantes-Vidal N, et al. Childhood trauma, BDNF

Val66Met and subclinical psychotic experiences. Attempt at replication in two independent samples[J]. J Psychiatr Res, 2016, 83: 121-129.

[7] Collip D, Myin-Germeys I, Wichers M, et al. FKBP5 as a possible moderator of the psychosis-inducing effects of childhood trauma[J]. Br J Psychiatry, 2013, 202(4): 261-268.

[8] Stefanis N C, Dragovic M, Power B D, et al. Age at initiation of cannabis use predicts age at onset of psychosis: the 7- to 8-year trend[J]. Schizophr Bull, 2013, 39(2): 251-254.

[9] Hu Y, Fang Z, Yang Y, Rohlsen-Neal D, et al. Analyzing the genes related to nicotine addiction or schizophrenia via a pathway and network based approach[J]. Sci Rep, 2018, 8(1): 2894.

[10] Grayson D R, Jia X, Chen Y, et al. Reelin promoter hypermethylation in schizophrenia [J]. Proc Natl Acad Sci U S A, 2005, 102(26): 9341-9346.

[11] Shorter K R, Miller B H. Epigenetic mechanisms in schizophrenia[J]. Prog Biophys Mol Biol, 2015, 118(1-2): 1-7.

[12] Davis K L, Kahn R S, Ko G, et al. Dopamine in schizophrenia: a review and reconceptualization[J]. Am J Psychiatry, 1991, 148(11): 1474-1486.

[13] DeFelipe J, López-Cruz P L, Benavides-Piccione R, et al. New insights into the classification and nomenclature of cortical GABAergic interneurons[J]. Nat Rev Neurosci, 2013, 14(3): 202-216.

[14] Johnstone E C, Crow T J, Frith C D, et al. Cerebral ventricular size and cognitive impairment in chronic schizophrenia[J]. Lancet, 1976, 2(7992): 924-926.

[15] Siris S G. Implications of normal brain development for the pathogenesis of schizophrenia[J]. Arch Gen Psychiatry, 1988, 45(11): 1055.

[16] Frantseva M V, Fitzgerald P B, Chen R, et al. Evidence for impaired long-term potentiation in schizophrenia and its relationship to motor skill learning[J]. Cereb Cortex, 2008, 18(5): 990-996.

[17] Schweiger J I, Bilek E, Schäfer A, et al. Effects of BDNF Val66Met genotype and schizophrenia familial risk on a neural functional network for cognitive control in humans[J]. Neuropsychopharmacology, 2019, 44(3): 590-597.

[18] Breakspear M, Terry J R, Friston K J, et al. A disturbance of nonlinear interdependence in scalp EEG of subjects with first episode schizophrenia[J]. Neuroimage, 2003, 20(1): 466-478.

[19] Hahn C G, Wang H Y, Cho D S, et al. Altered neuregulin 1-erbB4 signaling contributes to NMDA receptor hypofunction in schizophrenia[J]. Nat Med, 2006, 12(7): 824-828.

［20］ Benesh J L, Mueller T M, Meador-Woodruff J H. AMPA receptor subunit localization in schizophrenia anterior cingulate cortex［J］. Schizophr Res, 2020, S0920-9964(20): 30041-30044.

［21］ Glahn D C, Laird A R, Ellison-Wright I, et al. Meta-analysis of gray matter anomalies in schizophrenia: application of anatomic likelihood estimation and network analysis ［J］. Biol Psychiatry, 2008, 64(9): 774-781.

［22］ Haijma S V, Van Haren N, Cahn W, et al. Brain volumes in schizophrenia: a meta-analysis in over 18000 subjects［J］. Schizophr Bull, 2013, 39(5): 1129-1138.

［23］ Brugger S P, Howes O D. Heterogeneity and homogeneity of regional brain structure in schizophrenia: a Meta-analysis［J］. JAMA Psychiatry, 2017, 74(11): 1104-1111.

［24］ Kuo S S, Pogue-Geile M F. Variation in fourteen brain structure volumes in schizophrenia: A comprehensive meta-analysis of 246 studies［J］. Neurosci Biobehav Rev, 2019, 98: 85-94.

［25］ Andreasen N C, Nopoulos P, Magnotta V, et al. Progressive brain change in schizophrenia: a prospective longitudinal study of first-episode schizophrenia［J］. Biol Psychiatry, 2011, 70(7): 672-679.

［26］ Potvin S, Gamache L, Lungu O, Gamache L. A Functional neuroimaging Meta-analysis of Self-related processing in schizophrenia［J］. Front Neurol, 2019, 10: 990.

［27］ Li T, Wang Q, Zhang J, et al. Brain-wide analysis of functional connectivity in first-episode and chronic stages of schizophrenia［J］. Schizophr Bull, 2017, 43(2): 436-448.

［28］ Tregellas J R, Tanabe J, Rojas D C, et al. Effects of an alpha 7-nicotinic agonist on default network activity in schizophrenia［J］. Biol Psychiatry, 2011, 69(1): 7-11.

［29］ Heck A, Fastenrath M, Ackermann S, et al. Converging genetic and functional brain imaging evidence links neuronal excitability to working memory, psychiatric disease, and brain activity［J］. Neuron, 2014, 81(5): 1203-1213.

［30］ Miller E K, Cohen J D. An integrative theory of prefrontal cortex function［J］. Annu Rev Neurosci, 2001, 24: 167-202.

［31］ Lee W H, Doucet G E, Leibu E, et al. Resting-state network connectivity and metastability predict clinical symptoms in schizophrenia［J］. Schizophr Res, 2018, 201: 208-216.

［32］ Schwarz E, Maukonen J, Hyytiäinen T, et al. Analysis of microbiota in first episode psychosis identifies preliminary associations with symptom severity and treatment response［J］. Schizophr Res, 2018, 192: 398-403.

［33］ Wood J D. Neuropathophysiology of functional gastrointestinal disorders［J］. World J Gastroenterol, 2007, 13(9): 1313-1332.

［34］ Levy M, Kolodziejczyk A A, Thaiss C A, et al. Dysbiosis and the immune system ［J］. Nat Rev Immunol, 2017, 17(4): 219–232.

［35］ Keightley P C, Koloski N A, Talley N J. Pathways in gut-brain communication: evidence for distinct gut-to-brain and brain-to-gut syndromes［J］. Aust N Z J Psychiatry, 2015, 49(3): 207–214.

［36］ Zheng P, Zeng B, Liu M, et al. The gut microbiome from patients with schizophrenia modulates the glutamate-glutamine-GABA cycle and schizophrenia-relevant behaviors in mice［J］. Sci Adv, 2019, 5(2): eaau8317.

［37］ Yang B, Wei J, Ju P, et al. Effects of regulating intestinal microbiota on anxiety symptoms: A systematic review［J］. Gen Psychiatr, 2019, 32(2): e100056. Published 2019 May 17.

［38］ Prabakaran S, Swatton J E, Ryan M M, et al. Mitochondrial dysfunction in schizophrenia: evidence for compromised brain metabolism and oxidative stress［J］. Mol Psychiatry, 2004, 9(7): 684–697, 643.

［39］ Sullivan C R, Koene R H, Hasselfeld K, et al. Neuron-specific deficits of bioenergetic processes in the dorsolateral prefrontal cortex in schizophrenia［J］. Mol Psychiatry, 2019, 24(9): 1319–1328.

［40］ Pettegrew J W, Keshavan M S, Panchalingam K, et al. Alterations in brain high-energy phosphate and membrane phospholipid metabolism in first-episode, drug-naive schizophrenics. A pilot study of the dorsal prefrontal cortex by in vivo phosphorus 31 nuclear magnetic resonance spectroscopy［J］. Arch Gen Psychiatry, 1991, 48(6): 563–568.

［41］ Spangaro M, Bosia M, Zanoletti A, et al. Cognitive dysfunction and glutamate reuptake: effect of $EAAT_2$ polymorphism in schizophrenia［J］. Neurosci Lett, 2012, 522(2): 151–155.

［42］ Herrero-Mendez A, Almeida A, Fernandez E, et al. The bioenergetic and antioxidant status of neurons is controlled by continuous degradation of a key glycolytic enzyme by APC/C-Cdh1［J］. Nat Cell Biol, 2009, 11(6): 747–752.

［43］ Rowland L M, Pradhan S, Korenic S, et al. Elevated brain lactate in schizophrenia: a 7 T magnetic resonance spectroscopy study［J］. Transl Psychiatry, 2016, 6(11): e967.

［44］ O'Donovan S M, Hasselfeld K, Bauer D, et al. Glutamate transporter splice variant expression in an enriched pyramidal cell population in schizophrenia［J］. Transl Psychiatry, 2015, 5: e579.

［45］ Muller, N. Inflammation in Schizophrenia: pathogenetic aspects and therapeutic considerations［J］. Schizophr Bull, 2018. 44(5): 973–982.

［46］ Maynard T M, et al. Neural development, cell-cell signaling, and the "two-hit" hypothesis of schizophrenia［J］. Schizophr Bull, 2001. 27(3): 457–476.

［47］Antonio L. Teixeir A, Bauer M. Immunopsychiatry — A clinician's introduction to the immune basis of mental disorders［M］. New York: Oxford University Press, 2019.

［48］Müller N, Myint A M, Schwarz M J. Immunology and psychiatry— from basic research to therapeutic interventions［M］. Switzerland: Springer, 2015.

［49］Levite M. Nerve-driven immunity: neurotransmitters and neuropeptides in the immune system［M］. Pondicherry: Springer, 2012.

［50］Anisman H, Hayley S, Kusnecov A. The Immune system and Mental health［M］. London: Academic Press, 2018.

［51］Bielekova B, Birnbaum G, Lisak R P. Neuroimmunology［M］. New York: Oxford University Press, 2019.

［52］Schwartz M, London A, Olle L. Neuroimmunity: a new science that will revolutionize how we keep our brains healthy and young［M］. New Heaven & London: Yale University Press, 2015.

第六章

精神分裂症的易感基因及基因检测

过去十几年，我们见证了精神分裂症遗传学研究的快速发展，由于多种高通量研究手段的涌现，发现了多种类型的精神分裂症遗传风险。比如，单核苷酸多态性（SNP）、拷贝数变异（CNV）、罕见遗传变异和新发变异等。同时，基因表达谱及基于基因表达量进行的功能基因聚类研究，也为风险变异在疾病中的生物学作用方面提供重要信息。不同遗传风险类型对精神分裂症风险的贡献各不相同，但它们所涉及的基因功能是一致的，可为精神分裂症的精准诊断和治疗提供参考。因此，精神分裂症风险基因的发现及其临床转化已成为精神分裂症精准医学十分重要的目标。本章根据目前研究较为成熟的精神分裂症风险基因及位点，初步建立一套为精神分裂症临床精准诊断提供参考的生物标志物集。

第一节　精准诊断遗传标志物

一、精神分裂症易感位点

2008年，首个精神分裂症全基因组关联分析（GWAS）报道了锌指蛋白804A基因（ZNF804A）与精神分裂症关联，该基因在后续研究中被重复验证。随后一项更大样本量的GWAS共纳入约1.3万例患者和3.5万例健康对照，发现3个精神分裂症风险位点，分别位于6号染色体的人类白细胞抗原（human leukocyte antigen, HLA）区域、11号染色体神经颗粒蛋白（NRGN）和18号染色体转录因子4（TCF4）基因附近区域。与此同时，国际精神病基因组学联盟（PGC）也报道了精神分裂症与HLA相关以及与双相障碍显著重叠。2011年，PGC发表了首个纳入21 856例欧洲人和29 839例独立受试者的GWAS，确定了5个新的精神分裂症位点（rs1625579、rs7914558、rs7004633、rs10503253和rs17662626）。2014年，PGC发表了一项包含36 989例患者和113 075例对照的GWAS，报道了108个重要位点，代表128个独立的关联信号，这些变异主要富集在脑组织增强子和免疫功能上，其中83个在之前的研究中未曾报道。2017年，我国学者在36 000个中国人样本中发现了30个新的位点。2019年，PGC报道了目前为止最大的东亚人群GWAS，样本包括22 778例精神分裂症患者和35 362例对照，发现了21个SNP位点。

迄今为止，已经发现400多个精神分裂症易感基因或位点。我们依据已报道的易感位点的致病效力，归纳出26个高风险位点及其邻近的基因（见表6-1-1），可作为精神分裂症临床诊断的参考。

二、精神分裂症诊断基因标记物集

目前，国际上已有生物医药公司或机构就精神分裂症的易感候选基因推出基因诊断检测的组合（见表6-1-2）。采用神经网络法发现包括8个基因（CINP、TDRD9、DAOA、PGRMC1、NAF1、LIPH、MAP1D和INSL3）的 组 合，

表6-1-1 精神分裂症高风险易感SNP位点

SNP编号	CHR_ID	CHR_POS	风险基因型（Ref/Alt）	P值	风险基因型OR（95%CI）	邻近基因（距离SNP）
rs75970938	10	104793648	T/C	1.53E−25	1.1336	WBP1L（−167.6）；CYP17A1（−146.4）；BORCS7（−118.9）；BORCS7-ASMT（−82.0）；AS3MT（−82.0）；CNNM2（0.0）；NT5C2（4.1）；RPEL1（162.0）；INA（193.3）；PCGF6（218.9）
rs374528934	3	50350376	C/G	3.639E−11	0.88453	SEMA3F-AS1（−106.9），SEMA3F（−73.9），MIR566（−89.5），GNAT1（−65.2），SLC38A3（−42.0），GNAI2（−3.6），MIR5787（−35.5），SEMA3B-AS1（0.0），SEMA3B（0.0），MIR6872（0.0），LSMEM2（0.0），IFRD2（0.0），HYAL3（0.0），NAT6（0.0），HYAL1（0.0），HYAL2（0.0），TUSC2（0.0），RASSF1（0.0），RASSF1-AS1（0.0），ZMYND10（0.0），NPRL2（0.0），CYB561D2（0.0），TMEM115（0.0），CACNA2D2（0.0），C3orf18（195.1），HEMK1（206.2），CISH（0.0），MAPKAPK3（248.9），MIR4787（312.1），DOCK3（312.3），MANF（1022.3），RBM15B（1028.3），DCAF1（1032.9），RAD54L2（1172.3），TEX264（1304.8），GRM2（1340.7），IQCF6（1412.2），IQCF4（1451.2），IQCF3（1460.5），IQCF2（1495.3），IQCF5-AS1（1507.2），IQCF5（1507.4），IQCF1（1528.5），RRP9（1567.1）
rs1716180	12	123682081	A/G	1.79E−23	0.90992	ABCB9（−181.0）；OGFOD2（−167.5）；ARL6IP4（−164.6）；PITPNM2（−37.0）；MIR4304（−136.8）；PITPNM2-AS1（−62.8）；MPHOSPH9（0.0）；C12orf65（0.0）；CDK2AP1（13.4）；SBNO1（41.6）；MIR8072（117.2）；KMT5A（136.6）；RILPL2（167.5）；SNRNP35（210.6）

（续表）

SNP编号	CHR_ID	CHR_POS	风险基因型 (Ref/Alt)	P值	风险基因型OR (95% CI)	邻近基因（距离SNP）
rs4855019	3	180838644	T/C	6.43E-15	0.91512	*LOC101928882* (−200.7); *FXR1* (−88.1); *DNAJC19* (−81.1); *SOX2-OT* (0.0); *RNU6-2* (60.9)
rs112222723	10	64862477	T/C	1.42E-09	0.91576	*NRBF2* (0.0); *JMJD1C* (14.5); *MIR1296* (220.2); *LOC105378330* (277.9); *JMJD1C-AS1* (312.5); *REEP3* (368.6)
rs7926389	11	46711854	A/G	2.06E-12	0.91732	*CREB3L1* (−318.9); *DGKZ* (−259.8); *MIR4688* (−263.8); *MDK* (−256.5); *CHRM4* (−253.7); *AMBRA1* (−46.2); *MIR3160-1* (−188.4); *MIR3160-2* (−188.4); *HARBI1* (−23.1); *ATG13* (0.0); *ARHGAP1* (0.0); *ZNF408* (0.0); *F2* (0.0); *CKAP5* (3.2); *MIR5582* (12.8)
rs7596038	2	58383820	T/C	7.24E-22	0.9186	*VRK2* (0.0); *FANCL* (0.0); *LINC01795* (69.2)
rs148415900	8	65317669	T/G	3.62E-10	0.92182	*LOC102724623* (0.0); *MIR124-2HG* (0.0); *MIR124-2* (0.0)
rs66691851	3	136154828	T/C	4.02E-18	0.92312	*PPP2R3A* (−238.1); *MSL2* (−190.1); *PCCB* (−55.8); *STAG1* (0.0); *SLC35G2* (333.0); *NCK1-AS1* (356.0); *NCK1* (376.2)
rs9567393	13	32763757	A/G	7.47E-10	1.08318	*FRY* (0.0)
rs117325001	8	26242272	T/G	2.25E-13	1.07605	*PPP2R2A* (0.0); *SDAD1P1* (0.0); *BNIP3L* (0.0)
rs7785663	7	137070298	A/G	4.21E-15	0.92988	*PTN* (0.0); *DGKI* (0.0)

（续表）

SNP编号	CHR_ID	CHR_POS	风险基因型(Ref/Alt)	P值	风险基因型OR(95%CI)	邻近基因(距离SNP)
rs11210892	1	44100084	A/G	1.07E-15	0.93025	*PTPRF*(0.0)；*KDM4A*(0.0)；*KDM4A-AS1*(15.3)；*ST3GAL3*(23.1)；*LOC101929592*(25.0)
rs4666990	2	185663304	T/C	1.64E-15	1.07401	*ZNF804A*(0.0)
rs12031518	1	97173906	T/C	6.43E-11	0.9323	*PTBP2*(0.0)
rs9890128	17	1273646	T/C	1.21E-12	0.93342	*YWHAE*(0.0)
rs71428218	13	56948260	T/C	6.36E-10	0.93361	—
rs302321	12	29928388	A/C	1.37E-13	0.93445	*TMTC1*(0.0)
rs6804239	3	161780488	T/C	1.39E-13	0.93744	—
rs28735056	18	77622879	A/G	1.18E-12	0.93847	*KCNG2*(0.0)；*PQLC1*(0.0)
rs4793885	17	55728224	A/G	1.2E-09	1.06354	*MSI2*(0.0)；*LOC101927539*(0.0)
rs4479913	6	165075210	A/G	6.37E-09	1.06162	*MEAT6*(81.7)
rs108861879	12	108609634	A/G	1.99E-10	1.05929	*WSCD2*(0.0)
rs6983764	8	55740933	A/G	4.36E-08	1.0518	—
rs4697446	4	24269622	T/G	3.66E-08	1.05096	*PPARGC1A*(0.0)
rs2660304	1	98512127	G/T	2.18E-18	0.897	*miR-137*

诊断效能可达到88%。另外，包括6个基因（*HERPUD1*、*HOXA13*、*CTNNA1*、*SULT1A1*、*PIK3R3*和*MALAT1*）的组合，将患者判断为有病的准确率达到89.3%，将健康人判断为没病的准确率达到70%。但需要注意的是，这些公司仅公开了基因名字，并未公开具体的检测方法和指标，比如具体是检测风险基因的突变数量，还是风险基因含有的疾病风险位点等。

表6-1-2　市场公开的精神分裂症临床诊疗基因集

检测的位点和基因组合	主要研究结果	研究组织（公司）	PMID
ABCA13、*C4A*、*DGCR2*、*DGCR8*、*DRD2*、*MIR137*、*NOS1AP*、*NRXN1*、*OLIG2*、*RTN4R*、*SYN2*、*TOP3B*、*YWHAE*、*ZDHHC8*、*AKT1*、*COMT*	检测基因中增加精神分裂症患病风险的变异	IVAMI	Link*
CINP、*TDRD9*、*DAOA*、*PGRMC1*、*NAF1*、*LIPH*、*MAP1D*、*INSL3*	可用于精神分裂症的辅助诊断，其诊断准确率为88%	日本新潟大学医齿学综合研究科	20083392
HERPUD1、*HOXA13*、*CTNNA1*、*SULT1A1*、*PIK3R3*、*MALAT1*	可用于精神分裂症辅助诊断，检测的准确性：对判断患者有病的准确率为89.3%；对判断正常人无病的准确率为70%	巴西圣保罗大学医学院（FMUSP）	22633013

Link*：https：//www.ivami.com/en/genetic-testing-human-gene-mutations-diseases-neoplasias-and-pharmacogenetics/4979-genetic-testing-schizophrenia-schizophrenia

三、精神分裂症患者的大片段变异及易感区域标志物

目前常用的大片段标志物为CNV，即指基因组上通常大于1 000碱基对的片段整体缺失或者重复。CNV变异范围大，对于基因表达和功能的影响比较显著，常常导致表型异常。

目前发现的与精神分裂症关联效应最强、可信度最高的风险片段有1q21.1、2p16.3del、3q29del、7q11.23dup、15q13.3del、16p11.2（p）、16p11.2（d）、22q11.21del。其次，一些小规模研究发现的7q36.3、8q22.2del等CNV，其证据强

度不如前面的 CNV，后续功能分析也较少。本节总结了一组可用于精神分裂症临床诊断参考的高风险 CNV 区域（见表 6-1-3）。

表 6-1-3 精神分裂症临床诊疗检测的高风险染色体拷贝数变异（CNV）区域

拷贝数变异	染色体位置（染色体号码：起点～终点）	突变类型	
1q21.1	chr1：142 600 001 ～ 147 000 000	del	dup
2p16.3	chr2：47 800 001 ～ 52 900 000	del	
3q29	chr3：192 300 001 ～ 198 022 430	del	
6q26	chr6：160 600 000 ～ 164 100 000		dup
7q36.3	chr7：155 100 001 ～ 159 138 663		dup
8q22.2	chr8：99 000 001 ～ 101 600 000		dup
9p24.3	chr9：1 ～ 2 200 000	del	
13q12.11	chr13：19 500 001 ～ 23 300 000	del	
15q11.2	chr15：20 700 001 ～ 25 700 000	del	
15q11.2–13.1	chr15：20 700 001 ～ 30 300 000	del	
15q13.3	chr15：31 200 001 ～ 33 600 000	del	
16p13.11	chr16：14 800 001 ～ 16 800 000	del	
16p11.2	chr16：28 100 001 ～ 34 600 000		dup
17p12	chr17：31 800 001 ～ 38 100 000	del	
17q12	chr17：31 800 001 ～ 38 100 000	del	
22q11.21	chr22：17 900 001 ～ 22 200 000	del	
Xq28	chrX：147 100 001 ～ 155 270 560		dup

注 p：proximal（近端）；d：distal（远端）；del：deletion（删除）；dup：duplication（重复）

　　由于不同人携带的 CNV 范围与位置可能有差异，很难在患者身上找到与已报道的风险 CNV 位置完全吻合的片段。因此，分析部分重叠风险 CNV 所覆盖的风险基因来判断精神分裂症的策略具有实际操作价值。例如，若受试者发现的2p16.3缺失片段覆盖了*NRXN1*风险基因,说明其患精神分裂症的风险很高。本节总结了目前发现的可供精神分裂症诊断参考的风险CNV覆盖的风险基因(见表6-1-4)。

表6-1-4　精神分裂症风险CNV覆盖的风险基因列表

风险片段	风险基因	风险片段	风险基因	风险片段	风险基因
1q21.1	*GJA5*	8p21	*DTNBP1*	16p11.2(d)	*TBX6*
1q21.1	*HFE2*	9q24.3	*DOCK8*	22q11.21	*COMT*
2p16.3	*NRXN1*	9q24.3	*KCNK1*	22q11.21	*TBX1*
3q29	*DLG1*	15q13.3	*CHRNA7*	22q11.21	*PRODH*
8p21	*NRGN1*	16p11.2(d)	*SH2B1*	Xq28	*TMEM185A*

四、精神分裂症的罕见突变

罕见突变指人群频率小于千分之一的单个碱基替换或者小于100 bp的插入/缺失。不同于常见的SNP,罕见突变对疾病的作用效应非常显著,往往一个严重突变就足以导致疾病。这种强大的致病作用使得这些突变在自然选择的作用下逐渐被淘汰,难以遗传给后代(这也是 其"罕见"的原因)。因此,致病的罕见突变大多是新发突变,即健康父母不携带,但患病后代携带,即新发罕见突变(de novo mutation, DNM)。发现精神分裂症罕见突变的主要手段是基于家系的全外显子测序。

DNM的罕见性是影响其临床应用的一个原因。迄今为止,仅有数个DNM在两名精神分裂症患者中被重复发现的报道。因此,即使可以确定某些DNM的致病性,也很难在临床上再次检测到它们。由于罕见性和难以重复性这两项困难,精神分裂症的DNM检测常采用基于功能通路的关联分析与基于基因的关联分析。

1. 基于通路的关联分析

首先,根据已有知识确定若干生物学通路以及参与这些通路的基因列表,再比较患者与健康对照所携带的DNM落在这些基因上的频率差异。本节总结了目前发现的参与精神分裂症发病的关键通路基因，为临床应用提供参考（见表6-1-5）。

表6-1-5 精神分裂症患者罕见突变富集的关键通路

通 路	文 献	P值	通 路	文 献	P值
NMDA受体复合物	[1]	0.025	染色体重构	[2]	0.000 1
NMDA受体复合物	[3]	0.017	染色体重构	[3]	0.01
FMRP结合基因	[4]	0.000 8	CHD8 靶基因	[4]	0.000 4
FMRP结合基因	[1]	0.009	CHD8 靶基因	[3]	0.000 3
突触后致密物质	[1]	0.019	RBFOX 靶基因	[4]	0.000 8
突触后致密物质	[5]	0.000 9	ARC复合物	[1]	0.000 5
钙离子通道	[5]	0.003	ARC复合物	[5]	0.001 6

注 ARC：activity-regulated cytoskeleton-associated protein，NMDA：N-methyl-D-aspartate，FMRP：fragile X mental retardation protein；除[5]以外，其余文献均为家系研究，所分析罕见突变为新发突变；文献PMID：[1]30545852、[2]24463507、[3]27535533、[4]31809863、[5]24776741。

2. 基于基因的关联分析

基于基因的关联分析避免了通路中与疾病无关的基因影响，其重复性与实用性方面也比位点水平的分析具有优势。根据PsyMuKB（http：//www.psymukb.net/）数据库收录的精神分裂症家系研究数据，共有347个基因携带至少2个精神分裂症新发非同义突变。本节总结了目前通过罕见突变研究发现的高可信度精神分裂症风险基因，临床上通过检测这些基因是否携带罕见（频率<0.1%）突变作为被试者患病风险提示（表6-1-6）。

表6-1-6 罕见突变研究发现的精神分裂症风险基因

基 因	dnm[#]	P值	文 献	基 因	dnm	P值	文 献
UFL1	1	0.008	[5]	*GALNT9*	2	$4.2*10^{-5}$	[6]
SYNGAP1	0	0.04	[7]*	*HENMT1*	2	$7.9*10^{-5}$	[6]

（续表）

基 因	dnm#	P值	文 献	基 因	dnm	P值	文 献
SZT2	1	0.05	[7]	PAF1	2	0.000 1	[6]
SCN2A	4	0.002	[1]	SV2B	3	0.000 2	[6]
HUWE1	5	0.012	[7]	NRXN3	2	0.000 3	[6]
SETD1A	3	3.0×10^{-6}	[6]	HIVEP3	5	0.000 4	[6]
CUL1	4	2.0×10^{-5}	[6]	CHD8	4	0.001 3	[6]
TAF13	2	3.4×10^{-5}	[6]	RGS12	4	0.002	[7]
STAC2	3	0.000 2	[7]	KMT2C	4	0.008	[4]
MECP2	3	NA	[2]				

注 #：由PsyMuKB数据库收集，位于该基因上的所有非同义新发突变总数。*：文献[7]为病例对照研究而非家系研究，其发现的突变为罕见突变，不一定是新发突变。文献PMID：[2]24463507、[4]31809863、[5]24776741、[6]28650482、[7]31932770。

五、精神分裂症的表观遗传标志物

1. 甲基化风险位点

DNA甲基化微阵列和全基因组甲基化检测发现，精神分裂症患者存在DNA甲基化改变的关联位点，本节列出基于全基因组甲基化关联研究发现的显著性位点（见表6-1-7）。

表6-1-7　与精神分裂症显著关联的全基因组DNA甲基化位点

染色体	位　　置	在CpG 50 kb内的基因
14	106322429	IGHE、IGHG1、IGHD、KIAA0125、MIR4507、MIR4538、MIR4537、MIR4539
1	26857284	RPS6KA1、MIR1976
16	4714733	MGRN1、NUDT16L1、ANKS3
1	153538406	S100A6、S100A5、S100A4、S100A3、S100A2、S100A16、S100A14

（续表）

染色体	位　　置	在CpG 50 kb 内的基因
12	124912021	*NCOR2*
19	34744396	*LSM14A*、*KIAA0355*
17	78860076	*RPTOR*
14	68830704	*RAD51B*
3	193570256	*AK091265*（*cDNA*）
6	30619232	*PPP1R10*、*MRPS18B*、*ATAT1*、*DHX16*、*PPP1R18*、*NRM*、*MDC1*
15	77472416	*PEAK1*
7	2111060	*MAD1L1*
19	12776725	*ZZNF791*、*MAN2B1*、*DHPS*、*FBXW9*、*WDR83*、*TNPO2*
19	1630248	*MBD3*、*UQCR11*、*TCF3*
11	67166104	*POLD4*、*CLCF1*、*RAD9A*、*PPP1CA*、*TBC1D10C*、*CARNS1*、*RPS6KB2*、*PTPRCAP*、*CORO1B*

注　文献PMID：27074206

2. 风险非编码RNA

　　非编码RNA是一组不编码蛋白质但有潜在功能的RNA，可分为微RNA（microRNA，miRNAs）、小干扰性RNA（small interfering RNA，siRNA）、核仁小RNA（small nucleolar RNA，snoRNA）、长非编码RNA（long noncoding RNA，lncRNA）等。目前发现 miRNA 与 lncRNA 与精神分裂症相关，其中部分结果见表6-1-8。

表6-1-8　精神分裂症风险 miRNAs 与 lncRNAs

染色体	名　　称	主要研究结果	文献PMID
miRNAs			
17p13.3	miR-132	在精神分裂症患者中显著下调	22315408

（续表）

染色体	名　称	主要研究结果	文献PMID
8q24.22	miR-30B	在精神分裂症患者前额皮质表达量较低	17326821
22q11.21	miR-130b	在精神分裂症患者血液中表达量较高	26183697
1p21.3	miR-137	rs1625579与精神分裂症患病风险增加相关	25921703
lncRNAs			
22q12.1	MIAT	rs1894720与精神分裂症显著相关	26004688
1q25.1	GAS5	表达改变与女性精神分裂症相关	30560506
22q11.2	DGCR5	能调控精神分裂症相关基因	30545965
6q21	C6UAS	位于6q21包含精神分裂症基因的亚区	10903453

（林关宁，崔东红，陈宇璨）

第二节　共病相关遗传标志物

　　精神障碍间存在复杂的共病关系，其临床症状、病理机制和治疗靶点均有许多重叠之处。目前，精神障碍精准医学研究提出了跨疾病诊断的概念，强调不能简单地以现有精神障碍的分类诊断划分疾病，而应寻找精神障碍共有的症状群或中间表型作为研究靶点。与之相应，精神障碍间共享易感因素也应得到相应的重视。

一、与其他精神障碍共同的微效多基因风险

　　目前，主要通过连锁不平衡分数回归（linkage disequilibrium score regression，LDSR）来评估两种性状的遗传重合程度，即估算一组基因多态性位点与性状的关联强度在多大程度上由另一组位点所决定。LDSR系数可定量描述两组位点的重叠程度，从而反映两种性状的遗传重叠度。2018年，Brainstorm组协作完成

了25种神经精神疾病之间以及它们与17种认知相关表型间的多基因风险位点重叠分析。本节总结了与精神分裂症有显著风险基因重叠的神经精神疾病（见表6-3-1），并归纳了包括精神分裂症在内的多种精神障碍与4类共同表型（抑郁症状、智力、神经质、主观幸福感）的关联显著性（见表6-3-2）。该研究结果

表6-2-1　与精神分裂症的多基因风险有显著重叠的神经精神疾病

疾　　病	P　值	相关系数
多动症	1.22×10^{-6}	0.223
神经性厌食	5.35×10^{-5}	0.219
自闭谱系障碍	0.000 3	0.208
双相情感障碍	2.1×10^{-230}	0.681
早发卒中	0.000 7	0.219
重性抑郁	5.45×10^{-33}	0.338
强迫症	2.58×10^{-8}	0.327

表6-2-2　4类表型与精神障碍的相关性

表　型	疾　病	P　值	表　型	疾　病	P　值
抑郁症状	**精神分裂症**	**1.41×10^{-14}**	智力	**精神分裂症**	**2.07×10^{-11}**
	多动症	1.25×10^{-6}		多动症	7.82×10^{-10}
	焦虑障碍	5.37×10^{-6}		老年痴呆	7.88×10^{-6}
	双相障碍	3.70×10^{-10}		自闭症	2.03×10^{-5}
	重性抑郁	1.40×10^{-176}		癫痫	1.92×10^{-5}
	偏头痛	3.81×10^{-14}		早发卒中	4.45×10^{-6}
神经质	**精神分裂症**	**4.06×10^{-7}**	主观幸福感	**精神分裂症**	**8.42×10^{-13}**
	神经性厌食	0.000 2		焦虑障碍	4.89×10^{-5}
神经质	焦虑障碍	2.19×10^{-7}		双相障碍	6.04×10^{-7}
	重性抑郁	5.04×10^{-96}	主观幸福感	重性抑郁	8.42×10^{-13}
	偏头痛	2×10^{-8}			
	强迫症	5.58×10^{-5}			

显示,这4类表型和精神分裂症高度相关,其中精神分裂症与双相障碍在遗传上的重叠最为显著。

2018年,PGC发表GWAS结果显示,即使与精神分裂症和双相障碍都有关联的SNP,在两种精神障碍中也具有不同的效应量,其特异性位点与不同维度的症状有显著关联,甚至可以预测治疗效果。该研究发现的位点对精神分裂症与双相障碍鉴别诊断,具有较大临床价值。

2019年,UK BIOBANK发表的一项GWAS,发现了99个与冒险行为显著相关的基因多态性位点,冒险行为与精神分裂症的遗传基础具有0.24的相关性($P < 0.000\,1$),与多动症、焦虑障碍、双相障碍以及烟草和酒精使用也具有显著的遗传重叠。

二、与其他精神疾病障碍共同的罕见突变

PsyMuKB数据库收集了所有在突变层面与精神分裂症共同风险因子。这些非同义突变在精神分裂症与其他精神障碍中都被发现过(见表6-3-3)。这些

表6-2-3 来自PsyMuKB数据库的精神分裂症的共同风险因子

基 因	突 变#	疾 病*
POGZ	1:151377883:T > G	DD(1)
KYNU	2:143798228:G > T	ASD(1)
PDCD11	10:105184868:G > A	ASD(1)
SETD1A	16:30992058:AGG > G	DD(2)
TAF1C	16:84216701:C > T	TS(1)
NF1	17:29679366:C > T	DD(1)
SCAF1	19:50161534:C > T	ASD(1)
CSNK2A1	20:472926:T > C	DD(3)、ASD(1)
DUSP15	20:30450489:G > A	ASD(2)

注 #:突变记录格式为:染色体:碱基位置:正常碱基 > 突变碱基。*:ASD:自闭症谱系疾病;DD:发育迟缓;TS:抽动秽语综合征。括号内数字表示该突变在该疾病中出现次数。

突变在人群中的频率低，虽然对于临床实践还不具有较高的检测价值，但它们能为关键风险基因的诊疗信号累计以及功能研究提供有力的指导。

三、与神经发育疾病共同的风险基因及通路

目前认为精神分裂症是神经发育性障碍，许多精神分裂症风险基因在大脑发育过程中起重要作用，其突变往往会引起其他神经发育性障碍，如孤独症、智力障碍及发育迟滞等。其中较为著名的基因有编码 ATP 依赖染色质调控蛋白的 *CHD8*、编码电压门控钠离子通道 NaV1.2 的 *SCN2A*，以及编码组蛋白 H3 甲基化转移酶的 *SETD1A* 基因。风险通路有染色质调控通路（除 *SETD* 家族基因外，还有 *MECP2*、*HUWE1* 及 *CHD* 家族基因）、突触功能通路（包含 *SYNGAP1* 和 *SCN2A* 基因等）。

（林关宁，崔东红，王卫娣）

第三节　遗传检测及遗传咨询过程中的相关问题

一、遗传咨询时需厘清的亲属关系

亲属与患者的关系，常见的有以下几种。① 一级亲属：如父母、子女、同胞（兄弟姐妹），彼此间遗传背景相同的可能性为 1/2；② 二级亲属：如祖父母、外祖父母、孙子/女、外孙子/女、叔姑舅姨（父母的兄弟姐妹）、半同胞（同父异母/同母异父的兄弟姐妹）、侄子女（兄弟的子女）、甥子女（姐妹的子女），彼此间遗传背景相同的可能性为 1/4；③ 三级亲属：如曾祖父母、外曾祖父母、曾孙子女、外曾孙子女、堂兄妹、姑表兄妹、舅姨表兄妹或称一级表亲（父母的兄弟姐妹的子女），彼此间遗传背景相同的可能性为 1/8。

直系亲属是指具有直接血缘关系的亲属，即生育自己和自己所生育的上下各代亲属，父方母方都包括在内。旁系亲属是指具有间接血缘关系的亲属，即非直系血亲而在血缘上和自己同出一源的亲属。两系是指父系和母系，分别指

父亲或母亲的直系亲属。父系成员包括祖父母、父亲的兄弟（叔伯）、父亲的姐妹（姑姑）、父亲兄弟的孩子（堂兄弟姐妹）、父亲姐妹的孩子（姑表兄弟姐妹）、其他父系亲属，母系成员包括外祖父母、母亲的兄弟（舅舅）、母亲的姐妹（姨）、母亲兄弟的孩子（舅表兄弟姐妹）、母亲姐妹的孩子（姨表兄弟姐妹）、其他母系亲属。旁系成员包括兄弟的孩子（侄子女）、姐妹的子女（甥子女）、其他旁系亲属。三代是指从自己开始计算为一代的三代，即上述一、二、三级亲属成员之间的血缘关系，如父母与子女、祖父母与孙子女、外祖父母与外孙子女等。

二、精神分裂症遗传咨询的流行病学证据

科学研究者建议尽量采用美国国立精神卫生研究所制定的《遗传研究家族问卷》(Family for Genetic Studies, FIGS)筛查来访者的精神障碍家庭史。临床医生应充分了解家属对于遗传咨询的需求，采用非专业术语向其解释精神障碍相关遗传知识，并慎重告知精神障碍患者的子代患病风险。

值得一提的是，目前国内尤其是精神科，还缺乏遗传咨询资质的评估和准入标准，但已有非常有效的流行病学数据。如果有患者拿着基因检测报告进行遗传学咨询，要求给出一定的指导意见，可以提供流行病学数据给予一定的证据支撑。精神分裂症作为一种常见的重大精神障碍，一般人群患病率为1%，三级亲属（如患者的祖父母与孙子女、外祖父母与外孙子女、表兄妹或堂兄妹等）之间的同病率约2%，二级亲属2%~6%，一级亲属6%~17%，父母双方共患或同卵双生子高达48%。当然，这不是说有家族史的一定会患精神分裂症，只是比无家族史者有更高的患病风险。还有其他一些因素，如环境、教养方式等都会有一定的作用。如果父母双方都患有精神分裂症，一般会建议患者不要生孩子，因为其子代有50%的患病风险。除了流行病学证据，遗传咨询时医生还要告诉患者一些其他关键信息，比如遗传因素是与环境因素共同作用的，精神障碍并非完全由遗传决定，不存在单一因素导致个体患精神障碍，还要给他们提供精神保健的建议等。

三、遗传咨询时需告知患者及家属的关键信息

精神分裂症是常见的复杂精神障碍，是由遗传因素与环境因素（如生活经

历)共同作用所导致。目前,医学界尚不能完全揭示父母传递给孩子的基因;任何人都有罹患精神障碍的遗传易感性,但个体化差异较大;精神分裂症的遗传易感性较高,个体在特定环境影响下才发病;精神分裂症并非完全由遗传决定,不存在单一因素导致个体患精神障碍;患者并非遗传了精神分裂症本身,只是遗传了精神障碍的易感性。

良好的精神保健的建议措施有:保持良好的睡眠、营养和社会支持,拥有应激应对措施或提升心理康复能力的措施,不使用成瘾药品等。目前尚无"完美养育"类预防精神障碍策略。应激是一种主观感觉,应激因素并非总是呈现负面效应,如计划妊娠也可能是一种应激因素,但不能纳入导致精神障碍易感性的创伤。最为重要的提示是,精神障碍并非道德沦丧,患精神障碍也不是任何人的过错。

(岳伟华,张于亚楠,常素华)

-------------------------------- 参考文献 --------------------------------

[1] Zhang D, Cheng L J, Badner J A, et. al. Genetic control of individual differences in gene-specific methylation in human brain[J]. Am J Hum Genet, 2010, 86(3): 411-419.

[2] Schwab S G, Wildenauer D B. Genetics of psychiatric disorders in the GWAS era: an update on schizophrenia[J]. Eur Arch Psychiatry Clin Neurosci, 2013, 263 Suppl 2: S147-154.

[3] Numat S, Ye T, Hyde T M, et. al. DNA methylation signatures in development and aging of the human prefrontal cortex[J]. Am J Hum Genet, 2012, 90(2): 260-272.

[4] Akbarian S. Epigenetic mechanisms in schizophrenia[J]. Dialogues Clin Neurosci, 2014, 16(3): 405-417.

[5] Akbarian S, Nestler E J. Epigenetic mechanisms in psychiatry[J]. Neuropsycho pharmacology, 2013, 38(1): 1-2.

[6] Abel T, Zukin R S. Epigenetic targets of HDAC inhibition in neurodegenerative and psychiatric disorders[J]. Cur opin pharmacol, 2008, 8(1): 57-64.

[7] Kurita M, Holloway T, García-Bea A, et. al. HDAC2 regulates atypical antipsychotic responses through the modulation of mGlu2 promoter activity[J]. Nat Neurosci, 2012, 15(9): 1245-1254.

［ 8 ］ Moein S, Vaghari-Tabari M, Qujeq D, et. al. MiRNAs and inflammatory bowel disease: an interesting new story［ J ］. J cell physiol, 2019, 234(4): 3277–3293.

［ 9 ］ Schroeder F A, Chonde D B, Riley M M, et. al. FDG-PET imaging reveals local brain glucose utilization is altered by class I histone deacetylase inhibitors［ J ］. Neurosci lett, 2013, 550: 119–124.

［ 10 ］ Vecsey C G, Hawk J D, Lattal K M, et. al. Histone deacetylase inhibitors enhance memory and synaptic plasticity via CREB: CBP-dependent transcriptional activation ［ J ］. neurosci, 2007, 27(23): 6128–6140.

［ 11 ］ Jakovcevski M, Akbarian S. Epigenetic mechanisms in neurological disease［ J ］. Nat med, 2012, 18(8): 1194–1204.

［ 12 ］ Bohacek J, Gapp K, Saab B J, et. al. Transgenerational epigenetic effects on brain functions［ J ］. Biol Psychiatry, 2013, 73(4): 313–320.

［ 13 ］ Kinney S M, Chin H G, Vaisvila R, et. al. Tissue-specific distribution and dynamic changes of 5–hydroxymethylcytosine in mammalian genomes［ J ］. J biol Chem, 2011 Jul 15; 286(28): 24685–24693.

［ 14 ］ Li G, Reinberg D. Chromatin higher-order structures and gene regulation［ J ］. Curr opin genet Dev, 2011, 21(2): 175–186.

［ 15 ］ Zhou V W, Goren A, Bernstein B E. Charting histone modifications and the functional organization of mammalian genomes［ J ］. Nat Rev Genet, 2011, 12(1): 7–18.

［ 16 ］ Biswas S, Rao C M. Epigenetic tools (the writers, the readers and the erasers) and their implications in cancer therapy［ J ］. Eur J of pharmacol, 2018, 837: 8–24.

［ 17 ］ Hyun K, Jeon J, Park K, et. al. Writing, erasing and reading histone lysine methylations［ J ］. Exp & Mol Med, 2017, 49(4): e324.

［ 18 ］ Borrelli E, Nestle E J, Allis C D. et. al. Decoding the epigenetic language of neuronal plasticity［ J ］. Neuron, 2008, 60(6): 961–974.

［ 19 ］ Hannon E, Spiers H, Viana J, et. al. Methylation QTLs in the developing brain and their enrichment in schizophrenia risk loci［ J ］. Nat Neurosci, 2016, 19(1): 48–54.

［ 20 ］ Flavahan W A, Drier Y, Liau B B, et. al. Insulator dysfunction and oncogene activation in IDH mutant gliomas［ J ］. Nature, 2016, 529(7584): 110–114.

［ 21 ］ Jaffe A E, Gao Y, Deep-Soboslay A, et al. Mapping DNA methylation across development, genotype and schizophrenia in the human frontal cortex［ J ］. Nat Neurosci, 2016, 19(1): 40–47.

［ 22 ］ Gagliano S A, Ptak C, Mak D Y F, et. al. Allele-Skewed DNA modification in the brain: relevance to a schizophrenia GWAS［ J ］. Am J hum genet, 2016, 98(5): 956–962.

［ 23 ］ Lister R, Mukamel E A, Nery J R, et al. Global epigenomic reconfiguration during mammalian brain development [J]. Science, 2013, 341(6146): 1237905.

[24] Huang H S, Matevossian A, Whittle C, et al. Prefrontal dysfunction in schizophrenia involves mixed-lineage leukemia ₁-regulated histone methylation at GABAergic gene promoters [J]. J Neurosci, 2007, 27(42): 11254−11262.

[25] Bharadwaj R, Jiang Y, Mao W, et al. Conserved chromosome 2q31 conformations are associated with transcriptional regulation of GAD1 GABA synthesis enzyme and altered in prefrontal cortex of subjects with schizophrenia [J]. J Neurosci, 2013, 33(29): 11839−11851.

[26] Beveridge N J, Cairns M J. MicroRNA dysregulation in schizophrenia [J]. Neurobiol Dis, 2012, 46(2): 263−271.

[27] Hauberg M E, Roussos P, Grove J, et al. Analyzing the role of micrornas in schizophrenia in the context of common genetic risk variants [J]. JAMA Psychiatry, 2016, 73(4): 369−377.

[28] Barry G, Brigg J A, Vanichkina D P, et al. The long non-coding RNA Gomafu is acutely regulated in response to neuronal activation and involved in schizophrenia-associated alternative splicing [J]. Mol Psychiatry, 2014, 19(4): 486−494.

[29] Punzi G, Bharadwaj R, Ursini G. Neuroepigenetics of schizophrenia [J]. Prog Mol Biol Transl Sci, 2018, 158: 195−226.

[30] Collins R L, Brand H, Karczewski K J, et al. A structural variation reference for medical and population genetics [J]. Nature, 2020, 581(7809): 444−451.

[31] Bergen S E, Ploner A, Howrigan D, et al. Joint contributions of rare copy number variants and common SNPs to risk for schizophrenia [J]. Am J Psychiatry, 2019, 176(1): 29−35.

[32] CNV and Schizophrenia Working Groups of the Psychiatric Genomics Consortium. Erratum: contribution of copy number variants to schizophrenia from a genome-wide study of 41, 321 subjects [J]. Nat Genet, 2017, 49(10): 1558.

[33] Kirov G, Pocklington A J, Holmans P, et al. De novo CNV analysis implicates specific abnormalities of postsynaptic signalling complexes in the pathogenesis of schizophrenia [J]. Mol Psychiatry, 2012, 17(2): 142−153.

[34] Zarrei M, Burton C L, Engchuan W, et al. A large data resource of genomic copy number variation across neurodevelopmental disorders [J]. NPJ Genom Med, 2019, 4: 26.

[35] McDonald-McGinn D M, Sullivan K E, Marino B, et al. 22q11. 2 deletion syndrome [J]. Nat Rev Dis Primers, 2015, 1: 15071.

[36] An J Y, Lin K, Zhu L, et al. Genome-wide de novo risk score implicates promoter variation in autism spectrum disorder [J]. Science, 2018, 362(6420): eaat6576.

［37］ Fromer M, Pocklington A J, Kavanagh D H, et al. De novo mutations in schizophrenia implicate synaptic networks［J］. Nature, 2014, 506(7487): 179−184.

［38］ Lek M, Karczewski K J, Minikel E V, et al. Analysis of protein-coding genetic variation in 60, 706 humans［J］. Nature, 2016, 536(7616): 285−291.

［39］ Lin G N, Guo S, Tan X, et al. PsyMuKB: an integrative de novo variant knowledge base for developmental disorders［J］. Genomics Proteomics Bioinformatics, 2019, 17(4): 453−464.

［40］ McCarthy S E, Gillis J, Kramer M, et al. De novo mutations in schizophrenia implicate chromatin remodeling and support a genetic overlap with autism and intellectual disability［J］. Mol Psychiatry, 2014, 19(6): 652−658.

［41］ Singh T, Walters J T R, Johnstone M, et al. The contribution of rare variants to risk of schizophrenia in individuals with and without intellectual disability［J］. Nat Genet, 2017, 49(8): 1167−1173.

［42］ Howrigan D P, Rose S A, Samocha K E, et al. Schizophrenia risk conferred by protein-coding de novo mutations［D］. BioRxiv: Cold Spring Harbor Laboratory, 2018.

［43］ Purcell S M, Moran J L, Fromer M, et al. A polygenic burden of rare disruptive mutations in schizophrenia［J］. Nature, 2014, 506(7487): 185−190.

［44］ Rees E, Han J, Morgan J, et al. De novo mutations identified by exome sequencing implicate rare missense variants in SLC6A1 in schizophrenia［J］. Nat Neurosci, 2020, 23(2): 179−184.

［45］ Guipponi M, Santoni F A, Setola V, et al. Exome sequencing in 53 sporadic cases of schizophrenia identifies 18 putative candidate genes［J］. PLoS One, 2014, 9(11): e112745.

［46］ 许琪, 沈岩, 计宏凯, 等.用于预测偏执型精神分裂症易感性的试剂盒及所用引物: 中国, CN 200310122497.6［P］.2003−12−26.

［47］ 许琪, 沈岩.ZFP28的变异位点在制备诊断精神分裂症的试剂盒中的用途: 中国, CN 201410057496.6［P］.2014−02−20.

［48］ 周科娜, 段世伟, 戴东君, 等.可用于检测与精神分裂症相关的DRD4基因启动子区甲基化程度的试剂盒及其应用: 中国, CN201210560457.9.［P］.2012−12−20.

［49］ 张理义.一种用于精神分裂症诊断的lncRNA标志物及试剂盒: 中国, CN 201510897742.3［P］2016−03−01.

第七章

精神分裂症的生物标志物

1952年，第一个典型抗精神病药物氯丙嗪问世，成功缓解了精神分裂症的阳性症状。以氯丙嗪为代表的第一代抗精神病药物，主要通过阻断中脑-边缘系统和中脑-皮质系统的多巴胺 D_2 受体（DRD2）发挥作用。1960年，出现了第一个非典型抗精神病药物氯氮平，以奥氮平为代表的第二代抗精神病药物，主要通过高度拮抗5-羟色胺受体2A（5-HTR2A）和较弱拮抗DRD2发挥抗精神病作用，并与多种受体具有亲和力。自此，以单胺类神经递质为主的生物标志物受到广泛关注。此后，精神分裂症的免疫、代谢功能异常也受到重视，研究发现了大量有价值的相关蛋白质标志物。本章将着重对目前较为公认的精神分裂症生物标志物进行梳理，促进其临床转化。

第一节　神经递质标志物

在过去的半个多世纪,神经递质假说一直在精神分裂症病因机制中占据重要地位,主要围绕着5-羟色胺(5-HT)、多巴胺、去甲肾上腺素和乙酰胆碱(ACh)等单胺类和胆碱类神经递质以及它们的受体和转运体进行研究。后来,随着神经发育假说的兴起,谷氨酸、甘氨酸(glycine, Gly)、γ-氨基丁酸(GABA)和丝氨酸(serine, Ser)等氨基酸类神经递质,以及胆囊收缩素、脑啡肽、生长抑素、P物质、血管活性肠肽等多肽类神经递质也受到关注。本节将从中枢和外周两方面,着重对被广泛研究的多巴胺、5-HT、谷氨酸和GABA系统相关精神分裂症生物标志物进行总结。

一、多巴胺系统相关生物标志物

多巴胺系统因大部分抗精神病药物通过对DRD2的拮抗发挥抗精神病作用而受到广泛的研究。多巴胺通过与受体结合发挥作用,多巴胺受体家族包括D_1样受体家族(D_1和D_5)和D_2样受体家族(D_2、D_3和D_4)。释放至突触间隙的多巴胺通过多巴胺转运体(dopamine transporter, DAT)的主动转运回收到突触前,以保证神经信号转导的正常生理功能。

1. 中枢多巴胺系统相关生物标志物

PET和SPECT检测发现,精神分裂症患者纹状体多巴胺合成和释放能力增强、突触间隙多巴胺水平增加,以及DRD2密度增加。2020年最新发表的一篇纳入65项分子影像学研究、包括983例精神分裂症患者和968名健康对照的荟萃分析显示,尽管精神分裂症存在较大的异质性,但精神分裂症患者纹状体多巴胺的合成和释放增强具有普遍性。PET和SPECT检测纹状体多巴胺的合成和释放有望作为精神分裂症精准诊断的参考指标。

2. 外周多巴胺系统相关生物标志物

精神分裂症患者血浆多巴胺代谢物高香草酸(HVA)浓度明显升高,并能预测对抗精神病药物的反应；精神分裂症患者外周血白细胞多巴胺合成限速酶酪氨酸羟化酶（tyrosine hydroxylase, TH）水平增加；外周血白细胞 *DRD2 mRNA* 水平与精神分裂症阳性症状呈正相关；精神分裂症患者的血小板对多巴胺的再摄取升高，并与妄想状态负相关。

二、5-HT 系统相关生物标志物

由于非典型抗精神病药物对 5-HT$_{2A}$ 具有较强的拮抗作用，而对多巴胺 D$_2$ 受体（DRD2）具有较弱的拮抗作用，因此，5-HT 在精神分裂症的病因机制中的作用也备受关注。5-HT 受体家族分为 G 蛋白耦联受体（5-HT$_{1A/1B/1D/1E/2A/2B/2C/4/5A/5B/6/7}$）和配体门控离子通道受体（5-HT$_3$）。5-HT 与受体结合调控大脑前额叶皮质（PFC）和海马的谷氨酸能锥体神经元和 GABA 能中间神经元，参与精神分裂症的复杂病理生理过程。5-HT 转运体（5-serotonin transporter, 5-HTT）位于突触前膜，可将 5-HT 通过主动转运再摄取回到突触前。

1. 中枢 5-HT 系统相关生物标志物

一篇纳入 50 项精神分裂症与 5-HT 关系的研究、包含 684 例精神分裂症患者和 675 名健康对照的荟萃分析发现，其中 6 项研究显示精神分裂症患者 PFC 区 5-HT$_{1A}$ 表达增加；2 项大型研究发现包括未服药精神分裂症患者的 PFC 区 5-HT$_{2A}$ 表达增加；9 项研究显示抗精神病药物治疗后的患者 PFC 的 5-HT$_{2A}$ 表达减少；2 项研究发现慢性精神分裂症患者 PFC 的 5-HTT 转运能力降低。其他受体（5-HT$_{1B/1D/3/4/7}$）变化证据不足。尸脑研究虽然临床应用价值不大，但为生物标志物的研发提供了证据。

有 4 项 PET 研究没有发现 5-HT$_{1A}$ 改变（未得到和尸脑研究一致的结果）。3 项 PET 研究发现未服药精神分裂症患者 PFC 的 5-HT$_{2A}$ 表达减少。PET 研究发现精神分裂症患者海马 5-HTT 的转运能力降低。抗精神病药物诱导的体重增加与 5-HT$_{2C}$ 受体抑制密切相关。

基于目前已有的研究，提示 PET 检测脑中 5-HT$_{2A}$、5-HT$_{2C}$ 及 5-HTT 对精神分裂症临床诊断及不良反应预测具有一定的参考价值。

2. 外周 5-HT 系统相关生物标志物

氯丙嗪治疗能够显著降低精神分裂症患者血小板 5-HT 选择性重摄取，增加血浆中5-HT的水平。对抗精神病药物治疗反应较好的精神分裂症患者血浆5-HT浓度升高,反应差的患者血浆和血小板中5-HT浓度较低。因此,血浆和血小板中5-HT浓度对抗精神病药物疗效监测具有一定的参考价值。

三、谷氨酸系统相关生物标志物

精神分裂症谷氨酸系统异常,尤其NMDA受体功能低下是近年来神经生物学领域的研究热点。有研究提出,精神分裂症纹状体多巴胺过度释放可能是PFC的NMDA受体功能低下的结果。谷氨酸受体分为离子型和代谢型。离子型受体包括 α-氨基-3-羟基-5-甲基-4-异唑丙酸(AMPA)受体和NMDA受体。代谢型受体分三组:第一组包括$mGluR_1$和$mGluR_5$;第二组包括$mGluR_2$和$mGluR_3$,第三组包括$mGluR_4$、$mGluR_6$、$mGluR_7$和$mGluR_8$。第一组分布在突触后膜,后两组主要在突触前膜调节神经递质释放。

1. 中枢谷氨酸系统相关生物标志物

包含5项研究的荟萃分析发现,精神分裂症患者尸脑皮质NMDA受体亚基$GluN_1$ mRNA和蛋白水平整体下降。精神分裂症患者PFC和扣带回GABA能神经元NMDA受体亚基$GluN_2A$ mRNA表达水平显著降低。虽然检测脑组织NMDA受体的临床应用受到限制,但为脑影像检测的谷氨酸相关生物标志物提供支持。

质子磁共振波谱(^{1}H-MRS)技术是可以活体检测中枢谷氨酸及谷氨酰胺(glutamine, Gln)水平的分子影像学技术。^{1}H-MRS检测显示,首发未服药精神分裂症患者和难治性精神分裂症患者前扣带回谷氨酸水平增高。最近一篇纳入26项研究的荟萃分析显示,有精神病家族史的高危个体前扣带回GLX(GLX代表谷氨酸和Gln复合物)水平显著高于健康对照。此外,一项前瞻性研究表明,首发未用药精神分裂症患者扣带回的GLX/Cr(肌酐)比值可预测患者对抗精神病药物的反应,GLX/Cr比值低的患者对药物反应较好。另外,高危个体和首发未用药精神分裂症患者尾状核的谷氨酸增高,抗精神病药物治疗4周后尾状核谷氨酸水平恢复正常。分子影像技术检测扣带回或尾状核谷氨酸、GLX水平及GLX/Cr比值,有望成为精神分裂症早期识别及抗精神病药物疗效预测的生物标志物。

2. 外周谷氨酸系统相关生物标志物

纳入10项研究的荟萃分析显示，精神分裂症患者血浆谷氨酸浓度增加。抗精神病药物治疗后，血浆D-Ser（谷氨酸的强激动剂）水平升高与症状改善程度呈正相关。精神分裂症患者接受氯氮平治疗后，血浆D-Ser水平升高、D-Ser的前体L-Ser和Gly比值（Gly/L-Ser）也升高。此外，一项临床研究发现，约5%的首发未服药精神分裂症患者血清NMDA受体自身抗体阳性，血清NMDA受体抗体水平与PANSS评分呈正相关。这些结果提示，在临床诊疗中可以考虑检测血浆中谷氨酸、D-Ser和Gly以及血清NMDA受体自身抗体，对精神分裂症的早期筛查和区分精神分裂症与自身免疫性脑炎有一定的参考价值。

四、GABA系统相关生物标志物

GABA是成年脑内的抑制性神经递质，主要作用是抑制神经元的兴奋性。GABA受体分为$GABA_A$和$GABA_B$两大类，$GABA_A$受体是配体门控离子通道，由不同多肽亚型（α、β、γ、δ、ε、rho、pi等）组成的跨膜五聚体。$GABA_B$受体是G蛋白耦联受体，也称为代谢型受体。

1. 中枢GABA系统相关生物标志物

谷氨酸脱羧酶（glutamate decarboxylase，GAD）是合成GABA的限速酶。精神分裂症尸脑研究发现GAD表达水平降低，皮质和基底节中GAD甲基化水平增高，导致GABA合成减少和GABA能神经回路功能失调。已有研究证明，首发未服药精神分裂症患者脑脊液的 GABA浓度较低，可考虑作为精神分裂症早期诊断的生物标志物。一篇纳入8项研究的荟萃分析中，用^{1}H-MRS检测243名遗传高危个体和356名健康对照，结果显示高危个体PFC的GABA水平有降低的趋势，但没有显著差异。一项PET研究表明，精神分裂症患者的GABA受体表达减少。^{1}H-MRS和PET在活体测量GABA水平有潜在的临床价值，但目前已有研究样本量都很小，更大规模的^{1}H-MRS或PET与脑电图伽马振荡相结合的前瞻性研究，有助于精神分裂症GABA生物标志物的验证。

2. 外周GABA系统相关生物标志物

精神分裂症患者血浆GABA水平降低，与脑脊液的GABA水平降低结果一致。精神分裂症患者外周血中观察到GAD甲基化水平增高,与中枢GAD甲基化结果一致。由此可见,GABA具有较大的希望成为精神分裂症的生物标志物。

本节梳理的神经递质及其相关因子,虽然作为精神分裂症诊断或治疗的生物标志物的特异性和精准性还有待于进一步的优化,但到目前为止神经递质仍然是与精神分裂症最相关的生物学因子,期待在临床应用中进一步优化。

(崔东红,王晓丹)

第二节 代谢生物标志物

精神分裂症与代谢综合征(MetS)有很高的共病率。一项包含77项研究(n=25 692)的荟萃分析显示,精神分裂症患者总的MetS发生率为32.5%,首发未用药患者的MetS发生率为20.2%(n=297),远高于健康人群发生率(11.3%);有50%的精神分裂症患者超重,20%的患者出现明显的高血糖,至少40%的患者出现脂质异常。不仅长期使用抗精神病药物提高MetS的发生率,而且精神分裂症患者用药前就已经出现代谢异常。目前研究结果强烈支持精神分裂症患者应被视为MetS高危人群的观点。精神分裂症代谢异常假说认为,代谢异常是精神分裂症的病因之一,或与精神分裂症共享相同的致病机制。脑葡萄糖利用受损是精神分裂症发病的一个重要起点,导致外周糖代谢继发性改变,增加心血管并发症的风险,并伴有外周炎性因子释放。此外,因代谢障碍导致营养障碍,使得脑内神经递质合成失调、能量利用障碍,也是导致精神分裂症的原因之一。基于精神分裂症与代谢障碍的研究,精神分裂症代谢相关生物标志物方面也取得一定进展。

一、精神分裂症糖、脂代谢相关的生物标志物

分子遗传学研究表明,精神分裂症与2型糖尿病存在共患的遗传风险,胰岛素相关的代谢通路可能与精神分裂症的发病机制相关,出现糖酵解过程受损、能量代谢相关基因表达量异常等。GWAS及分子遗传学研究发现,

CACNA1C、CACNB2、ITIH1、GSK-3β是糖代谢和精神分裂症的共同易感基因,也可能作为精神分裂症糖代谢异常的生物标志物。

胰岛素促进脑细胞摄取葡萄糖,如果脑胰岛素信号受损,脑组织葡萄糖摄取紊乱、脑细胞葡萄糖缺乏,进而对精神分裂症的发生和发展产生影响。常见精神分裂症患者脑胰岛素受体(β-亚单位)表达减少、丝氨酸苏氨酸蛋白激酶(thymoma viral proto-oncogene 1, AKT1)活性降低以及背外侧前额叶皮质神经元的胰岛素降解酶表达减少、脑脊液中葡萄糖水平升高,这些变化提示神经细胞葡萄糖摄取和利用的紊乱。氟脱氧葡萄糖正电子发射断层扫描(FDG-PET)和功能磁共振成像(fMRI)研究也显示,精神分裂症患者大脑区域性葡萄糖利用受损,导致背外侧前额叶皮质和嗅内侧丘脑与边缘系统"代谢中断",尤其是中颞区和海马区。这些区域对精神分裂症患者的认知障碍具有特殊的重要性。以上研究成果提示,葡萄糖利用缺陷可以作为精神分裂症及其认知障碍具有参考价值的生物标志物。

多项代谢组学研究发现,精神分裂症患者血液和尿液中糖、脂代谢相关分子的含量存在异常。酮体是脂肪酸代谢的中间产物乙酰乙酸、β-羟基丁酸及丙酮三者的统称,能通过血脑屏障的酮体是脑部供能的一种有效方式,体液中酮体升高与精神分裂症脑部能量需求有关。一项对112例精神分裂症患者和110名健康对照的代谢组学分析显示,精神分裂症的能量代谢,特别是脂肪酸和酮体代谢存在异常,患者的丙酮酸、酮体以及游离脂肪酸水平显著升高,并依据人血清和尿液代谢物谱分析,提出一组由甘油酸、二十碳烯酸、β-羟基丁酸、丙酮酸和胱氨酸组成的血清标志物可能成为精神分裂症的诊断参考指标,其中甘油酸、二十碳烯酸、β-羟基丁酸、丙酮酸升高,胱氨酸降低(胱氨酸不属于丙酮酸、酮体以及游离脂肪酸)。患者组甘油酸升高为健康对照组的$2^{2.57}$倍,二十碳烯酸为$2^{1.96}$倍,β-羟基丁酸为$2^{2.61}$倍,丙酮酸为$2^{1.88}$倍,胱氨酸为$2^{-1.36}$倍。

另一项应用气相色谱-质谱(GC-MS)方法研究69例精神分裂症患者和85例健康对照外周血单核细胞(peripheral blood mononuclear cell, PBMC)代谢组,共鉴定出18种差异代谢物。这些差异代谢物主要参与能量代谢、氧化应激和神经递质代谢,其中焦谷氨酸、山梨醇和生育酚-α在患者组显著降低,焦谷氨酸降低$2^{0.13}$倍,山梨醇降低$2^{0.31}$倍,生育酚-α降低$2^{0.19}$倍。它们组成的一组简化的PBMC代谢物被认为可以作为精神分裂症的诊断参考。

二、精神分裂症线粒体相关生物标志物

大脑是人类最耗能的器官之一,对能量代谢异常较为敏感。线粒体作为细胞的能量工厂是细胞进行生物氧化和能量转换的主要场所,承担着外周和中枢的组织能量供给。目前认为精神分裂症存在的神经细胞分化异常、多种神经递质系统功能异常、神经免疫受损等,可能均与线粒体功能障碍存在密切关联。

已有研究表明,精神分裂症患者存在线粒体功能障碍。一项纳入381例精神分裂症患者和202名对照的欧洲人群研究发现,LYRM4与精神分裂症认知障碍相关。LYRM4是铁硫簇线粒体生物合成的真核生物特异性成分,是包括线粒体氧化磷酸化在内多个过程中的重要辅助因子。LYRM4启动子区域SNP rs7752203-rs4141761单体型是影响表达的功能变异。它们的C-G等位基因单体型与高转录活性和核蛋白的优先结合有关,而G-A单体型有相反的作用,并且与记忆力较差和综合认知缺陷分数较高相关。此研究提示,LYRM4启动子区域 rs7752203-rs4141761单体型多态性可能成为精神分裂症认知障碍的生物标志物。

一项纳入113例精神分裂症患者的临床研究显示,精神分裂症患者外周血小板中线粒体呼吸链复合物Ⅰ活性随病情变化具有高度的特异性和敏感性。复合物Ⅰ活性与精神分裂症症状严重程度正相关,而在有残留症状的精神分裂症患者中活性减少。此外,在复合物的铁硫黄素蛋白亚基的mRNA和蛋白质水平上也观察到类似的变化,表明线粒体呼吸链复合物I有可能成为精神分裂症的标志物。

大脑生物能量非侵入性检测方法——体内质子磁共振波谱(MRS)研究发现,未经药物治疗的精神分裂症患者脑中维持ATP稳定的关键酶肌酸激酶(CK)活性比健康对照降低22%。MRS检测患者脑中CK活性可能成为精神分裂症的诊断参考生物标志物。

三、精神分裂症的维生素相关生物标志物

烟酸是一种B族复合维生素,是人体代谢不可缺少的营养成分,人体每

天对烟酸的需求量成人为 10 ~ 20 mg, 婴儿为 4 ~ 11 mg。烟酸不足影响糖酵解、柠檬酸循环、呼吸链以及脂肪酸的生物合成。因烟酸缺乏导致的糙皮症表现为皮炎、腹泻、精神症状等。多项研究表明, 烟酸缺乏导致精神分裂症发生。正常情况下, 当烟酸溶液涂抹在皮肤上会引起前列腺素合成、血管扩张和皮肤潮红。烟酸皮肤潮红反应减弱被认为是精神分裂症前列腺素信号受损的潜在生化标志物。烟酸皮肤涂抹试验可能成为精神分裂症诊断中一种简便、无创、易复制的辅助方法。有学者认为, 精神分裂症患者烟酸潮红反应减少或消失可能是一种内在特征和内表型标记。精神分裂症患者群体中存在一个表现为膜磷脂代谢紊乱的亚群, 烟酸试验可能对该亚群的鉴定具有重要意义。

四、抗精神病药物诱导代谢紊乱的生物标志物

大多数第二代抗精神病药物和少部分的第一代抗精神病药物都与体重显著增加及 MetS 有关。

药物基因组学研究鉴定出的抗精神病药所致体重增加相关基因中, 5-羟色胺受体 2C(5-HTR2C)和瘦素(leptin)基因是较有前途的基因。多项研究表明, 5-HTR2C 基因启动子多态性 rs3813929(-759C/T)与抗精神病药导致的体重增加相关, 是研究一致性最高的标志之一, 最有希望应用于临床。另外, 5-HTR2C 基因的 c.1-142948[GT]n、rs518147(-697 G/C)和 rs1414334(C > G)也与肥胖和 MetS 的风险相关。

瘦素是一种由脂肪组织分泌的肽激素, 在下丘脑通过与受体结合激活次级信号, 抑制摄食并增加能量消耗。瘦素基因启动子 rs7799039(-2548A/G)A/A 或 A/G 基因型分别对应于高、中度瘦素 mRNA 的表达, 而 G/G 纯合子瘦素 mRNA 表达水平较低。有 3 项亚洲人群研究发现, 等位基因(G)或基因型(GA)与抗精神病药导致的男性体重增加相关, 但在女性中相关不显著。GG 基因型与欧洲男性的体重增加显著相关, 而 AA 基因型与女性的体重增加显著相关, 表明存在性别特异性效应。在接受利培酮治疗的儿童和青少年(7 ~ 17 岁)中, A 等位基因与体重指数(body mass index, BMI)的急剧增加相关。瘦素基因启动子 rs7799039(-2548A/G)多态性也是研究结果一致性最好的基因位点之一, 在

考虑患者年龄和性别的情况下,最有希望作为抗精神病药物代谢不良反应的生物标志物应用于临床。

脂联素水平与大多数代谢参数(除血糖之外)呈负相关。瘦素/脂联素(L/A)与大多数代谢参数(除葡萄糖和HDL-C水平外)呈正相关,提示L/A可能成为MetS的分子标志物。

巨噬细胞迁移抑制因子(MIF)是具有免疫和代谢调节作用的一种进化保守的细胞因子。一项用奥氮平单药治疗首发精神分裂症患者的前瞻性研究发现,MIF启动子区CATT 5~8次重复多态性与奥氮平诱导的体重增加和代谢紊乱相关。大于5次重复的CATT患者服药后出现体重增加和代谢障碍,且伴有血清MIF水平增高,5次重复的患者服用奥氮平后不出现代谢障碍,不伴有血清MIF水平增高,提示MIF启动子区CATT重复多态性和血清MIF水平可以作为预测奥氮平代谢不良反应的生物标志物。

此外,证据表明DRD2、TNF、SNAP-25、MC4R、CNR1、MDR1、ADRA1A和INSIG2基因也是抗精神病药导致体重增加的重要风险因素。

精神分裂症与代谢紊乱密切相关。目前,代谢相关生物标志物无论是预测精神分裂症还是抗精神分裂症药物的代谢不良反应都取得了一定进展,以上因子可以作为精神分裂症精准诊疗的参考生物标志物进行临床应用验证。MetS和精神分裂症都属于复杂疾病,可能涉及多种病理机制,利用这些标志物或者标志物的排列组合进行模式识别患者亚群,推动代谢生物标志物的临床转化,对精神分裂症的精准诊疗具有重要意义。

(崔东红,彭延敏)

第三节　免疫生物标志物

精神分裂症与免疫系统失调关系一直受到关注。一篇纳入81项横断面和纵向研究的荟萃分析显示,精神分裂症患者外周血抗核抗体、抗心磷脂IgG和IgM等多种自身抗体滴度显著增加。近年来受到关注的精神分裂症免疫相关生物标志物为白介素系列细胞因子。

一、白介素-6

白介素-6（interleukin-6，IL-6）是促炎细胞因子，不同类型的细胞在免疫激活条件下均可分泌，具有促进B细胞分化、T细胞增殖活化和调节急性炎症的功能。中枢活化的星形胶质细胞、小胶质细胞和神经元均能分泌IL-6。IL-6在精神分裂症中得到广泛研究。IL-6的启动子单核苷酸多态性（SNP）（rs1800795-G/C）与血浆IL-6水平及精神分裂症易感性显著相关，其中C等位基因可增高IL-6水平和精神分裂症患病风险。精神分裂症患者中枢和外周血中IL-6表达水平明显升高。IL-6的血浆水平与患者的阳性、阴性、抑郁和认知障碍等症状严重程度呈正相关，而抗精神病药物治疗后血浆IL-6水平恢复正常，提示血浆IL-6水平可作为精神分裂症疾病状态的生物标志物，为精神分裂症精准诊治提供参考。

二、白介素-10

白介素-10（interleukin-10，IL-10）是一种典型的抗炎细胞因子，通过抑制巨噬细胞和T淋巴细胞的增殖及IL-6、IL-1、IL-8和TNF-α等炎症因子的分泌来调节炎症反应，可由单核细胞、粒细胞等多种白细胞及上皮细胞、角质形成细胞等非免疫细胞分泌。中枢小胶质细胞和星形胶质细胞均能分泌IL-10。荟萃分析发现，IL-10的SNP位点rs1800872-C/A与精神分裂症易感性显著相关，其中AA为风险基因型，且IL-10的单体型rs1800896-rs1800871-rs1800872的A-C-A和G-C-C基因型与精神分裂症易感性显著相关。首发未用药精神分裂症患者血浆IL-10蛋白表达水平明显低于健康对照，且IL-10水平与患者的PANSS阴性症状得分和认知因子得分呈负相关，即患者阴性症状和认知障碍越严重，IL-10水平越低；在首发未用药患者中rs1800872的A等位基因携带者血浆IL-10水平更低，认知功能更差。因此，IL-10基因多态性和血浆表达水平可能成为精神分裂症的生物标志物。

三、白介素-1β

白介素-1β（interleukin-1β，IL-1β）是促炎细胞因子，主要由单核细胞和巨噬细胞生成。在中枢神经系统，IL-1β 主要由小胶质细胞和星形胶质细胞合成释放，在脑内广泛分布，尤其是海马和下丘脑。IL-1β 的 4 个 SNP（rs4848306-C/T、rs1143623-C/T、rs16944-C/T、rs1143634-C/T）与精神分裂症显著相关。精神分裂症患者的背外侧前额叶、血浆的 IL-1β 表达水平均明显升高。荟萃分析显示，首发和复发精神分裂症患者的血清 IL-1β 水平均升高，抗精神病药物治疗后恢复正常。因此，IL-1β 的 SNP 多态性及中枢和外周血表达水平都可能成为精神分裂症精准诊疗参考的生物标志物。

四、白介素-2

白介素-2（interleukin-2，IL-2）是抗原活化后产生的多效性细胞因子，常由 Th1 淋巴细胞释放产生。因其在免疫应答及神经系统功能中的作用，IL-2 在精神分裂症中被广泛研究。IL-2 的启动子 SNP rs2069762-T/G 与精神分裂症易感性显著相关，其中 T 等位基因和 TT 基因型可增加疾病患病风险。首发精神分裂症患者血浆 IL-2 水平明显升高，经 4 周抗精神病药物治疗后 IL-2 的血浆水平明显下降。此外，精神分裂症患者脑脊液 IL-2 水平与复发相关，即复发患者在服药期间和停药后，其脑脊液 IL-2 水平明显高于不复发患者，提示 IL-2 有可能作为精神分裂症的生物标志物。

五、白介素-8

白介素-8（interleukin-8，IL-8）是一种细胞趋化因子，由单核细胞、巨噬细胞、内皮细胞和活化的 T 细胞等产生和分泌，可促进中性粒细胞、嗜碱性细胞和 T 淋巴细胞的定向迁移，在自身免疫性、炎症性和感染性疾病中发挥重要作用。IL-8 可促进白细胞的血脑屏障转移，引起大脑神经炎症，产生神经毒性作用。IL-8 与精神分裂症的发生密切相关。妊娠中后期，母体 IL-8 水平升高会增加后代患精神分裂症的风险。荟萃分析发现，精神分裂症患者包括未用药的首发和复发患者，血浆和脑脊液 IL-8 水平均明显升高。此外，慢性精神分裂症患者血浆 IL-8 水平与 BDNF 水平呈负相关。因此，IL-8 的血浆和中枢表达水平可能成为精神分裂症的生物标志物，并用于鉴别精神分裂症的高炎症亚型。

六、白介素-12

白介素-12(interleukin-12，IL-12)是一种异源二聚细胞因子，由IL-12A（IL-12p35）和IL-12B（IL-12p40）基因编码的2个亚基组成，主要由单核细胞和巨噬细胞产生，可诱导自然杀伤细胞和T细胞产生 γ-干扰素，促进Th1细胞的分化和功能，抑制Th2细胞的分化，在细胞免疫中起中心作用。IL-12B基因启动子的CTCTAA/GC多态性与精神分裂症显著相关。荟萃分析发现，首发精神分裂症患者（无论是否用药）和慢性精神分裂症患者（病情稳定或急性复发患者）的血浆IL-12表达水平均明显升高，利培酮、奥氮平和氟哌啶醇等抗精神病药物治疗6 ~ 8周后IL-12表达水平仍显著增高，提示IL-12可作为疾病表型标志物。精神分裂症患者血浆IL-12p40水平也明显升高，尤其是女性患者。此外，血液IL-12水平与认知能力呈负相关，即认知障碍越严重，IL-12水平越高。IL-12水平与全脑灰质百分比呈显著负相关，即IL-12水平越高，全脑灰质百分比越低。提示IL-12可能通过影响脑结构参与精神分裂症的病理生理过程。综上所述，IL-12基因多态性及外周血水平均可能成为精神分裂症的生物标志物。

七、白介素-1受体拮抗剂

白介素-1受体拮抗剂（IL-1Ra）由单核细胞和巨噬细胞产生，是IL-1R的一种内源性拮抗剂，可有效拮抗IL-1的信号。所有诱导IL-1合成和释放的信号及IL-1自身均可诱导IL-1Ra生成，IL-1Ra表达升高迟于IL-1的表达激活。在中枢神经系统，IL-1Ra主要表达于海马、小脑浦肯野神经元、室旁下丘脑神经元、室管膜和脉络丛，与IL-1保持平衡起抗炎作用，参与神经炎症、大脑发育等过程。

IL-1Ra基因的（86bp）$_n$串联重复多态性与精神分裂症显著相关，精神分裂症患者的（86bp）$_4$和（86bp）$_2$等位基因频率明显高于健康对照。精神分裂症患者（包括首发患者）的血浆IL-1Ra水平明显高于健康对照，且抗精神病药物治疗后仍升高，提示IL-1Ra可作为精神分裂症的表型标志物。此外，精神分裂症患者的血浆基线IL-1Ra水平与奥氮平治疗后的胆固醇、低密度脂蛋白、载脂蛋白B和瘦素改变呈正相关，即IL-1Ra基线水平越高，治疗后胆固醇升高等代谢异常越明显，提示基线血清IL-1Ra水平可预示患者奥氮平治疗后是否出现代谢障碍不良反应。因此,IL-1Ra的(86bp)$_n$重复多态性和血浆水平可能成为精神分裂症表型和药物不良反应的生物标志物。

八、肿瘤坏死因子-α

肿瘤坏死因子-α(tumor necrosis factor-α,TNF-α)是一种参与先天免疫反应的促炎细胞因子,主要由T淋巴细胞等免疫细胞产生。在中枢神经系统,TNF-α由小胶质细胞和星形胶质细胞释放,参与突触可塑性、学习记忆、睡眠、摄食以及神经免疫反应等重要生理过程。荟萃分析发现,首发、急性和慢性精神分裂症患者外周血TNF-α水平均显著升高,且首发患者在抗精神病药物治疗前后血浆TNF-α水平无明显差异,提示TNF-α可作为疾病表型的潜在生物标志物。多项大样本关联分析显示,TNF-α的SNP rs1799964-T/C与精神分裂症患者的发病年龄、认知障碍、自杀行为显著相关,C等位基因携带患者认知障碍更严重、自杀尝试年龄更早,TT基因型患者发病年龄更早。

九、C-反应蛋白

C-反应蛋白(C-reactive protein,CRP)是一种参与先天免疫反应的血浆蛋白,主要由肝细胞产生,在IL-6和TNF-α刺激下大量生成和释放。精神分裂症患者外周血CRP水平明显升高。CRP升高是患者阳性症状和认知障碍严重程度增加、维生素D缺乏、微生物紊乱、心血管和代谢障碍的风险因素。因此,CRP可能成为精神分裂症尤其是阳性症状、认知功能的生物标志物。

十、其他

除上述免疫因子外,β转化生长因子(TGF-β)的血浆水平在首发和急性复发精神分裂症患者中均明显升高,经抗精神病药物治疗后恢复正常,可作为疾病状态标志物;γ-干扰素(INF-γ)和可溶性白介素2受体(sIL-2R)血浆水平不论在何种疾病状态下均明显增高,可作为疾病的表型标志物。

(崔东红,方　钰)

------------------------------ **参考文献** ------------------------------

［ 1 ］ Bleuler M, Bleuler R. Dementia praecox oder die Gruppe der Schizophrenien: Eugen Bleuler［ J ］. Br J Psychiatry, 1986, 149: 661−662.

［ 2 ］ Hall J, Whalley H C, Job D E, et al. A neuregulin 1 variant associated with abnormal cortical function and psychotic symptoms［ J ］. Nat Neurosci, 2006, 9(12): 1477−1478.

［ 3 ］ Minassian A, Granholm E, Verney S, et al. Visual scanning deficits in schizophrenia and their relationship to executive functioning impairment［ J ］. Schizophr Res, 2005, 74(1): 69−79.

［ 4 ］ Calkins M E, Iacono W G, Ones D S. Eye movement dysfunction in first-degree relatives of patients with schizophrenia: a meta-analytic evaluation Of candidate endophenotypes［ J ］. Brain Cogn, 2008, 68(3): p.436−461.

［ 5 ］ Fatemi S H, Folsom T D, et al. The neurodevelopmental hypothesis of schizophrenia, revisited［ J ］. Schizophr bull, 2009, 35(3): 528−548.

［ 6 ］ World Health. The ICD−10 classification of mental and behavioural disorders: diagnostic criteria for research［ R ］. Clinical Descriptions & Diagnostic Guidelines Geneva, 1993.

［ 7 ］ Crow T J. Molecular pathology of schizophrenia: more than one disease process?［ J ］. Br Med J, 1980, 280(6207): 66−68.

［ 8 ］ Mcintosh A M, Moorhead T W J, Job D, et al. The effects of a neuregulin 1 variant on white matter density and integrity［ J ］. Mol Psychiatry, 2008, 13(11): 1054−1059.

［ 9 ］ Kremen W S, Seidman L J, Pepple J R, et al. Neuropsychological risk indicators for schizophrenia: a review of family studies［ J ］. Schizophr Bull, 1994, 20(1): 103−119.

［ 10 ］ Yung A R, McGorry P D. The Prodromal phase of first-episode psychosis: past and current conceptualizations［ J ］. Schizophr Bull, 1996, 22(2): 353−370.

［ 11 ］ Hegarty J D, Baldessarini R J, Tohen M, et al. One hundred years of schizophrenia: a meta-analysis of the outcome literature［ J ］. Am J Psychiatry, 1994, 151(10): 1409−1416.

［ 12 ］ Yu H, Yan H, Li J, et al. Common variants on 2p16.1, 6p22.1 and 10q24. 32 are associated with schizophrenia in Han Chinese population［ J ］. Mol Psychiatry, 2017, 22(7): 954−960.

［ 13 ］ Howes O D, Kambeitz J, Kim E, et al. The nature of dopamine dysfunction in schizophrenia and what this means for treatment［ J ］. Arch Gen Psychiatry, 2012, 69(8): 776−786.

[14] Brugger S P, Angelescu I, Abi-Dargham A, et al. Heterogeneity of striatal dopamine function in schizophrenia: meta-analysis of variance[J]. Biol Psychiatry, 2020, 87(3): 215–224.

[15] Catts V S, Lai Y L, Weickert C S, et al. A quantitative review of the postmortem evidence for decreased cortical N-methyl-d-aspartate receptor expression levels in schizophrenia: How can we link molecular abnormalities to mismatch negativity deficits?[J]. Biol Psychol 2016, 116: 57–67.

[16] Frankle W G, Cho R Y, Prasad K M, et al. In vivo measurement of GABA transmission in healthy subjects and schizophrenia patients[J]. Am J Psychiatry, 2015, 172(11): 1148–1159.

[17] Pettegrew J W, Keshavan M S, Panchalingam K, et al. Alterations in brain high-energy phosphate and membrane phospholipid metabolism in first-episode, drug-naive schizophrenics. A pilot study of the dorsal prefrontal cortex by in vivo phosphorus 31 nuclear magnetic resonance spectroscopy[J]. Arch Gen Psychiatry, 1991, 48(6): 563–568.

第八章

精神分裂症的脑影像学标志物

　　神经影像技术在精神分裂症的研究中取得长足的进展。其中,磁共振成像(MRI)以其独特的优势而应用最为广泛。通过不同模态的MRI方式,研究者们发现,精神分裂症患者在脑解剖结构、功能活动及其对应的解剖和功能脑网络等方面与健康对照之间存在显著差异,成为探究精神分裂症病理生理学基础的重要依据。此外,分子影像和脑电图(EEG)技术由于各自的优势也在精神分裂症的临床研究中被广泛应用,为精神分裂症的神经活动特征性改变提供重要证据。近年来,随着神经影像学与人工智能技术的结合,从探索精神分裂症的发病机制到临床诊疗新方法,神经影像学扮演着越来越重要的角色,将成为精神分裂症诊疗体系中不可或缺的辅助手段。本章着重介绍MRI、分子影像及脑电生理技术在精神分裂症生物标志物开发中的应用。

第一节 结构影像学标志物

一、常用的精神分裂症脑结构成像技术

20世纪初,在精神分裂症患者的尸检中发现局部脑结构的萎缩,从而建立了精神分裂症患者的行为与脑之间存在关联的假说。随后,计算机断层扫描技术(CT)发现精神分裂症患者侧脑室体积异常增大,进一步证实精神分裂症的脑结构异常。然而CT技术对脑组织细节的刻画有一定的局限性,而且具有一定的辐射,因此在精神分裂症的研究中受到极大的限制。磁共振成像(MRI)以其较高的空间分辨率、多模态成像和无电离辐射等优点,已成为目前精神疾病检测的最重要的手段之一。MRI基本的成像过程可以简单概括为:当人体从外界进入静磁场时,体内无规则排列的氢质子重新排列,随后向受检部位施加射频脉冲使氢质子吸收能量发生共振,停止发射射频脉冲后,被激发的氢质子逐渐释放能量并恢复到激发前的状态,通过将氢质子释放的能量转化成磁共振信号并经计算机处理形成图像。

在精神分裂症患者行MRI检查中,目前主要采用T_1加权成像,可提供较高的空间分辨率和较好的灰质/白质对比的脑解剖信息。其后续分析主要包括:① 手动绘制感兴趣脑区;② 基于体素的形态测量法(VBM),是目前最为流行的自动化脑结构图像分析技术之一;③ 基于皮质表面的结构分析。

二、精神分裂症结构异常的脑区

精神分裂症患者无论是灰质或白质体积、皮质厚度,还是皮质表面积,均表现为全脑广泛性异常。下面,将结合前人研究和荟萃分析结果介绍精神分裂症解剖结构异常的脑区。

1. 全脑体积

无论是首发还是慢性精神分裂症患者都表现为全脑体积的显著缩小,全脑

灰质总体积以及白质总体积均显著缩小。

2. 脑室体积

脑室体积扩大主要与周围脑组织的萎缩有关。在慢性精神分裂症患者中，脑室总体积显著扩大，最明显的是左、右侧脑室，其次是第三和第四脑室。在首发精神分裂症患者中也同样发现了脑室体积扩大，主要是左、右侧脑室和第三脑室，其中左侧脑室体积扩大33.7%，右侧脑室体积扩大24.7%，第三脑室体积扩大25.3%，而第四脑室体积未发现显著扩大。

3. 颞叶

负责处理听觉信息，也与视觉记忆、语言认知和情感等功能有关。精神分裂症患者的妄想和幻听症状常被认为与颞叶的结构与功能异常有关。精神分裂症患者的颞叶结构，尤其是左内侧颞叶和双侧颞上回体积显著缩小，左侧颞叶的颞上回、部分颞中回、海马旁回、梭状回以及整个右侧颞叶的皮质均变薄。双侧颞中回、颞下回以及梭状回的皮质表面积显著缩小。首发精神分裂症患者的颞上回、颞横回体积缩小；慢性精神分裂症患者的颞横回、左侧梭状回体积缩小。

4. 额叶

慢性精神分裂症患者的双侧额叶总体积显著缩小，双侧额中回和额内侧回灰质减少。首发精神分裂症患者的双侧额下回和额内侧回、左侧额中回和右侧中央前回灰质减少。额叶大部分区域的皮质厚度和表面积均受到显著影响，其中内、外侧额叶皮质变薄，以及双侧额上回、右侧中央前回表面积缩小在全脑范围内表现最为显著。

5. 顶叶

慢性和首发精神分裂症患者均有显著的中央后回的灰质减少，以及顶下小叶的皮层显著变薄。

6. 岛叶

慢性和首发精神分裂症患者均表现为岛叶显著且较大范围灰质减少。

7. 小脑

慢性精神分裂症患者主要表现在小脑蚓部和白质体积增大。也有研究发现首发精神分裂症患者小脑灰质减少。

8. 边缘系统

由扣带回、海马旁回、海马和杏仁核组成，与情感、行为、动机及长期记忆等相关。慢性精神分裂症患者的前、后扣带回灰质减少,并以左侧前扣带回为主;双侧海马旁回灰质减少,以左侧为主;双侧海马、杏仁核体积缩小。首发精神分裂症患者的右侧前扣带回灰质减少;双侧海马旁回、海马的灰质减少,以左侧为主。慢性和首发精神分裂症患者的左侧前扣带皮质显著变薄。

9. 皮质下核团

(1)基底节:由尾状核、壳核和苍白球组成,一直是精神分裂症研究的焦点。慢性精神分裂症患者的双侧基底节体积增大,双侧壳核轻度增大、苍白球明显增大。首发精神分裂症患者的双侧尾状核头体积减小。

(2)丘脑:慢性和首发精神分裂症患者的丘脑灰、白质体积均显著缩小。

10. 胼胝体

位于大脑中线连接两个大脑半球的结构,由白质纤维束构成。慢性精神分裂症患者的胼胝体正中矢状面的面积缩小,首发精神分裂症患者的表现更为显著。

(梁　猛,华明辉)

第二节　功能影像学标志物

一、精神分裂症脑功能成像常用技术

功能磁共振成像(fMRI)是一种通过检测血流变化来反映脑活动的成像技术,最常用的方法是基于血氧水平依赖(BOLD)的检测方法。该方法是通过测量脑局部组织血氧浓度的改变,即脑局部神经活动增强导致耗氧量增加时,相应的局部区域血流量也随之增加,含氧血红蛋白也增加。然而增加的含氧血红蛋白量远远大于消耗的含氧血红蛋白量,导致脱氧血红蛋白浓度相对下降。由于脱氧血红蛋白是一种顺磁性物质,对局部磁场强度产生影响,导致该局部区域磁共振信号的变化,具体表现为局部T_2加权像信号增强。

fMRI既可用于探索任务或刺激引起的脑响应,也可用于静息状态下的脑活动。

(1)任务态又可分为"组块任务设计"和"事件相关设计"。在组块任务设计中,感兴趣的任务与对照任务交替出现,使得fMRI信号随着任务的改变而发生变化。组块设计虽然具有更高的统计力度，但容易出现信号漂移，且受试者能够预期后续事件的发生；相对于组块设计，事件相关设计更加灵活，但信噪比较低，导致统计力度偏弱。

（2）静息态则是在不执行明确任务的情况下测量大脑的神经活动及区域连接情况。目前认为有用信号主要集中在低频成分（0.01~0.1 Hz），通过考察局部BOLD低频信号波动的局部一致性（regional homogeneity，ReHo）和低频波动的幅值（amplitude of low-frequency fluctuation，ALFF）来反映局部区域神经活动的状况，或通过考察空间上不同脑区BOLD信号低频成分随时间波动的同步性评估不同脑区之间的功能连接（functional connectivity，FC），以评估大脑内在功能组织模式。基于静息态fMRI数据的功能连接分析主要包括假设驱动和数据驱动两种策略。前者通过先验假设首先选定感兴趣区作为种子点，并计算其与全脑其他体素或感兴趣区的BOLD信号的相关性，进而研究特定脑区与脑内其他区域的功能连通性；后者则以独立成分分析（independent component analysis，ICA）为代表，通过将全脑BOLD信号分解成统计学上相互独立的成分（空间或时间），进而探索静息态脑网络的改变。

二、精神分裂症脑功能异常

大量研究报道了精神分裂症患者在执行功能、工作记忆、注意力、语言流畅性和情感处理等任务状态下以及静息状态下异常的脑活动。

1. 任务态

患者的执行功能、学习、记忆功能障碍在精神分裂症初期表现突出，精神症状缓解后这些认知功能障碍仍没有太大的改善，认知功能障碍是精神分裂症患者的核心症状，与额颞区的异常激活关系密切。fMRI研究发现，精神分裂症患者在进行记忆和执行功能任务时，腹内侧和上颞叶皮质、前额叶皮质以及边缘结构出现激活异常。

首发精神分裂症患者对复杂的感觉刺激（尤其是不同的感觉刺激相结合）表现出相应脑区的激活减弱，在受到视觉和听觉相交替刺激时，顶叶、右侧丘脑和前额叶皮质激活减弱。联想任务研究发现，患者的前额叶激活减弱。精神分裂症患者完成语言学习任务时额叶激活显著减弱，尤其是前额叶下区以及海马和海马旁回的激活减弱。在一项关于工作记忆和认知控制事件相关设计中,精神分裂症患者的海马激活减弱与前额叶激活减弱伴随出现。

社会认知是指感知、解释和处理社会信息的过程,尤其是情感。社会信息处理(从对社会刺激的基本感知,到后来对刺激的评价和最终的反应)需要多个神经区域之间复杂的协同作用。fMRI研究表明,在悲伤情绪时,精神分裂症患者的杏仁核却缺乏激活表现,并且在其未患精神分裂症的兄弟姐妹中也有相似的变化。在恐惧面孔识别研究中,有明显幻觉及妄想的精神分裂症患者的恐惧与杏仁核、内侧前额叶激活减弱有关。在一项情绪和年龄识别交替出现的组块设计研究中,患者表现为情绪条件下的左侧杏仁核和双侧海马的激活减弱。情绪图片分类(令人愉快的、令人讨厌的和中性的图片)研究中发现,杏仁核-海马和皮质-基底节-丘脑回路的激活减弱。

2. 静息态

静息态fMRI研究发现,精神分裂症患者存在舌回、楔前叶以及楔叶ALFF的降低和海马旁回ALFF增大。双侧额叶、颞叶、枕叶、小脑后部、右侧顶叶和左侧边缘区ReHo显著降低。在一项基于全脑静息态神经活动状态的荟萃分析中,精神分裂症患者的内侧前额叶皮质、左侧海马、后扣带皮质以及楔前叶等默认网络相关脑区的神经活动减弱,舌回神经活动增强。虽然与之前的研究结果并不完全一致,但这些研究均表明精神分裂症患者在静息状态下同样存在广泛的脑功能异常。

(梁　猛,华明辉)

第三节　脑网络标志物

一、脑网络分析技术概述

神经系统是由相互连接的神经元组成的网络,这一观点在神经科学领域有着悠久的历史。随着非侵入性成像技术和图像分析技术的发展,从宏观角度构建人脑整体的结构和功能网络成为可能。与此同时,网络科学和图论方法的引入提高了人们深入探究神经网络组织架构拓扑属性的能力。

大量的神经影像学研究表明,精神分裂症的典型症状(如幻觉、妄想、缺乏主动性和认知功能损害等)均与大脑异常的结构连接和功能连接有关。

1. 结构连接

结构连接包括两种:一种是白质纤维连接,是不同脑功能区之间潜在"线路",可通过弥散加权成像(diffusion weighted imaging, DWI)研究。DWI是一种基于"布朗运动"现象发展的能够量化脑组织内水分子扩散属性的成像技术,其中的弥散张量成像(DTI)已被广泛应用于脑白质纤维成像。最常使用的描述白质结构完整性的弥散指标,包括分数各向异性(FA)和平均弥散度(mean diffusivity, MD)。目前常用的DTI图像分析方法包括纤维束追踪法、基于体素的分析法(VBA)和基于白质骨架的弥散指标分析法(tract-based spatial statistics, TBSS)。结构连接在短时间内相对稳定,但在长时间内也可发生可塑性变化。由于精神分裂症的病程较漫长,因此分析脑结构连接的完整性有助于探索不同脑区间神经信息交流的解剖基础是否发生了改变。还有一种构建结构连接网络的方式,是通过不同脑区在人群中的结构属性(如脑区灰质体积或皮质厚度等形态学指标)的协共变特征来建立脑区间的连接,进而构建全脑结构协共变网络。这种"协共变"网络构建方法假定存在关联的不同脑区在形态学特征上是共同变化的。比如,一个脑区的皮质厚度与另一个脑区的皮质厚度在个体间存在同步变化,则认为这两个脑区之间存在结构或功能上的关联。

2. 功能连接

功能连接是指在静息状态或任务状态下空间分布不同的脑区之间神经活动的相关性,提示脑区之间存在某种程度上的信息交流。在fMRI研究中,神经活动是通过记录BOLD信号的变化来刻画的。与结构连接相比,功能连接往往更加普遍地存在于全脑。也就是说,在没有直接结构连接的情况下,两个区域可以表现出较强的功能连接。因此,可通过分析不同脑区之间功能连接的变化探究更广泛的脑区间信息交流的改变。

3. 效应连接

由于功能连接仅考察不同脑区神经活动变化的相关性,无法反映连接的方向性,即两个脑区神经活动的改变是否存在因果关系。因此,又出现了效应连接(effective connectivity)分析方法。效应连接考察的是一个脑区的神经活动对另一个脑区神经活动所施加的影响,可以用来估计两个脑区之间神经活动因果关系的方向性。

4. 脑网络拓扑结构属性

计算出全脑不同脑区之间的连接(可以是结构连接、功能连接或者效应连接)后,即可构建全脑复杂网络,进一步利用图论的方法研究其网络拓扑结构属性。图论(graph theory)是用由一组节点和边(节点之间的连接)组成的图来描述物体间相互关系的一种数学方法。越来越多的证据表明,脑网络比单个脑区的结构和功能特性能更全面地反映大脑功能。早期关于精神分裂症脑网络拓扑属性的研究多集中在反映网络全局组织结构的"小世界"属性方面。"小世界"属性综合考量了网络内信息传递效率和网络连接代价。研究表明,健康人脑网络具有"小世界"属性,其特点是在适度网络连接代价的基础上,实现较高的信息传递效率,从而为人脑不同脑区之间同时具有功能的分离性与整合性提供一种有效的网络拓扑结构基础。随着图论技术在脑网络研究中的应用越来越深入,更多的网络拓扑属性指标被用来刻画脑结构及功能网络的拓扑结构特点。

二、精神分裂症脑结构连接和结构网络拓扑属性异常

精神分裂症患者除了存在显著的脑灰质体积缩小外,脑白质体积同样显著缩小,提示其白质纤维也存在异常。

1. 精神分裂症高危人群

在精神分裂症高危人群中,FA值降低的白质结构主要为上纵束、下纵束、下额枕束、胼胝体的体部和压部、终纹、内外囊、上放射冠、下放射冠、扣带和大脑脚。随着年龄的增长,健康对照组的年轻受试者全脑FA值随之增加;而与之年龄匹配的临床高危患者的内侧颞叶白质纤维和下纵束FA值随年龄增长未见明显增加,表明至少在颞叶存在发育异常。荟萃分析表明,在正常大脑发育过程中,上纵束是最活跃和最脆弱的白质区域之一;而在临床高危患者中,上纵束异常是较为一致的发现,提示精神分裂症早期就存在白质发育异常。与首发精神分裂症患者相比,临床高危患者额颞叶区白质纤维受累较轻。

2. 首发精神分裂症

在首发精神分裂症患者中,FA值降低的白质结构主要为内囊、胼胝体的膝

部、体部和压部、上纵束、下纵束、下额枕束、右侧前扣带、海马旁回和边缘系统。其中内囊的FA值降低是较为一致的发现，而包括丘脑辐射和皮质脊髓束在内的多条白质纤维束途经内囊，其显著的白质结构异常支持了丘脑-皮质失连接假说。内囊异常与高危患者临床表现严重性存在关联。这些针对首发和高危患者的研究结果进一步提示，内囊在精神分裂症发病前或初期阶段就已经对其临床症状具有一定的影响。与临床高危患者相比，首发精神分裂症患者出现了更严重的脑前部白质结构异常，例如胼胝体膝部、内囊前肢以及前额叶白质。

3. 慢性精神分裂症

在慢性精神分裂症患者中，表现为整体水平的白质结构FA值降低，特别是连接额叶、颞叶和顶叶区域的白质投射受到的影响最大。具体来说，上纵束、下纵束、下额枕束、钩状束、内囊、外囊、穹窿、弓状束、扣带、胼胝体和前后丘脑辐射的FA值显著降低，MD值显著增大。另有研究报道，治疗5年的慢性精神分裂症患者的舌回、脑岛以及右侧深部额叶的白质FA值显著高于健康对照组。但目前慢性精神分裂症脑网络研究结果存在一定的差异，可能是由于不同研究纳入患者的病程、用药及药物反应不同所致。

多数DTI研究还发现首发和慢性精神分裂症的阳性症状与上纵束、下纵束、下额枕束的FA值呈正相关，与MD值负相关。阴性症状与白质改变的关系较为复杂。在慢性患者中，阴性症状与胼胝体、钩状束和下纵束的异常有关；在发病时间较短的患者中，阴性症状主要与下纵束的异常有关；在高危患者中，下纵束和内侧颞叶白质的异常可预测患者15个月后的恶化情况。此外，也有研究报道了额顶脑区间结构连接异常与精神分裂症患者工作记忆、执行功能障碍有关，下纵束、下额枕束FA值降低与处理速度、语言和视觉学习障碍有关。

4. 精神分裂症患者脑结构网络拓扑结构受损

与健康人脑网络相比，精神分裂症患者脑结构网络的"小世界"属性显著降低，提示精神分裂症患者脑结构网络的拓扑结构遭到破坏。研究还发现，精神分裂症患者脑结构网络的聚类系数和模块化水平较健康人增高，提示整个网络的组织模式分离性增加。进一步研究发现，与健康人相比，精神分裂症患者脑结构网络的平均路径长度增加、网络全局效率降低，提示网络组织模式的分离性增加，导致脑区间信息交流降低。当单独分析某个节点在整个网络中的作用时发现，一些皮质区域的网络属性发生显著改变，如额叶和颞叶的聚类系数降低、路径长度增加以及全局效率降低。有研究报道,内侧额叶和内侧顶叶的中心性降低。基于脑区间结构协共变网络分析同样证实精神分裂症患者脑结构网络的拓扑属性发生改变,其层次结构降低,提示皮质区域间组织模式受到破坏。默认网络的部分脑区的紧密度和介数中心性水平降低,这些脑区在整个结构网络信息交流的中心作用减弱。在一项基于纤维束将全脑划分成82个节点的研究中,精神分裂症患者全脑网络连接更为稀疏,导致信息传递效率下降。主要集中在额-顶-枕网络连接强度降低,累及胼胝体膝部、扣带及半球间顶枕束,以及额叶内侧区和顶叶皮质间连接。这些证据均提示精神分裂症患者脑结构网络的拓扑组织架构存在异常。

三、精神分裂症脑功能连接和功能网络拓扑属性异常

1. 静息态功能连接异常

大量研究表明,精神分裂症患者的全脑静息态功能连接异常,主要表现为功能连接降低,但也有少量脑区间功能连接增强。

在众多静息态固有网络中,对默认网络(DMN)的研究最为广泛。DMN包含内侧前额叶、后扣带、楔前叶和海马,与内部定向注意力有关。有研究发现,精神分裂症患者主要表现为DMN内脑区间功能连接降低、DMN与腹侧注意网络(包含前扣带和脑岛)功能连接降低以及纹状体-DMN回路效应连接降低,提示精神分裂症患者整合内部活动能力降低。

丘脑与皮质之间静息态功能连接异常也是精神分裂症脑网络研究的热点。主要表现为丘脑与额顶网络、腹侧注意网络功能连接降低,提示患者监控和调节突触信息功能异常。在一项效应连接研究中,发现精神分裂症患者的脑岛与背外侧前额叶之间双向的效应连接以及双侧视觉皮质到脑岛的效应连接均受损,提示患者突显性信息处理-执行环路功能异常。

慢性精神分裂患者最显著的效应连接异常为边缘系统(如海马、海马旁回和后扣带)到丘脑的效应连接异常。此外,内侧颞叶结构(杏仁核、海马)与前额叶、顶叶之间的功能连接异常,例如精神分裂症患者的杏仁核与眶额区之间的功能连接降低,但在高危人群中未发现这种异常。精神分裂症患者的临床症状与特定脑区间功能连接异常存在显著关联。例如,在临床高危人群和首发

精神分裂症患者中,阳性症状的严重性与尾状核背侧和背外侧前额叶之间功能连接降低有关;视幻觉与杏仁核和视觉皮质之间功能连接增强有关,听幻觉与颞顶叶间功能连接降低有关。阴性症状的严重性与全脑广泛功能连接降低有关。

2. 任务态功能连接异常

在工作记忆任务条件下,精神分裂症患者的前额叶与顶叶之间的功能连接和效应连接降低,且功能连接随着症状的严重程度而变化。未服过抗精神病药物的临床高危人群同样表现为额-顶功能连接异常,表明额-顶功能连接可能是精神分裂症一种潜在的生物标志物。在上下文处理任务中,未患病的患者亲属同样表现为右侧额-顶执行网络内连接异常,表明这种功能异常具有遗传易感性。精神分裂症认知障碍可能由脑网络内特定的功能连接异常所致。

3. 精神分裂症患者脑功能网络拓扑结构受损

与健康人脑功能网络相比,精神分裂症患者的脑功能网络的"小世界"属性显著降低,提示精神分裂症患者的脑内信息传递紊乱。精神分裂症患者的脑功能网络异常主要表现为聚类系数、局部效率和模块化水平降低;精神分裂症患者的脑结构网络的长距离连接减少,而脑功能网络的长距离连接增多。脑结构与功能网络拓扑属性异常之间的差异,表明精神分裂症患者的脑功能与结构网络之间具有潜在的复杂关系,值得进一步深入探讨。

(梁　猛,华明辉)

第四节　分子影像学标志物

一、分子影像学分析技术概述

正电子发射断层成像(PET)是一种用于检测组织器官代谢情况的核医学功能成像技术。在进行PET检查时,首先需要将放射性示踪剂(短寿命放射性核素,如^{18}F)与葡萄糖等生物代谢所必需的物质相结合注入患者体内,然后该成像系统通过检测由放射性核素衰变释放的正电子与体内负电子湮灭产生的 γ 光子构建体内示踪剂图像,进而间接反映局部代谢情况。PET具有较高的敏感度和特异度,在心、脑功能及肿瘤的临床和科研中应用广泛。正电子发射断层成像-计算机断层成像(positron emission tomography and computed tomography, PET/CT)是一种将PET和CT相结合的成像技术,一次扫描可同时获得功能图像(PET)和解剖图像(CT),从而解决了PET解剖定位困难的问题。

单光子发射计算机断层成像(SPECT)同样是一种用于检测组织器官代谢情况的核医学功能成像技术。与PET相比,SPECT采用的是释放 γ 光子的放射性核素,如 ^{131}I 和 ^{99}mTc 等。另外,相对于PET,SPECT的图像对比度和空间分辨率均较差。

目前,脑血流量的成像研究已经被空间和时间分辨率更高且无电离辐射的fMRI技术所取代,而对于受体、转运蛋白、酶以及递质的合成和释放等生物分子的成像研究是PET和SPECT独有的功能。

二、精神分裂症分子影像学生物标志物

精神分裂症患者的脑内局部血流量、代谢以及特定的生物分子浓度改变。在精神分裂症患者的PET或SPECT研究中,涉及的神经生物分子系统主要包括多巴胺、5-羟色胺(5-HT)、谷氨酸、γ-氨基丁酸(GABA)、内源性大麻素(EC)以及免疫系统等,其中对多巴胺系统的研究最为广泛。

1. 多巴胺系统

PET和SPECT为活体定量研究精神分裂症患者体内多巴胺的合成、释放、转运蛋白及其突触后受体等提供了有效手段。

(1)多巴胺的合成与释放:在多巴胺神经元中,放射性同位素标记的左旋多巴(L-3,4-dihydroxyphenylalanine, L-DOPA)可转化成多巴胺并被限制在神经末梢内。因此,可通过PET检测放射性同位素标记的L-DOPA被摄取并转化为多巴胺的程度来表征多巴胺的合成能力。利用这一技术,研究发现精神分裂症患者多巴胺合成能力显著提高。PET还可通过检测能与DRD2结合的 ^{11}C-雷氯必利或 ^{123}I-甲氧苯酰胺等放射性示踪剂来表征多巴胺的释放量。研究发现,与DRD$_2$结合的放射性示踪剂显著减少,说明多巴胺的释放量显著增加,并且多巴胺释放量与精神症状的严重程度有关。精神分裂症患者在社会压力条件下会显著增加多巴胺的释放。

（2）多巴胺转运蛋白：多巴胺转运蛋白通过再摄取清除突触间隙的多巴胺，进而调节多巴胺的传递。多巴胺转运蛋白只位于多巴胺合成轴突中，这有助于衡量多巴胺神经元的完整性。早期神经退行性理论认为，纹状体突触前多巴胺神经元密度增加，高浓度多巴胺可能具有神经毒性，导致纹状体中多巴胺神经元的损伤。然而PET和SPECT研究并未发现精神分裂症患者的纹状体多巴胺转运蛋白显著异常。这一阴性结果提示，精神分裂症患者的多巴胺系统异常并非继发于多巴胺转运蛋白的异常，也不是突触前多巴胺神经元密度改变所致。

（3）多巴胺突触后受体：PET研究发现，未服药的精神分裂症患者纹状体内DRD2/3受体的密度无显著改变，而接受过药物治疗的患者DRD2/3受体密度显著增加，提示抗精神病药物导致了多巴胺受体上调。对纹状体外的DRD2/3受体密度的研究较少，未发现患者丘脑、颞叶皮质以及黑质DRD受体密度的显著改变。此外，慢性且接受过药物治疗的患者表现为广泛的皮质和纹状体DRD1受体密度显著降低。

2. 5-HT 系统

目前仅有少量关于精神分裂症患者5-HT系统的分子影像学研究，且结果并不一致。有PET研究采用与5-HT$_{1A}$具有高亲和力的^{11}C-WAY-100635检测患者5-HT$_{1A}$受体的变化，但结果存在较大差异。有研究发现患者的内侧颞叶5-HT$_{1A}$受体显著增加，还有研究发现杏仁核5-HT$_{1A}$受体显著降低，也有研究未发现显著异常。利用^{18}F-阿坦色林或^{18}F司托哌隆检测患者5-HT$_{2A}$受体变化的研究结果也不完全一致，有研究发现额叶5-HT$_{2A}$受体显著降低，其余研究则未发现显著差异。还有一项研究发现，未接受过治疗的临床高危患者多个皮质区域存在5-HT$_{2A}$受体降低，在转化为精神分裂症的患者中尾状核的5-HT$_{2A}$受体显著降低。SPECT和PET研究均未发现精神分裂症患者存在5-HT转运蛋白的异常。

3. 谷氨酸与 GABA 系统

目前认为GABA/谷氨酸失衡与精神分裂症的病理生理学有关。有研究认为谷氨酸离子型受体NMDA受体功能低下导致GABA中间神经元活性低下，进而导致谷氨酸锥体神经元的去抑制、谷氨酸兴奋性毒性。因受到放射性配体的限制，目前针对谷氨酸与GABA系统的影像学研究还比较有限。

^{11}C-ABP688是一种高亲和力的谷氨酸代谢型受体（mGluR5）的放射性示踪剂，一项关于慢性精神分裂症患者mGluR5成像的研究未发现显著异常。^{11}C-ABP688在重复扫描中存在较大差异，因此较难进行组间差异评估。因代谢快、特异性差及未在人体内表征等原因，NMDA受体的放射性示踪剂尚未广泛用于到精神分裂症的PET或SPECT研究。仅有一项利用^{123}I-CNS 1261的小样本研究发现，未接受治疗的患者左侧海马NMDA受体活性降低。

GABA主要通过GABA$_A$和GABA$_B$两种受体发挥作用。^{18}F氟脲嗪是针对GABA$_A$的具有高亲和力的放射性示踪剂。一项研究发现，精神分裂症高危人群的GABA$_A$显著减少。因^{18}F氟脲嗪无法区分GABA$_A$的受体亚型，对研究结果的解释仍有一定的局限性。基于此，采用GABA$_A$受体亚型α5具有选择性和高亲和力的放射性示踪剂^{11}C-Ro15-4513的研究，也未发现精神分裂症患者存在显著的GABA$_A$受体α5异常。

4. 内源性大麻素（EC）系统

EC受体分为CB1和CB2受体。CB1在全脑内广泛表达，尤其是皮质、小脑、基底节、中脑以及边缘核等区域。大多数EC通过CB1受体发挥作用。相对而言，CB2在脑内表达较弱，目前对其功能的了解也较少。然而，利用CB1放射性示踪剂（^{11}C-OMAR和^{18}F-MK-9470）的PET研究结果不一致。有研究报道精神分裂症患者的CB1显著增加，也有报道显示为显著减少。

5. 免疫系统

小胶质细胞激活在精神分裂症的病理生理学中发挥重要作用。PET成像可利用相对分子质量为18 000的转运蛋白（TSPO）靶向放射性示踪剂来量化体内小胶质细胞激活。第一代TSPO配体^{11}C-PK11195的PET研究发现，经药物治疗的首发精神分裂症患者的总灰质结合率显著提高，但更大样本的研究并未重复这一发现。第二代TSPO配体（^{11}C-DPA-713、^{11}C-PBR28和^{18}F-FEPPA）具有更高的亲和力和特异性，但相关研究也未得到一致的结果。有研究未发现显著异常，也有研究报道了未经治疗的首发精神分裂症患者的配体结合率显著降低。由于TSPO非特异性表达于小胶质细胞，星形胶质细胞和神经元也有表达，而且TSPO无法区分小胶质细胞的促炎性和抗炎性状态，这些都可能导致研究结果的差异。

总之，利用放射性示踪剂对不同系统的生物分子进行分子影像学研究，对探索精神分裂症的病理机制及开发精准诊疗生物标志物具有潜在的应用前景，但目前仍面临缺乏高亲和力、高特异性配体的巨大挑战。

（梁　猛，华明辉）

第五节　脑电生理标志物

一、脑电图技术概述

脑电图（EEG）是一种通过头皮外置电极记录脑内电生理活动的技术。EEG相对于血流动力学（如MRI的BOLD信号）能更直接地反映脑活动，虽然空间分辨率不及MRI，但具有较高的时间分辨率（毫秒级）。

EEG临床上应用最多的就是叠加平均技术，通过这个技术提取出的响应被称为诱发电位（evoked potential），即多次重复刺激中枢神经系统经过平均和叠加获得与刺激有锁时（timelock）关系的电位。通过心理学事件诱发的诱发电位称为事件相关电位（ERP），反映基本认知功能相联系的神经电生理活动。常见的ERP成分有P100、N100、P200、N200、P300、MMN等。其中P（positive）代表正性波，N（negative）代表负性波，字母后面的数字代表平均潜伏期的时间。精神分裂症不同的发展阶段ERP成分的表现不同。

1. 感觉门控

感觉门控（sensory gating）指的是大脑从环境刺激中过滤掉多余刺激的神经生理过程，可以防止大脑高级皮质不相关信息超载。感觉门控功能障碍目前被公认为精神分裂症的病理生理基础。精神分裂症患者由于不能有效过滤和选择感觉刺激信号输入，导致大量无用信息进入意识，干扰大脑对有用信息的加工处理，引发一系列精神病性症状。感觉门控受损是精神分裂症临床症状的核心基础，但其感觉门控障碍发生机制目前尚不清楚。

一般采用两个简短、相同的刺激以较短的时间间隔异步呈现，虽然两个刺激都会引发反应，但对第二个刺激的反应通常会减弱，这就是感觉门控的作用。感觉门控的这种抑制过程是衡量大脑免受无关信息干扰的功能之一。P50和

N100是最常用的评估感觉门控功能的脑电生理指标。

P50是受试者受到听觉刺激大约50 ms后出现的正波,产生于初级听觉皮质和前额叶等区域。受试者接受一对间隔500 ms的相同刺激时(前一个刺激为条件刺激,后一个为测试刺激),由于感觉门控的存在,测试刺激引起的反应较条件刺激引起的反应要弱;用这两个正波的幅值相除(或相减),即测试/条件(或条件−测试),即可得到P50比率(或差值)。该比值越大(或差值越小),意味着两个刺激引起的反应强度越接近,感觉门控功能越差。通常把P50比值或者P50差值叫作P50抑制,P50抑制缺陷与注意维持、工作记忆、处理速度、执行功能等方面的不良表现有关。因此,P50抑制被认为是反映精神分裂症感觉门控功能的一个生物学指标。

N100(也称为N1)是在没有任务要求下,在不可预测的刺激开始后80～120 ms发生的ERP负波,能够反映听觉信息的早期加工、感知与注意的引发,主要发生在额中部区域。N100可以由听觉刺激引出,也可以由视觉、嗅觉、热、疼痛、平衡、呼吸阻断和体感刺激引出,在精神分裂症中使用最多的是由听觉刺激引起的N100,本文中的N100都是指由听觉刺激引起的ERP负波。与P50相似,N100比值增大(或差值减小)也可以反映感觉门控功能受损。

2. 失匹配负波

失匹配负波(MMN)是一种ERP,近年来作为精神分裂症的生物标志物而备受关注。MMN是一定比例的标准刺激和偏差刺激(常见的有9∶1和8∶2)引发的ERP差异波。MMN基于感觉记忆的大脑反应,即使在没有特别注意的情况下,刺激中发生的任何可辨别的变化也能诱发MMN,在一定程度上反映了违反自身期望时自动发生的大脑活动变化。MMN可由不同类型的偏差刺激引出。由不同持续时间的偏差刺激引出的MMN称为期间MMN(duration mismatch negativity, dMMN);由不同频率的偏差刺激引出的MMN称为频率MMN(frequency mismatch negativity, fMMN);由不同强度的偏差刺激引出的MMN称为强度MMN(intensity mismatch negativity, iMMN)。dMMN和fMMN在临床研究中较为常用。精神分裂症患者的MMN波幅降低,研究结果比较一致,MMN波幅降低与注意、记忆、语言、心理社会功能水平受损有关。MMN最有望成为精神分裂症高危者转化、精神分裂症早期识别及疗效评价的生物标志物。

3. P300

P300是在刺激开始后大约300 ms出现的正相诱发电位,反映感知、理解、记忆、判断、情感等高级心理活动,是精神分裂症研究中最常见的ERP之一。P300的潜伏期会因刺激模态、任务条件、受试者年龄等而变化,在某些情况下可能达到500 ms。P300可分为早期成分P3a和晚期成分P3b。P3a在前额叶波幅最大,主要反映工作记忆的更新,是自下而上的注意力自动化分配,与运动反应的抑制有关;P3b在顶叶波幅最大,主要执行记忆相关的认知加工过程,是自上而下的注意力分配,与运动执行、控制有关。P3b波幅与注意力、记忆组织和辨别能力、言语学习和流畅程度、执行功能的表现呈正相关性。两个成分都与操作记忆有关。

常见P300范式有3种:① 单刺激,只有一个目标刺激,被试者在受到目标刺激时做出反应;② 双刺激,在标准刺激的前提下,对目标刺激做出反应;③ 三刺激,在双刺激的基础上再加上一个新奇刺激,对目标刺激和新奇刺激做出反应。在单刺激和双刺激范式中,ERP都是目标刺激诱发的P3b;而在这3种刺激范式中,除了目标刺激诱发的P3b之外,还有由新奇刺激诱发的P3a。

二、精神分裂症脑电生物标志物

精神分裂症的发生发展可分三个不同的时期:① 临床高危状态(clinical high-risk);② 首次发作(first-episode schizophrenia);③ 慢性期(Chronic schizophrenia, CS)。超过50%精神分裂症的患者会转为慢性病程期。一般认为确诊精神分裂症2年以上且没有痊愈,或因精神分裂症住院3次及以上的患者可考虑进入慢性期。

1. 感觉门控功能标志物(P50比值/差值、N100比值/差值)

(1)临床高危状态精神分裂症:临床高危状态患者的P50比值大于健康对照,小于精神分裂症慢性患者。一级亲属患精神分裂症的临床高危状态者P50抑制有显著缺陷。临床高危状态转化者和未转化者基线的P50比值没有显著差异。非典型抗精神病药可改善P50抑制缺陷。因此,P50抑制可以成为识别临床高危状态的生物标志物,但不能区分临床高危状态的转化结局。

临床高危状态的N100抑制受损,其抑制水平介于精神分裂症患者和健康对照组之间。临床高危状态转化者的N1波幅比转化前降低,未转化者则不降低;在基线,临床高危状态转化者的N100差值较未转化者和健康对照小,N100差值可能有助于预测精神分裂症的发生。因此,N100波幅及N100差值可以预测临床高危状态是否向精神分裂症转化,可作为临床高危状态早期识别和预测转化结局的生物标志物。

(2)首发精神分裂症:首发精神分裂症患者的P50比值显著增加,服用抗精神病药后P50比值无显著性变化。首发精神分裂症患者的N100波幅显著降低,但N100波幅不随治疗后症状减轻而发生显著变化。另外也有研究表明,患者的N100波幅与偏执评分呈正相关。由此可见,P50比值、N100波幅可作为识别首发精神分裂症的生物标志物,但不能作为抗精神病药物的疗效预测指标。

值得注意的是,P50和N100是评价觉门控的指标,这两个标志物对抗精神病药不敏感,这与临床观察抗精神病药物对认知障碍的改善作用有限相一致,提示抗精神病药物可能对缓解精神分裂症感觉门控障碍没有明显效果。

(3)慢性期精神分裂症:慢性期精神分裂症患者的P50比值显著增加,P50比值增加的程度与病程相关。即P50比值在慢性期精神分裂症患者>首发精神分裂症患者>临床高危状态精神分裂患者>健康对照。P50比值可作为鉴别精神分裂及病程的参考生物标志物。

2018年纳入了7篇文章的荟萃分析表明,慢性期精神分裂症患者的N100波幅降低,与健康对照、临床高危状态及首发精神分裂症相比,慢性期精神分裂症患者N100缺损最严重。值得注意的是,N100比值或差值才能够反映感觉门控,而N100波幅本身只是反映听觉加工处理的一个电生理指标,受范式、年龄、性别等因素影响较大。因此,N100波幅是否作为识别慢性精神分裂症患者的指标还有待进　步研究。

2. MMN

(1)临床高危状态:临床高危状态的MMN波幅降低,其降低程度介于健康对照和精神分裂症患者之间。临床高危状态的MMN波幅降低主要发生在左侧大脑皮质。转化为精神分裂症的临床高危状态的dMMN低于非转化者,dMMN幅度减少可预测临床高危状态在24个月内向精神分裂症转化。dMMN和fMMN双偏差刺激的MMN波幅下降可以预测临床高危状态转化精神分裂症的时间。临床高危状态转化者从基线到转化为精神分裂症的期间fMMN明显降低。临床高危状态未缓解者基线 MMN 波幅比缓解者和健康对照低,MMN 波幅正常意味着症状改善、功能恢复。因此,MMN 波幅可作为预测临床高危状态转化精神分裂症的风险、转化时间及症状和功能的变化生物标志物。

(2)首发精神分裂症:一个纳入 14 项研究的荟萃分析发现首发精神分裂症的 dMMN 幅度明显降低。一项纵向研究发现,相比于健康对照,首发精神分裂症患者的选择注意范式(需要被试在偏差刺激出现时主动反应)的 fMMN 降低,而传统范式(不需要被试主动反应)的 fMMN 则无显著差异;经过 6 个月治疗,选择注意范式 fMMN 缺陷在使用高剂量喹硫平的患者中得到改善,而传统范式的 fMMN 则没有显著变化。另有研究将首发精神分裂症分为急性期和缓解期,发现急性期首发精神分裂症患者的 MMN 波幅与健康对照组相比并没有显著差异;而缓解期首发精神分裂症患者 MMN 波幅却显著降低,但后者是病情发展还是药物作用尚有待于严格区分。综上所述,dMMN 幅度、选择注意范式 fMMN 可以用于区分首发精神分裂症患者和健康对照。

(3)慢性精神分裂症:MMN 缺陷是慢性期精神分裂症的一个强有力特征已得到普遍认可。慢性期精神分裂症患者的 MMN 波幅显著降低,且不同形式波幅的 MMN(dMMN、fMMN、iMMN)均减小。一项纳入 5 个中心 1 790 例被试者(966 例精神分裂症患者和 824 例正常健康对照者)的研究发现,慢性期精神分裂症患者的 dMMN 波幅低于健康对照,表明 dMMN 可以作为稳定地区分慢性期精神分裂症患者和健康对照的生物标志物。此外,MMN 波幅降低与患者大脑灰质减少相关,与疾病严重程度和认知功能障碍相关,与社会功能受损相关。因此,MMN 是有效区分慢性精神分裂症患者的生物标志物。

3. P300

(1)临床高危状态:临床高危状态患者的 P3b 波幅降低,但降低程度比精神分裂症患者小。P3b 波幅降低程度与临床高危状态症状的严重程度成正比,还与快感缺失、社会退缩、社会功能受损等程度相关。此外,也与顶叶灰质体积缩小等神经解剖异常相关。临床高危状态转化者的 P3b 波幅下降主要出现在中线部位、颞叶和顶叶。P3b 波幅越低预示着精神分裂症转化风险越高和转化时间越短。转化为精神分裂症或临床高危状态症状未缓解者的 P3b 波幅低于临床高危状态症状缓解者。P3b 幅度的改善预测临床高危状态的阴性症状和一般症状的改善。因此,中线部位、颞叶和顶叶的 P3b 波幅是预测临床高危状态临床结局的较可靠的生物标志物。

目前针对临床高危状态患者的P3a的研究尚不多,但已有多数研究发现临床高危状态患者的P3a波幅明显降低。并随病程发展呈进行性降低。一项随访1年的纵向研究发现,临床高危状态缓解者的P3a波幅与健康对照相当,高于转化为精神分裂症或不缓解型临床高危状态者。但P3a作为临床高危状态的生物标志物还不稳定,尚需更多随访研究来确定其与临床高危状态临床结局的联系。

(2)首发精神分裂症:首发精神分裂症患者的P3b波幅显著低于健康对照组。首发精神分裂症患者的P3b波幅与《MATRICS共识认知成套测试(MCCB)》的注意力和处理速度之间有很强的相关性。首发精神分裂症患者经6个月治疗后P3b波幅没有明显改善。相反,有不少研究表明首发精神分裂症患者服用氯胺酮后P3b继续降低。首发精神分裂症基线P3b波幅与治疗后PANSS量表总分、阳性分和一般病理分以及大体功能评定量表(GAF)和简短精神病评定量表(BPRS)分数呈正相关,即基线P3b波幅高的首发精神分裂症治疗效果更好。因此,P3b可作为识别首发精神分裂症、评估首发精神分裂症认知损害、预测首发精神分裂症疗效的一个有效的生物标志物。

首发精神分裂症的P3a波幅显著低于健康对照组。一项随访24个月的研究发现,首发精神分裂症发病12个月后,开始出现P3a波幅显著降低,并持续降低。氨磺必利治疗6周可明显提高患者的PANSS和GAF评分,但P3a波幅没有改善。临床研究发现,P3a波幅与PANSS、MADRS、YMRS评分没有相关性,但与MCCB测试的注意力和处理速度之间有很强的相关性,与心理社会功能有较强的相关性。因此,P3a波幅可作为识别精神分裂症,而不能作为评估药物治疗的生物标志物。

(3)慢性精神分裂症:P3b波幅降低是在精神分裂症中重复性最好的生物标志物之一。慢性期精神分裂症患者的P3b波幅显著低于健康人。一项长达6年的随访研究发现,首发精神分裂症患者的P3b波幅小于对照组,随着时间的推移,P3b波幅并没有进一步降低。因此,P3b波幅可以作为识别精神分裂症的生物标志物,但不能反映病程的发展。P3a在慢性期精神分裂症患者中显著降低。一项纳入5个中心共1 790例被试者(966个精神分裂症患者和824个健康对照者)的研究显示,慢性期精神分裂症患者P3a波幅降低,表明P3a可以稳定地识别精神分裂症。另一项纳入684个慢性期精神分裂症患者的研究发现，有明显认知障碍的慢性期精神分裂症患者P3a波幅比无认知障碍的更小。因此，P3a波幅不仅可以作为稳定的识别慢性期精神分裂症的生物标志物，而且可以作为评价精神分裂症患者认知功能的生物学指标。

（崔东红，杜礼钊，张天宏）

参考文献

［1］ Alexander-Bloch A, Giedd J, Bullmore E, et al. Imaging structural co-variance between human brain regions［J］. Nat Rev Neurosci, 2013, 14(5): 322−336.

［2］ Bassett D, Bullmore E. Small-world brain networks［J］. Neuroscientist, 2006, 12(6): 512−523.

［3］ Birur B, Kraguljac N, Shelton R, et al. Brain structure, function, and neurochemistry in schizophrenia and bipolar disorder — a systematic review of the magnetic resonance neuroimaging literature［J］. NP J Schizophr, 2017, 3: 15.

［4］ Bodatsch M, Brockhaus-Dumke A, Klosterkötter J, et al. Forecasting psychosis by event-related potentials — systematic review and specific meta-analysis［J］. Biol Psychiatry, 2015, 77(11): 951−958.

［5］ Bullmore E, Sporns O. Complex brain networks: graph theoretical analysis of structural and functional systems［J］. Nat Rev Neurosci, 2009, 10(3): 186−198.

［6］ Canu E, Agosta F, Filippi M. A selective review of structural connectivity abnormalities of schizophrenic patients at different stages of the disease［J］. Schizophr res, 2015, 161(1): 19−28.

［7］ Filippis R D, Carbone E A, Gaetano R, et al. Machine learning techniques in a structural and functional MRI diagnostic approach in schizophrenia: a systematic review［J］. Neuropsychiatric Dis Treat, 2019, 15: 1605−1627.

［8］ Erickson M, Ruffle A, Gold J. A meta-analysis of mismatch negativity in schizophrenia: from clinical risk to disease specificity and progression［J］. Biol Psychiatry, 2016, 79(12): 980−987.

［9］ Fitzsimmons J, Kubicki M, Shenton M. Review of functional and anatomical brain connectivity findings in schizophrenia［J］. Curr Opin Psychiatry, 2013, 26(2): 172−187.

［10］ Fornito A, Zalesky A, Pantelis C, et al. Schizophrenia, neuroimaging and connectomics［J］. Neuroimage, 2012, 62(4): 2296-2314.

［11］ Friston K J. Functional and effective connectivity in neuroimaging: a synthesis［J］. Human brain mapping, 1994, 2(1-2): 56-78.

［12］ Gur R E, Gur R C. Functional magnetic resonance imaging in schizophrenia［J］. Dialogues Clin Neurosci, 2010, 12(3): 333-343.

［13］ Haigh S M, Coffman B A, Salisbury D F. Mismatch negativity in first-episode schizophrenia: a meta-analysis［J］. Clin EEG Neurosci, 2017, 48(10): 3-10.

［14］ Hamilton H K, Williams T J, Ventura J, et al. Clinical and cognitive significance of auditory sensory processing deficits in schizophrenia［J］. Am J Psychiatry, 2018, 175(3): 275-283.

［15］ Hochberger W C, Combs T, Reilly J L, et al. Deviation from expected cognitive ability across psychotic disorders［J］. Schizophr Res, 2018, 192: 300-307.

［16］ Hoptman M J, Zuo X N, Butler P D, et al. Amplitude of low-frequency oscillations in schizophrenia: a resting state fMRI study［J］. Schizophr Res, 2010, 117(1): 13-20.

［17］ Hua M, Peng Y, Zhou Y, et al. Disrupted pathways from limbic areas to thalamus in schizophrenia highlighted by whole-brain resting-state effective connectivity analysis ［J］. Prog Neuro-Psychopharmacolo Biol Psychiatry, 2020, 99: 109837.

［18］ Ingalhalikar M, Kanterakis S, Gur R, et al. DTI based diagnostic prediction of a disease via pattern classification［J］. Med Image Comput Assist Interv, 2010, 13(pt 1): 558-565.

［19］ Kambeitz J, Kambeitz-Ilankovic L, Leucht S, et al. Detecting neuroimaging biomarkers for schizophrenia: a meta-analysis of multivariate pattern recognition studies［J］. Neuropsychopharmacology, 2015, 40(7): 1742-1751.

［20］ Kahn R S, Sommer I E, Murray R M, et al. Schizophrenia［J］. Nat Rev Dis Primers, 2015, 1: 15067.

［21］ Karbasforoushan H, Woodward N D. Resting-state networks in schizophrenia［J］. Curr Top Med Chem, 2012, 12(21): 2404-2414.

［22］ Kempton M J, McGuire P. How can neuroimaging facilitate the diagnosis and stratification of patients with psychosis?［J］. Eur Neuropsychopharmacol, 2015, 25(5): 725-732.

［23］ Klöppel S, Abdulkadir A, Jack Jr C R, et al. Diagnostic neuroimaging across diseases ［J］. Neuroimage, 2012, 61(2): 457-463.

［24］ Kruiper C, Fagerlund B, Nielsen M, et al. Associations between P_3a and P_3b amplitudes and cognition in antipsychotic-naïve first-episode schizophrenia patients ［J］. Psychol Med, 2019, 49: 868-875.

［25］ Kubicki M, McCarley R, Westin C F, et al. A review of diffusion tensor imaging studies in schizophrenia[J]. J Psychiatr Res, 2007, 41(1-2): 15-30.

[26] Kuperberg G, Broome M, McGuire P, et al. Regionally localized thinning of the cerebral cortex in schizophrenia[J]. Arch Gen Psychiatry, 2003, 60(9): 878-888.

[27] Kühn S, Gallinat J. Resting-state brain activity in schizophrenia and major depression: a quantitative meta-analysis[J]. Schizophr Bull, 2013, 39(2): 358-365.

[28] Liang M, Zhou Y, Jiang T, et al. Widespread functional disconnectivity in schizophrenia with resting-state functional magnetic resonance imaging[J]. Neuroreport, 2006, 17(2): 209-213.

[29] Liao W, Ding J, Marinazzo D, et al. Small-world directed networks in the human brain: Multivariate Granger causality analysis of resting-state fMRI[J]. Neuroimage, 2011, 54(4): 2683-2694.

[30] Light G, Swerdlow N, Thomas M, et al. Validation of mismatch negativity and P$_3$a for use in multi-site studies of schizophrenia: characterization of demographic, clinical, cognitive, and functional correlates in COGS-$_2$[J]. Schizophr Res, 2015, 163(1-3): 63-72.

[31] Linden D. The challenges and promise of neuroimaging in psychiatry[J]. Neuron, 2012, 73(1): 8-22.

[32] Liu H, Liu Z, Liang M, et al. Decreased regional homogeneity in schizophrenia: a resting state functional magnetic resonance imaging study[J]. Neuroreport, 2006, 17(1): 19-22.

[33] Liu Y, Liang M, Zhou Y, et al. Disrupted small-world networks in schizophrenia[J]. Brain, 2008, 131(Pt4): 945-961.

[34] Lui S, Zhou X J, Sweeney J A, et al. Psychoradiology: the frontier of neuroimaging in psychiatry[J]. Radiology, 2016, 281(2): 357-372.

[35] Orru G, Pettersson-Yeo W, Marquand A F, et al. Using support vector machine to identify imaging biomarkers of neurological and psychiatric disease: a critical review [J]. Neurosci Biobehav Rev, 2012, 36(4): 1140-1152.

[36] Palaniyappan L, Simmonite M, White T P, et al. Neural primacy of the salience processing system in schizophrenia[J]. Neuron, 2013, 79(4): 814-828.

[37] Qiu Y, Tang Y, Chan R, et al. P$_{300}$ aberration in first-episode schizophrenia patients: a meta-analysis[J]. PLoS One, 2014, 9(6): e97794.

[38] Pakkenberg, B. Post-mortem study of chronic schizophrenic brains[J]. B J Psychiatry, 1987, 151: 744-752.

[39] Reveley M. CT scans in schizophrenia[J]. B J Psychiatry, 1985, 146: 367-371.

[40] Rimol L, Nesvag R, Hagler Jr, et al. Cortical volume, surface area, and thickness in schizophrenia and bipolar disorder[J]. Biol Psychiatry, 2012, 71(6): 552-560.

［41］ Rosburg T. Auditory N$_{100}$ gating in patients with schizophrenia: a systematic meta-analysis［J］. Clin Neurophysiol, 2018, 129(10): 2099-2111.

［42］ Shenton M, Dickey C, Frumin M, et al. A review of MRI findings in schizophrenia ［J］. Schizoph Res, 2001, 49(1-2): 1-52.

［43］ Shepherd A, Laurens K, Matheson S, et al. Systematic meta-review and quality assessment of the structural brain alterations in schizophrenia［J］. Neurosci Biobehav Rev, 2012, 36(4): 1342-1356.

［44］ Sporns O. Structure and function of complex brain networks［J］. Dialogues clin Neurosci, 2013, 15(3): 247-262.

［45］ Heuvel M P V D, Fornito A. Brain networks in schizophrenia［J］. Neuropsychol rev, 2014, 24(1): 32-48.

［46］ van Erp T G M, Walton E, Hibar D P, et al. Cortical brain abnormalities in 4474 individuals with schizophrenia and 5098 control subjects via the enhancing neuro imaging genetics through meta analysis (ENIGMA) Consortium［J］. Biol Psychiatry, 2018, 84(9): 644-654.

［47］ Wheeler A L, Voineskos A N. A review of structural neuroimaging in schizophrenia: from connectivity to connectomics［J］. Front Hum Neurosci, 2014, 8: 653.

［48］ Zalesky A, Fornito A, Seal M L, et al. Disrupted axonal fiber connectivity in schizophrenia［J］. Biol psychiatry, 2011, 69(1): 80-89.

［49］ Zhu J, Hu W, Zhou Y, et al. Serum high-sensitivity C-reactive protein levels are positively associated with cognitive impairments in patients with first-episode schizophrenia［J］. Compr Psychiatry, 2019, 94: 152118.

第九章

精神分裂症药物治疗的
精准医学指导

精准医学是以个体化医疗为基础的临床实践，是伴随基因组测序技术、生物信息学和大数据科学快速进步和交叉融合而发展起来的一种新型医学理念与医疗模式。精准医疗则以大数据分析结果为依据，将患者的基因和外在环境整合分析，为其制订个性化的治疗方案，实现靶向治疗。精准医学研究的应用，常需借助临床的数据和药物基因组学，探寻与疗效、不良反应、用药安全性及预测效应等相关的生物标志物，尤其是结构基因组学方面的多态性、转录组学、蛋白质组学等相关的生物标志物。精神分裂症是常见的重性精神障碍，患病率高、疾病负担重，诊断缺乏客观的生物标志物，治疗存在个体化差异，是脑科学待解决的难题之一。

第一节　基于评估的精准治疗

目前抗精神病药物治疗是精神分裂症的主要治疗方式。由于抗精神病药物剂量的个体差异大、治疗时间不足及依从性较差等原因，大部分患者未能得到充分有效的治疗。基于评估的治疗（measurement-based care, MBC）很早就被引入精神分裂症的治疗，强调疗效及不良反应的评估，有助于优化个体化治疗，提高患者的依从性，促进患者的功能恢复。MBC需对治疗方案的有利和不利影响进行详细评估，以便临床医生制订对应的策略。虽然治疗指南可指导临床实践，但指南仅基于组间比较，如治疗有效率和组别的平均量表评分，只能为决策过程提供参考，综合多个维度的研究结果，指导个体治疗常偏差巨大，最终对特定患者的治疗效果和耐受性须依赖于个体化精准评估。

一、MBC 的重要性

在精神分裂症的诊断和临床管理中，评估是最重要的环节之一。评估症状的频率和严重程度以及社会功能损害，以便做出诊断和制订治疗方案。全程评估疾病症状变化有助于进一步明确诊断，其中关于治疗反应的评估在治疗中起关键作用。精神病学领域虽然不乏有效和可用的评估工具，但这些工具在临床培训和应用的一致性不尽如人意。精神分裂症的诊断主要是基于患者和/或报告者对精神状态和行为的主观评价，导致误诊的可能性较大。每一项治疗决策均可能涉及治疗有效、缓解、康复、耐受、复发等概念，但这些概念尚无统一的定义和标准。MBC可通过对患者个体化的评估，明确患者的疾病状态，是否对治疗有效、缓解或复发等，以指导进一步治疗决策。为了建立疗效的临床相关性，临床医生应该仔细评估和量化疗效和不良反应，直接询问患者，并尽可能地使用计分量表。在治疗中，无论是治疗效果还是不良反应，都应该使用经过验证的量表。此外，精神分裂症患者的依从性和对药物的态度可考虑药物态度量表。

二、MBC临床实践相关概念和定义

1. 有效

在诊断明确及治疗方案确定后,评估治疗反应仍至关重要。无论症状是否持续存在,治疗有效是患者精神症状上达到临床显著改善的结果。在临床试验中,常使用简明精神量表(Brief Psychiatric Rating Scale, BRPS)与阳性和阴性症状量表(Positive and Negative Syndrome Scale, PANSS)的减分率(指从量表的初始分数减少的百分比)来评估治疗是否有效。常采用症状的减分率在50%以上作为治疗有效的阈值,也有研究采用症状的25%减分率作为阈值。需注意如评估量表使用PANSS,总分须减去30,用"0"表示无症状的情况,这对于评估减分率的客观性尤为重要。许多急性期精神分裂症的重症患者对治疗的反应通常很好,对于这些患者,50%的减分率更具临床意义。然而在慢性或难治性患者中,即使是一个轻微的改善也可能代表一个临床显著的效果,因此在难治性患者中使用25%减分率作为阈值更为合理。

2. 缓解

缓解即无明显症状的状态,也是重要的治疗目标。2005年,美国和欧洲的专家小组对精神分裂症的治疗提出了缓解的定义:PANSS的8个项目(P1、P2、P3、N1、N4、N6、G5、G9)或者对应的BPRS评分项目在2年随访时,症状得分在轻度或更为轻微的状态(均得分≤3分),且已稳定至少6个月以上。

3. 康复

康复是指社交和职业功能的重新获得,达到病前的状态。

4. 耐受

与治疗无反应相比,治疗耐受或难治指在充分的治疗下,症状持续不缓解。《美国精神病学协会指南》将治疗耐药定义为至少2次充足治疗时间(至少6周)和充足剂量(治疗范围)的抗精神病药物治疗后很少或没有症状改善。

5. 复发

复发是另一重要的治疗结局指标,是指在足够时间和足够剂量抗精神病药物的治疗下,患者症状仍复现或者恶化,可用以评估精神分裂症患者长期治疗中的疗效。

三、精神分裂症疗效的临床评估

在精神分裂症的临床药理学试验中,大量的评定量表已得到认可。临床工作中疗效量表的常规实施存在很大的研究与实践的差距。经过培训的临床工作者需要决定哪些结果测量是适宜的,可以在常规临床实践中实施。在每次临床就诊时使用临床总体印象量表(clinical global impressions, CGI)的严重程度、改善量表和大体功能量表评估并记录得分。在临床访谈过程中应关注症状(即妄想、幻觉、社会退缩/快感缺乏)以及观察异常表现(即思维形式障碍、行为异常、失语症和情感迟钝)。此外,临床评估还应包括PANSS或BPRS敌意的项目,该项目已证实可以预测患者公开对他人进行身体攻击(或暴力)的程度。评估精神分裂症患者的敌意和暴力行为具有重要的治疗意义。

认知功能缺陷是精神分裂症的一个核心症状,并与较差的社会功能相关。尽管改善精神分裂症认知功能缺陷已成为一个重要的治疗目标,但抗精神病药物所起的作用有限,至今尚无理想的治疗方法。精神分裂症认知功能缺陷的关键维度包括注意力和警觉性、工作记忆处理速度、语言记忆、视觉记忆、推理和解决问题、执行功能和社会认知。认知功能可以通过蒙特利尔认知量表、简易智力状态检查量表评估,也可使用成套的剑桥认知测试系统及精神分裂症认知功能成套测验评估,如《MATRICS共识认知成套测试(MCCB)》。

四、精神分裂症治疗不良反应的临床评估

抗精神病治疗与广泛的急性和长期不良反应相关,这些不良反应可影响患者的精神和躯体健康、依从性、主观幸福感和生活质量。常见的不良反应可通过标准化、开放式和非结构化的问卷来评估。锥体外系不良反应(extrapyramidal side effects, EPS)和体重增加最常被评估,其次包括代谢异常、消极的主观体验和性功能障碍等。此外,尚需了解病情的发病情况、严重程度、用药依据等。生活质量主要受不良反应主观感受的影响,主观上的烦恼或与功能损害有关,评估不良反应及其严重程度必要时也需评估生活质量。

抗精神病药物治疗的不良反应(如镇静、EPS、运动障碍和性功能障碍等)

可通过量表评估量化。每年至少2次直接评估帕金森样的不良反应和异常不自主运动,可以使用辛普森安格斯量表、锥体外系不良反应量表(Rating Scale for Extrapyramidal Side Effects, RSESE)、巴恩斯静坐不能和异常不自主运动量表。此外,心血管代谢指标(如体重、体重指数、腰围、空腹血糖和血脂)应定期监测及记录。

精神分裂症的优化治疗旨在最大限度地改善患者的症状、提升主观幸福感和社会功能,同时尽量减少干扰治疗成功的不良因素。临床决策需要对治疗目标和治疗反应进行标准化,并对疗效、不良反应和总体有效性进行量化,以确定经治疗后疾病改善程度是否足够,不良反应的类型和严重程度是否仍可以接受,以及患者最终社会功能是否得到改善。关于剂量调整、何时停止用药、何时换药或增加药物等的决策,需要基于评估。虽然量表在精神分裂症研究中被普遍运用,但由于量表评估需时较长、使用者需培训等,限制了其在临床实践中的常规应用。主观的、基于患者的评分和治疗决策需要与MBC相结合。

(王　强,谢　敏)

第二节　疗效的精准医学

一种药物经医生处方、患者服用后吸收入血液具备一定的血药浓度,再经过血脑屏障后进入大脑具备一定的脑脊液浓度,最后作用于相关的受体,产生相应的药理作用。不同患者服用相同剂量的同一药物,血药浓度会受以下因素的影响:年龄、性别、躯体疾病、妊娠、药代动力学、遗传背景、依从性、饮食、吸烟和与其他药物的交互作用等;而脑脊液中药物浓度会受到药物亲脂性、药物转运蛋白亲和力、血脑屏障通透性等影响;药效也会受到神经发育、药效学基因型(神经递质受体、再摄取转运体和代谢酶)的影响。

一、抗精神病药物治疗的药物监测理论基础

目前,抗精神病药是精神分裂症的主要治疗手段。但在不同患者间,抗精

神病药物的药效学、药代动力学不同,因而总体疗效和耐受性不尽相同。这种个体对治疗的不同反应,提示首选的抗精神病药并不一定适合所有患者。近年来,随着医学检验技术的发展,血浆药物浓度监测对于优化治疗方案和确保患者依从性发挥越来越重要的作用。治疗药物监测(therapeutic drug monitoring)即定量测定个体血浆/血清中的药物浓度,据此进行药物滴定,找到个体最优用药剂量,争取达到总体最佳疗效、耐受性最佳、不良反应风险最低的目标。临床上许多抗精神病药均可根据血药浓度来调整用药剂量。

1. 药代动力学

抗精神病药物的吸收、分布及消除如下所述。

(1)大多数抗精神病药物有相似的药代动力学特点:① 胃肠道吸收良好,1～6 h内血药浓度达到峰值;② 生物利用度差异大,范围为5%～100%;③ 药物快速分布到中枢神经系统,且脑内的药物浓度较高;④ 表观分布容积高(20～50 L/kg);⑤ 稳态血浆谷浓度低(抗精神病药物为0.1～500 ng/ml);⑥ 主要经过肝脏消除;⑦ 半衰期为12～36 h;⑧ 在治疗剂量下呈线性药代动力学,即日剂量加倍,血药浓度加倍;⑨ 细胞色素P450酶和UDP-葡萄糖醛酸转移酶是主要代谢酶系。

(2)少部分药物存在一些特殊情况:① 有些药物半衰期较短,为2~10 h,如喹硫平和齐拉西酮;② 有些药物半衰期较长,如阿立哌唑约72 h;③ 氨磺必利和舒必利几乎不通过肝脏代谢,主要经过肾脏消除,这些药物适用于肝脏功能损害的患者。许多抗精神病药物使用的是外消旋体,且它们的立体异构体在药理性质、代谢和药代动力学方面都存在很大差异。然而目前只有美沙酮、哌甲酯和氟哌噻吨的血药浓度监测进行了立体异构体的检测。美沙酮和氟哌噻吨外消旋体的主要活性异构体分别是(R)-美沙酮和顺-(Z)-氟哌噻吨。在用于研究和一些特殊治疗中,如西酞普兰、氟西汀、瑞波西汀、文拉法辛、帕利哌酮或阿米替林代谢物,均应考虑药物立体异构体的检测。

2. 药物代谢酶和药物转运体

抗精神病药物个体间的血药浓度差异(即药代动力学差异性)是由药物代谢酶的不同活性引起的。酶的活性可能随年龄的增加而降低,并受肝脏和肾脏疾病的影响。大多数抗精神病药物通过氧化、还原或者水解反应进行Ⅰ相代谢。Ⅰ相反应主要由细胞色素450酶(cytochrome P450,CYP)来催化,此酶有200多种同工酶。催化抗精神病药物最重要的同工酶有CYP1A2、CYP2B6、CYP2D6、CYP2C9、CYP2C19和CYP3A4/5。一般来说，Ⅰ相反应的主要作用是引入极性功能团，以利Ⅱ相结合反应的发生，引入极性更强的基团，如葡萄糖醛酸基或磺酸基。对于母药结构中具有特殊官能团的抗精神病药物来说，羟基（例如奥沙西泮、劳拉西泮）和N-H官能团（例如奥氮平）的葡萄糖醛酸化都是典型的代谢方式。甚至季铵官能团也可结合生成季铵-葡萄糖醛酸结合物。实际上，Ⅱ相酶反应的底物特异性偏弱，且异构酶与其底物的亲和性也多有重合之处。其他酶系也会参与代谢反应，比如醛酮氧化酶可催化齐拉西酮转化为二氢衍生物。

其他酶也可能是药物作用和毒性的代谢关键决定因素。AKR超家族中的醛酮还原酶（aldo-keto reductase，AKR）可催化烯和外源性化合物的醛或酮基团的还原。在人类中，已鉴定出13种AKR蛋白。研究表明，它们能将齐拉西酮还原为二氢衍生物。实际上，第Ⅱ相反应的酶在底物特异性方面的特征越来越明确。同工酶在底物亲和力方面有许多重叠。

除了参与Ⅰ相反应和Ⅱ相反应的酶外，药物转运体还参与药物的分配药代动力学。这些转运体是位于细胞膜上的ATP盒式（ATP binding cassette，ABC）结合蛋白，起着外向转运蛋白的作用，以保护器官免受外来生物的侵害。对于许多抗精神病药物，ABC转运蛋白，尤其是P糖蛋白（P-glycoprotein，P-gp）、ABCB1基因产物、ABCC1编码的多药耐药蛋白（MRP）和ABCG2编码的乳腺癌耐药蛋白（BCRP）被认为是主要的药物分配动力学的决定因素。作为ABC转运底物的药物通过被动扩散进入细胞，然后通过依赖ATP的构象变化，由ABC转运体转运进入细胞外空间。P-gp在血脑屏障和小肠中高度表达，在药物进出不同器官的调节中起重要作用。动物实验研究表明，P-gp控制了许多抗精神病药物的脑内可用率，如利培酮等。P-gp高功能是导致无效浓度的原因，而P-gp低功能与高药物浓度和耐受性有关。与CYP酶类似，ABC转运蛋白存在多种基因突变。此外，ABC转运蛋白的表达可以通过多种方式上调或下调，如病理生理压力、外源性生物、激素或饮食因素等。

3. 药物间相互作用

当联合用药时，因有的药物可能是药物代谢酶抑制剂或诱导剂，如果酶是被抑制或诱导的酶的底物，就会发生药物和药物的相互作用。例如香烟成分是

CYP1A2酶的底物,与药物血药浓度相关性高。香烟烟雾成分(多环芳烃)对CYP1A2酶的诱导呈剂量效应关系。当每天吸1～5支、6～10支和＞10支香烟时,CYP1A2酶活性分别增加了1.2、1.5和1.7倍。酶活性的增加在停止吸烟3天后返回基线水平。因此,当每日吸烟大于10支时,应考虑吸烟效应的影响。当停止大量吸烟时,如果治疗药物为CYP1A2酶底物,如氯氮平、奥氮平需要减量,减量需由血药浓度监测指导用量。

二、血药浓度

药物进入人体后,经历吸收、分布、代谢和排泄过程,使药物浓度的改变成为一个剂量依赖性和时间依赖性的动态过程。临床实践中,大多数药物治疗采用多次给药方式进行。按照一级动力学规律消除的药物,随着不断给药,体内药物总量持续增多,直至单位时间内从体内消除的药物量等于进入体内的药物量时,体内药物总量不再增加而达到稳定状态,而此时的血浆药物浓度称为稳态浓度。多次给药后药物达到稳态浓度的时间取决于药物的清除半衰期,一般来说,在药物剂量和给药时间不变的前提下,经过5个半衰期则可达到稳态浓度的97%。提高给药频率或增加药物剂量只能改变体内药物总量或峰浓度(peak concentration)与谷浓度之差,而不能提前达到稳态浓度。而稳态浓度的高低则取决于恒定剂量给药时用药的剂量。在血药浓度监测中,稳定状态下的谷浓度(4～6个半衰期的恒定剂量治疗)已被用作大多数药物的标准程序。

1. 治疗血药浓度的参考范围

血药浓度监测主要基于两个假设:一是血浆药物浓度与临床效应,包括症状改善、不良反应或不良反应具有相关性;二是药物存在一个最佳疗效、最好安全性的血浆药物浓度范围,即"治疗窗"。20世纪60年代以来,有关传统抗精神病药浓度效应关系的研究已经为这种假设提供了支持。对于新型抗精神病药,如阿立哌唑、奥氮平和利培酮,其血浆药物浓度与临床疗效之间的关系也有类似相关性。

治疗参考浓度范围(见表9-2-1)包括药物浓度范围的上下限,是根据药效学方法确定的浓度范围。低于下限浓度很可能治疗无效;而高于上限浓度则耐受性降低或疗效不会进一步提高。治疗参考浓度范围是一个建立在大量临床观察基础之上的统计学结论，是大部分人有效且能很好耐受的范围，但并不一定适用于每一个人。在有效血药浓度范围内，少数患者可能无效，另一些则可能出现较为严重的不良反应。总之，抗精神病药物治疗的最佳目标是要确定患者的个体化治疗浓度，才有可能到达精准治疗的可能。

2. 剂量相关参考浓度范围

剂量相关参考浓度范围是通过计算得到的一个浓度范围，依据的是服用某剂量药物的受试者血液样本的药代动力学参数。在一般情况下，它涵盖68%的"普通"患者或受试者所能达到的药物浓度范围。这里所说的"普通"是指临床试验常用的人群，通常是指18 ～ 65岁，无相关躯体疾病，无合并用药，且不携带影响药物代谢酶活性的异常基因的个体。

如果知道每日维持剂量（Dm, ng）、给药间隔（di, min）、总清除率（CL, ml/min）和生物利用度（F），则可以计算出正常患者预期的平均稳态浓度（Cav, ng/ml）。

$$Cav = (Dm/di) \times F/CL$$

当发现通过血药浓度监测的患者药物浓度在剂量相关参考范围内时，该浓度定义为正常。高于或低于该范围的浓度被认为存在潜在异常信号，例如服药不依从、药物间相互作用、药物代谢酶的遗传多态性或参与药物清除的器官功能异常等。

表9-2-1　精神分裂症患者的药物推荐及注意事项

药物和活性代谢物	治疗浓度（ng/ml）	中毒浓度（ng/ml）	半衰期（h）	血药浓度监测建议使用等级	注 意 事 项
氨磺必利	100~320	640	12~20	1	无代谢物，部分患者可能需要高于320 ng/ml的药物浓度，才能获得足够的改善
阿立哌唑+去氢阿立哌唑	100~350 150~500	1 000	60~80	2	脱氢阿立哌唑浓度约占母体药物的45%，表观半衰期为30 ～ 47天
阿塞那平	1~5	10	13~39	4	如出现严重过敏反应，应立即寻求紧急医疗护理

（续表）

药物和活性代谢物	治疗浓度（ng/ml）	中毒浓度（ng/ml）	半衰期（h）	血药浓度监测建议使用等级	注 意 事 项
苯哌利多	1~10	20	4~6	3	由于适应性改变,长期接受大剂量治疗的患者耐受性较高
依匹哌唑	40~140	280	91	3	主要代谢物占母体药物的23% ~ 48%,对治疗效果无帮助
溴哌利多	12~15	30	20~36	2	
卡利拉嗪	10~20	40	48~120	3	活性代谢物为N-去甲基卡利拉嗪和N-二去甲基卡利拉嗪
氯丙嗪	30~300	600	15~30	2	
氯普噻吨	20~300	400	8~12	3	
氯氮平	350~600	1 000	12~16	1	主要代谢物N-去甲基氯氮平抗精神病活性尚不明,针对儿童患者的治疗参考范围可能偏低
氟哌噻吨	0.5~5（顺式异构体）	15	20~40	2	
氟奋乃静	1~10	15	16	1	氟奋乃静癸酸酯的表观半衰期为14天
氟司必林	0.1~2.2	4.4	7 ~ 14（天）	3	
氟哌啶醇	1~10	15	12~36	1	由于适应性改变,长期接受大剂量治疗的患者可耐受性较高;癸氟哌啶醇表观半衰期为25 ~ 49天
伊潘立酮	5~10	20	18~33	3	
左美丙嗪	30~160	320	16~78	3	

（续表）

药物和活性代谢物	治疗浓度（ng/ml）	中毒浓度（ng/ml）	半衰期（h）	血药浓度监测建议使用等级	注 意 事 项
洛沙平	5~10	20	6~8	3	通过加热产生的气溶胶输送
鲁拉西酮	15~40	120	20~40	3	
美哌隆	30~100	200	4~6	3	QTc间期（按心率校正的QT间期）延长与药物浓度有关
帕利哌酮=9-羟基利培酮	20~60	120	17~23	2	帕利哌酮棕榈酸酯的表观半衰期为25～49天
奥氮平	20~80	100	30~60	1	使用奥氮平双羟萘酸盐时，当药物浓度 > 100 ng/ml时，患者出现注射后综合征的风险较高；奥氮平双羟萘酸盐的表观半衰期为30天
培拉嗪	100~230	460	8~16	1	奋乃静庚酸酯的表观半衰期为4～6天
奋乃静	0.6~2.4	5	8~12	1	
匹莫齐特	15~20	20	23~43	3	
匹泮哌啶隆	100~400	500	17~22	3	
丙硫喷地	30~80	500	2~3	4	用于急性镇静，240～320 mg后12 h
喹硫平N-脱烃基喹硫平	100~500 100~250	1 000	6~11 10~13	2	当患者在晚上服用缓释制剂（ER）并在次日早上取血时，预期浓度比谷浓度高2倍
利培酮 + 9-羟利培酮	20~60	120	2~4 17~23	2	不良反应与药物浓度有关；为避免神经系统不良反应，只有在治疗反应不足或缺乏的情况下，才应使用 > 40 ng/ml；长效注射剂的表观半衰期为26天

（续表）

药物和活性代谢物	治疗浓度（ng/ml）	中毒浓度（ng/ml）	半衰期（h）	血药浓度监测建议使用等级	注　意　事　项
舍吲哚	50~100	200	55~90	2	活性代谢物脱氢舍吲哚（治疗剂量40～60 ng/ml），钾通道被阻断后，呈浓度依赖性增加QT间期
佐替平	10~150	300	13~16	3	
珠氯噻醇	4~50	100	15~25	3	癸酸珠氯噻醇的表观半衰期为19天，醋酸珠氯噻醇的表观半衰期为1~2天
齐拉西酮	50~200	400	4~8	2	药物应随餐服用，否则吸收率会降低，药物浓度将低于预期值
硫利哒嗪	100~200	400	30	1	
舒必利	200~1 000	1 000	8~14	2	无代谢物,肾清除

三、药理遗传学

遗传标记能准确预测药物疗效及不良反应的基因靶点，克服了传统选择抗精神病药物基于非生物标志物"试错"方法的局限性。目前，药理遗传学也着重于寻找与药物动力学及药效学两个方面相关联的基因靶点。近几年来，随着基因分型及分析技术的不断提高以及世界范围内多个大样本的抗精神病药物药理遗传学队列的建立，有多个与抗精神病药物在精神分裂症治疗中的疗效及不良反应相关联的基因位点被陆续发现。

1. 药代遗传学

目前大部分在临床广泛使用的抗精神病药物主要经过肝脏药物酶（简称"肝药酶"）P450（cytochromes P450, CYP）进行代谢，服用抗精神病药物后药效和个体差异的产生主要与编码这些肝药酶的基因多态性相关。根据携带

*CYP*基因中能影响酶活力的基因型不同,通常把个体可以分为慢代谢者(poor metabolizers,PM)、中间代谢者(intermediate metabolizers,IM)、广泛代谢者(extensive metabolizers,EM)和超快代谢者(ultrarapid metabolizers,UM)。由美国NIH/NIGMS资助的PharmGKB(http://www.pharmgkb.org/)对由包括临床药理遗传实施合作组织(Clinical Pharmacogenetics Implementation Consortium,CPIC)等专业学术机构制定的药物剂量指南进行编译及总结并向包括美国FDA在内的各级政府食品药品监督机构提供依据。例如,根据PharmGKB提供的关于CYP2D6基因型证据,美国FDA在7种抗精神病药(阿立哌唑、月桂酰阿立哌唑缓释注射悬浮液、布瑞哌唑、氯氮平、伊潘立酮、匹莫齐特和硫利达嗪)的使用说明书中提供药理遗传生物标志物的信息,并对CYP2D6慢代谢者提供了相应的剂量调整信息,例如在阿立哌唑的使用说明书中建议CYP2D6慢代谢者的药物剂量减半,因由于CYP2D6的慢代谢水平,药物的血药浓度上升及累积较快,该类患者在标准剂量下也可以很快出现不良反应,导致患者依从性降低。

利用上述证据,有学者发现目前448个与精神科用药相关的基因-药物交互作用中,只有31对(7%)能达到1A/1B证据。这些具有高证据级别的基因大多为*CYP2D6*及*CYP2C19*。经过上述标准筛选后,并提出了一个包括16个基因位点的精神科用药最优基因检测平台(见表9-2-2)。

2. 与抗精神病药物有关的肝脏药物酶

(1)CYP2D6:与抗精神病药物有关。CYP2D6参与了包括所有三环类及大部分5-羟色胺(5-HT)选择性重摄取抑制剂(SSRI)抗抑郁药及50%的抗精神病药物的代谢,PharmVar合作组织的数据库目前记录了位于*CYP2D6*基因上100余个变异等位基因,拷贝数量变异(重复、缺失等)和结构重构。*CYP2D6*基因是目前与药物代谢相关的结构最复杂的基因之一。基因结构的复杂性是目前*CYP2D6*商业测试平台结构异质性大的主要原因(目前所有测试平台所测的等位基因类型均不一致)。在这个最优平台中,包括*CYP2D6*基因的4个无功能的基因型(*3、*4、*5、*6)、3个功能降低的基因型(*10、*16、*41)和2个功能增高的基因型(*1xN、*2xN)。*9、*36、*4、*29以及*35基因型目前得到的支持证据最多,但大多与精神类药物的代谢无关,故未包含在此最优平台中。

(2)CYP2C9:目前已知有超过60个已知的*CYP2C9*遗传变异等位基因,是药物代谢主要的代谢酶之一。目前已知通过CYP2C9代谢的精神类药物只有

表9-2-2 不同人种的等位基因频率

基因	等位基因	预测功能	非洲	高加索	中东	东亚	南/中亚	美洲	大洋洲
CYP2C9	*2	减少	0.02	0.13	0.13	0.00	0.11	0.06	0.01
	*3	减少	0.01	0.07	0.09	0.04	0.10	0.03	0.03
CYP2C19	*2	无价值	0.15	0.15	0.13	0.29	0.34	0.13	0.59
	*3	无价值	0.01	0.01	0.02	0.08	0.01	0.00	0.15
	*17	增加	0.15	0.21	0.22	0.01	0.17	0.15	0.04
	*3	无价值	0.00	0.01	0.00	0.00	0.00	0.01	0.00
	*4	无价值	0.03	0.18	0.07	0.00	0.08	0.11	0.03
	*5	无价值	0.06	0.03	0.02	0.05	0.03	0.02	0.04
	*6	无价值	0.00	0.01	0.01	0.00	0.00	0.00	0.00
CYP2D6[c]	*10	减少	0.07	0.03	0.04	0.42	0.17	0.03	0.03
	*17	减少	0.20	0.00	0.02	0.00	0.00	0.03	0.00
	*41	减少	0.10	0.09	0.20	0.02	0.08	0.04	0.01
	*1×N	增加	0.01	1.00	0.03	0.00	0.01	0.01	0.12
	*2×N	增加	0.01	0.01	0.03	0.00	0.01	0.01	0.12
HLA-A	*31:01	n/a	0.01	0.03	0.01	0.03	0.02	0.06	0.01
HLA-B	*15:02	n/a	0.00	0.00	0.00	0.07	0.05	0.00	0.05

注：药物基因组知识库报告的平均频率
种族/民族i基于人类基因组多样性项目
*10、*17的频率检测可能估计过大，因为除非经过检测和鉴别，CYP2D6*14和*36会被默认分配为CYP2D6*10；同时CYP2D6*40和*58会被默认认分配为CYP2D6*17

苯妥英。苯妥英治疗窗狭窄，清除率存在较高的个体间差异，会引起严重的皮肤不良反应，但该药是目前世界上最常用的抗癫痫药物之一，也是癫痫共病抑郁及自杀意念常用药物之一。CPIC 和荷兰皇家药学协会的遗传药理学工作组（Dutch pharmacogenetics working group, DPWG）的指南均推荐携带 CYP2C9*2 和 *3 其中一个基因型的个体苯妥英的剂量应该减少 25%，携带上述 2 个基因型的个体剂量应该减少 50%。基于上述证据以及检测上述基因型的技术成熟度，上述 2 个基因型被包括在了目前的最优平台中。除此之外，CYP2C9 无功能的 *6、*15 和 *25 以及功能下降的 *4、*5、*8、*11、*13、*31 基因型都曾被报道与苯妥英的血药浓度及药物效果关联，因为上述 6 个基因型在亚洲人群中的频率较低而未被包括在该平台中。

（3）CYP2C19：是哺乳动物 P450 酶超家族中最大的亚家族。CYP2C19 是 CYP2C 亚族中含量最少的，但其在药物代谢中具有很重要的作用，代谢包括美芬妥英、地西泮、西酞普兰和艾司西酞普兰等药物。CYP2C19 基因的主要突变包括 G681A、Arg433Trp、Trp120Arg、Ile331Val、Trp212Ter，其中 G681A 突变造成 mRNA 剪接异常，产生无血红素结合位点的无催化活性的蛋白；而 Trp212Ter 突变导致产生终止密码，使蛋白合成提前终止。这两种突变存在于 99% 以上的亚洲弱代谢者和约 88% 的白种人弱代谢者中。

（4）CYP1A2：是 CYP 药物代谢酶家族成员之一。CYP1A2 已被证明对几种抗精神病药物如奥氮平、氯氮平、氟哌啶醇、阿米替林、茶碱、咖啡因、利多卡因等的剂量和药物不良反应有重要作用。关于调控区域的突变，CYP1A2*1F 等位基因受到越来越多的关注。CYP1A2*1F 等位基因（C > A）突变是常见的，在不同人群的研究中显示出较高的突变频率。人类 CYP1A2 的活性可相差 160 倍之多。CYP1A2 基因多态性在一定程度上影响着该同工酶的活性，进而可能影响相关抗精神病药的血药浓度等参数。但需要注意的是，除基因型外，CYP1A2 的实际活性还受到许多因素的影响，尤其是一些药物，如卡马西平、苯妥英、利福平等药物可激活 CYP1A2，而环丙沙星、氟伏沙明等则可抑制 CYP1A2。氟伏沙明抑制 CYP1A2 以增加抗精神病药物的血浆浓度。此外，感染可降低 CYP1A2 的活性，而大量吸烟则可增强 CYP1A2 的活性。因此，临床中如果基于患者的 CYP1A2 基因型调整抗精神病药剂量时，务必考虑到这些因素的影响。

（5）CYP3A4：是人体肝脏和小肠内 P450 酶超家族中含量最多的亚族，约占人体肝脏CYP系统总量的30%，代谢约50%的临床重要药物，参与代谢阿普唑仑、咪达唑仑、地西泮等抗焦虑促进睡眠类药物。该基因的主要突变包括Ile118Val、Pro218Arg以及A17776插入产生终止密码子，其中IleI118Val是中国人群中最主要的突变，频率为3.43%。该基因突变导致酶活性降低，从而导致个体药物代谢弱。多项研究表明，氯氮平可被CYP3A4代谢，这种酶可能在体内负责高达35%的氯氮平代谢。CYP1A2在氯氮平的n-去甲基化过程中更重要，而CYP3A4在n-氧化过程中更重要。曾报道有2例患者在服用氯氮平时联用了CYP3A4抑制剂红霉素后出现氯氮平中毒和血清水平升高的不良反应，停用抗生素后不良反应消失，血清氯氮平水平下降。另一种CYP3A4抑制剂奈法唑酮也会导致血清中氯氮平水平升高（见表9-2-3）。

3. 药理遗传学检测

在规定的情况下，药物治疗前应进行药理遗传学检测。当基因多态性导致不良/超快药理遗传学代谢产物（药代动力学水平）时，可以根据药物剂量调整而避免血药浓度在治疗参考浓度范围以外。药理遗传学检测在临床上具有重要意义。一方面，由于血药浓度的增加，慢代谢型患者可能出现意外的药物不良反应和药物毒性反应。另一方面，由于血药浓度低于治疗浓度，超快代谢型患者可能出现无药物反应的情况。此外，一些药物前体通过CYP酶代谢激活，例如可待因转化为吗啡，曲马朵转化为去甲基曲马朵。在这种情况下，超快代谢型患者因存在药物不良反应增加风险，而在慢代谢型患者中则将出现无法产生具有药理活性代谢物的情况。

其他代谢酶系统，如UDP葡糖醛酸转移酶（UDP glucuronosyltransferase，UGT）也显示遗传多态性，但它们在药物治疗和剂量调节中的临床相关性不如 *CYP* 多态性特征明显。

德国基因检测委员会（GeKO）和CPIC以及监管部门如美国食品药品监督管理局（food and drug administration，FDA）、EMA认为药理遗传学检测结合血药浓度监测适应证如下：① 当患者出现异常的血药浓度时可进行基因检测，以便在给予其他药物之前确定代谢状态。对于基因型为慢代谢型或超快代谢型的患者，不需要更换药物，可以利用血药浓度监测和临床判断调整剂量。② 当患者接受个体间代谢差异较大的药物治疗时，药物过量会存在相当大的毒性反应，如三环类抗抑郁药物，应先进行药理遗传学检测。③ 除卡马西平外，临床上

表9-2-3　精神分裂症相关药物代谢酶基因多态性

检测基因	位点	解读	代谢药物	PMID
CYP2D6	CYP2D6*3 (2549A 缺失)、CYP2D6*4(1846G > A)、CYP2D6*17 (1023C > T)、CYP2D6*10(100C > T)	携带 CYP2D6 *17 和 *10 等位基因的个体代谢活性减弱,中间代谢型；携带 CYP2D6 *3 和 *4 等位基因的个体无代谢活性,慢代谢型	三环类抗抑郁药去甲丙米嗪、去甲替林、抗抑郁药氟西汀等,利培酮、氯丙嗪、氯氮平、氟哌啶醇、哌唑嗪、利培酮、吩噻嗪、阿立哌唑	17325735、22205192、30093744、26544071
CYP2C19	CYP2C19*2(681G > A)、CYP2C19*3 (1075A > C)、CYP2C19*17 (−806C > T)	*17/*17,超快代谢型；*1/*2, *1/*3, *2/*17,中间代谢型；*2/*2, *3/*3, *2/*3,慢代谢型	美芬妥英、安定、西酞普兰、艾司西酞普兰	29921201、32103962
CYP2C9	CYP2C9*2 (3608C > T)、CYP2C9*3 (1075A > C)	携带 CYP2C9 *2 和 *3 等位基因的个体代谢活性减弱,慢代谢型	苯妥英	29921201
CYP1A2	CYP1A2*1C (−2964G > A)、CYP1A2*1F (734C > A)	携带 CYP1A2*1C 和 *1F 等位基因的个体代谢活性减弱,慢代谢型	奥氮平、氯氮平、氟哌啶醇、阿米替林、茶碱、咖啡因、利多卡因等	29921201、12670127
CYP3A4	CYP3A4*4 (13871A > G)、CYP3A4*5 (653 C > G)	携带 CYP3A4*4 和 *5 等位基因的个体代谢活性减弱,慢代谢型	安定、阿普唑伦、咪达唑仑	29921201、12670127

不推荐药效动力学水平的药理遗传学检测。

4. 精神疾病的药物基因组学

药物基因组学研究为抗精神病药个体化优选治疗带来新的机遇，基于遗传等多种生物指标的疗效预测模型有助于指导临床用药。临床上需兼顾药物疗效和不良反应两个方面，开展药物个体化优选方案的研究，为患者选择适宜药物并确定适宜剂量以提高疗效和减少不良反应，改善服药依从性，最大限度地使患者坚持长期服药。

检测特定生物标志物可预测患者对相应治疗的反应性，对药物疗效进行优化（选择治疗敏感人群）并减少不良事件发生。美国FDA公布的121个药物基因标记中，有26个是抗精神病药物的标记。药物不良反应关联位点如：卡马西平所致皮肤病与位于MHC区域的人类白细胞抗原（HLA）显著关联、药源性体重增加与黑素细胞皮质激素受体4（MC4R）基因关联。

荷兰皇家药学协会的遗传药理学工作组（DPWG）发布了根据负责肝药代谢的*CYP2D6*基因型指导抗精神病药物剂量的标准。对*CYP2D6*慢代谢基因型携带者，阿立哌唑需降低最大剂量至10 mg/d（或使用最大日均剂量的67%）；氟哌啶醇需减少60%剂量或选择其他药物，如氟奋乃静、喹硫平、奥氮平、氯氮平等；对*CYP2D6*快代谢基因型携带者，则需监测抗精神病药的血药浓度，适当调高治疗剂量，或换用不经过*CYP2D6*基因代谢的抗精神病药。如*CYP2D6*快代谢基因型携带者服用氟哌啶醇，则需监测氟哌啶醇血药浓度，或选其他替代药物，如喹硫平、奥氮平和氯氮平等。

研究显示，使用GeneSight（Myriad Genetics）抗精神病药物基因检测指导难治性抑郁症患者的药物选择时，治疗有效的可能性升高30%，达到缓解的可能性升高50%。组合药物基因组学（combinatorial pharmacogenomics）可找到那些可能因为遗传因素而效果不佳、不良反应明显及需要换药的治疗手段，进而改善治疗结局的患者。研究人员将药物遗传学研究重点放在细胞色素*CYP450*基因变异，目前已知其会影响选择性5-HT选择性重摄取抑制剂（SSRI）代谢的方式。具体来说，研究人员分析了编码2种CYP代谢酶（CYP2D6和CYP2C19）约140种主要的遗传等位基因变异。例如帕罗西汀、氟西汀以及5-HT和去甲肾上腺素选择性重摄取抑制剂文拉法辛主要由*CYP2D6*代谢；西酞普兰和艾司西酞普兰则主要由*CYP2C19*代谢。遗传变异分为4种常见代谢表型：慢代谢型、中间代谢型、正常代谢型和快速代谢型。快速代谢型具有潜在的较低的药物生物利用度，因此可能降低疗效。慢代谢型产生功能性酶的能力降低，导致药物血浆水平升高，潜在增加不良反应发生率。不同种类抗抑郁药存在各自不同的不良反应，有些不良反应可能会影响依从性，也可能危及患者的安全。在处方抗抑郁药之前，获得患者的药代动力学和药效动力学信息，应处方安全性较高的药物，同时也可根据遗传结构调整药物剂量。例如，西酞普兰与剂量依赖性QTc间期延长有关。美国FDA最初批准日剂量不超过60 mg，后将该日剂量调整为不超过40 mg，FDA还将 *CYP2C19* 慢代谢型作为QTc延长的危险因素。

　　精准医疗是未来药物治疗发展的方向。可以预计在不久的将来，随着遗传检测成本的不断下降，更好的保险制度落实以及更多临床证据的累计，都将进一步增加其临床治疗的实际意义。基因检测将成为处方相关抗抑郁药之前的常规项目，并推广到其他抗精神病药物。更多的转化研究将临床神经科学、遗传学研究的进展与精神病学的临床实践更紧密地联系，使基于证据的个性化精神病学实践成为现实。

5. 药物基因组学用于临床药物疗效预测

　　一项纳入94例精神分裂症患者，随机接受齐拉西酮和奥氮平并随访6个月的双盲对照试验发现，精神疾病药物治疗预后良好与早期应答显著相关：早期应答者6周末、6个月末简明精神病评定量表（BPRS）评分、大体功能评定量表（GAF）评分均显著优于早期无应答患者。故疾病早期若能借助精准医学策略，选择药物疗效良好、不良反应较低的药物对患者而言将获益较大。

　　一方面，早期应答与良好预后有关；另一方面，传统试错法下精神障碍药物早期应答率欠佳。研究表明，抗精神病药物治疗约66.5%的精神分裂症患者未能获得临床有效（减分率＜50%）；约66.9%的患者未达到临床治愈。研究显示，抗精神病药物因疗效原因中断治疗率为30%～50%。而抗抑郁药治疗中，约38%的抑郁症患者临床治疗无效。遗传因素在抗抑郁药物的应答和不良反应的个体差异方面发挥了42%～50%的作用，这些证据为精神障碍个体化用药奠定了基础。

　　疗效预测需要在两方面开展，一是基于不同作用机制抗精神病药的药物代谢酶及药物靶标基因，开展综合疗效预测模型构建；二是结合靶向推荐方案优化现有的经验式临床治疗方案。

代谢酶基因影响药物清除率,超快代谢型、超慢代谢型等不同人群的药物清除率差异会达到25%～200%。不良反应相关基因影响药物的过敏反应。比如,*HLA-B*基因型及*HLA-B**58：01/15：02可致别嘌呤醇引发Stevens-Johnson综合征(SJS)和中毒性表皮坏死松解症(toxic epidermal necrosis, TEN)风险高;卡马西平/奥卡西平引发SJS/TEN风险高。多巴胺受体基因影响抗精神病药疗效。不同*DRD2*基因型的125例中国精神分裂患者接受利培酮治疗8周后,使用BPRS评分比较药物应答率。结果显示,*DRD2*的基因多态性(rs1799978A-241G)与利培酮疗效相关。相比于C基因型,T基因型患者对药物应答和效果较好。

大量研究证实,抗精神病药物的疗效、不良反应、有效剂量等均与基因多态性关联。主要受关注的抗精神病药物疗效个体化相关易感基因有*DRD2*、*DRD3*、*SLC6A4*及受体基因*HTR2C*、儿茶酚胺氧位甲基转移酶(*COMT*)、离子型谷氨酸受体基因(*GRID2*)、黑皮素源受体基因(*MC4R*)、肾上腺素能受体(*ADRA2A*、*ADRB3*)、G蛋白编码基因(*GNB3*)、胰岛素诱导基因(*INSIG2*)、*BDNF*、突触传递基因(*SNAP25*)等。全基因组关联分析(GWAS)发现的最新基因有代谢性谷氨酸受体基因(*GRM7*)、AarF域蛋白激酶1(*ADCK1*)、蛋白酪氨酸磷酸酶D受体(*PTPRD*)和嗜乳脂蛋白样-2(*BTNL2*)等。

国内有学者采用SNPs芯片检测,发现多种APDs存在共同的非多巴胺拮抗机制新型靶基因,如在神经发育过程中起重要调节作用的表皮生长因子样蛋白(*MEGF10*)、原钙粘蛋白(*PCDH7*)、接触蛋白关联蛋白样蛋白5(*CNTNAP5*)、电压依赖性钙离子通道(*CACNA1C*)等基因,多基因整合效应可预测抗精神病药疗效,为抗精神病药的药理机制提供了新视角。另外一项研究中,采用全外显子二代测序技术结合生物信息学分析,发现疗效差的精神分裂症患者在NMDA受体通路相关的基因通路富集了更多的稀有有害突变,为精神分裂症患者的精准治疗和新药开发靶点提供了新思路。

药物基因组学研究成果如Genesight、CNSDose、Genecept、Neuropharmagen等,药物基因组学检测工具可提高临床应答率2.26倍,提高临床治愈率2.5倍,提高患者依从性6.3%,降低不良反应发生率,显著改善患者的生活质量,降低治疗费用(每人每年为3 764美元)。可以预见,药物基因组学检测工具在精神科有较好的使用前景。

(王　强,朱　玲,郝勤建,任虹燕,吴雨璐,陈　森,林关宁)

第三节　不良反应的精准医学

一、抗精神病药物所致代谢综合征（MetS）

　　大约30%服用抗精神病药物的精神分裂症患者，尤其是二代抗精神病药物，包括氯氮平和奥氮平，会发生MetS。MetS的发生机制目前不明，在众多研究证据中，目前较为支持的是黑色素皮质醇及瘦素通路的稳态。MetS的遗传度为0.6～0.8，有学者对目前MetS的关联基因做了广泛的荟萃分析，发现在包含该分析的众多基因当中，*HTR2C*基因上的rs3813929（C-759T）C等位基因得到了较多的证据支持。除此之外，rs1414334也被报道与MetS风险相关。*HTR2C*基因调控黑色素皮质系统及瘦素通路。*LEPR*基因上的rs1137101（Q223R or A668G）被发现与MetS相关联。位于黑色皮素受体（*MC4R*）基因上的多态性，包括rs489693 A等位基因、rs17782313 C等位基因以及rs8087522 A等位基因，均有报道与MetS相关联。除上述基因外，其他的基因也陆续报道与MetS相关联，如*NPY*、*GABRA2*以及*NDUFS1*。*NDUFS1*和*HCRTR2*基因在CATIE项目中均得到验证。此外，利用CATIE样本开展的GWAS发现，阿片生长因子样受体1（OGFRL1）上的一个基因多态性rs9346455与BMI增加的关联最为显著，关联在独立样本中也得到了重复验证。另外，CATIE研究还发现早老素相关基因*CLPB*以及辅酶A（CoA）相关联基因*ACAD10*也与抗精神病药物所致MetS相关联。随着被发现的候选基因越来越多，也有人试图研究基因的联合效应：*NPY*基因rs16147与*CNR1*基因rs806378的交互，*NDUFS1*基因rs6435326与*COX18*基因rs3762883的交互，*TSPO*基因rs6971与*SLC25A4*基因rs10024068的交互，*IL-1B*基因rs13032029与*BDNF*基因rs6265的交互，均被发现MetS有关联。最近研究发现，巨噬细胞迁移抑制因子（MIF）启动子区CATT 5～8次重复基因多态性可以作为抗精神病药所致代谢障碍的生物标志物，大约有30%的人携带CATT 5/5次重复的患者服用抗精神病药物后出现代谢障碍的风险低，而＞5次重复的出现提示代谢障碍的风险高。未来研究联合多个基因多态性探究纵向的代谢改变,将更有潜力阐明MetS的机制,最终建立更好的MetS风险的预测模型。

二、抗精神病药所致高泌乳血症

泌乳素(prolactin,PRL)是由脑垂体前叶的PRL细胞合成和分泌的一种多肽激素,对人体乳腺发育、泌乳的形成及卵巢功能调节具有重要影响。PRL病理性升高时会出现溢乳、月经紊乱、性功能低下等症状。因各种原因引起的女性外周血清PRL水平持续升高至25 μg/L(男性高于20 μg/L)时称为高泌乳素血症(各实验室正常值范围不同),临床发生率约0.5%,女性明显高于男性。高泌乳素血症是抗精神病药治疗过程中常见的不良反应,同样受到基因多态性影响。垂体DRD2受体受阻可能是高泌乳素血症的主要原因,而促甲状腺素释放激素、血管活性肠肽、5-HT等也起到重要作用。2016年的一项荟萃分析发现,多巴胺受体*DRD2*基因Taq1A的等位基因A1携带者较非A1携带者的血浆PRL水平增高。后续研究表明,高泌乳素血症与*DRD2*、*HTR2C*、多巴胺转运体(*SLC6A3*)、多糖耐药基因(*ABCB1*)、单胺氧化酶(*MAOB*)、尿苷二磷酸葡萄糖醛酸转移酶(*UGT1A1*)等多个易感基因的遗传多态性关联,而与多巴胺、5-HT其他受体亚型基因多态性关联不显著。

三、粒细胞/中性粒细胞减少症

粒细胞减少症是目前限制氯氮平广泛用于精神障碍患者治疗的主要原因。粒细胞减少症定义为外周血中性粒细胞绝对计数低于0.5×10^9/L。该病在世界范围内的平均发生率为0.8%,若不及时治疗,因免疫功能缺陷可致严重感染。由于上述严重不良反应,在开始使用氯氮平的最初6个月,应该每周检测外周血中性粒细胞绝对计数;后面6个月应该每2周检测1次。尽管粒细胞减少症的表型定义明确,但其发生机制尚不明。此外,粒细胞减少症的特征还包括剂量效应的独立性以及再次暴露后的快速再发。目前针对粒细胞减少的机制研究包括免疫因子、氮翁离子(nitreniumion)介导的细胞凋亡,线粒体氧化应激介导的凋亡,以及骨髓间充质干细胞的细胞毒性。基于上述研究,大部分粒细胞/中性粒细胞减少症的候选基因研究集中在MHC区段的基因（*HLA-A/B/C*、*DQA1*、*DQB1*和*DRB1*）、热休克蛋白-70（HSP70）、TNFA、髓过氧化物歧化酶（MPO）、细胞色素P450 2D6、N-核糖基二氢神经酰等，其中*HLA-DQB1*基因上的基因多态性（6672G > C）在独立样本得到了重复验证，其余候选基因的重复验证率均较低。*HLA-DQB*基因虽然得到了重复验证，但因在临床试验中敏感度低而无法应用于临床。一项结合全基因组分型及全外显子测序的大样本研究发现，在*HLA-DQB1*基因上的功能位点（126Q; *OR*=0.19）和*HLA-B*基因上的功能位点（158T; *OR*=3.3）与粒细胞减少症有显著性关联；HLA区域的其他位点如rs1800625和HLA-B*59在日本人群中有重复报道。进一步的荟萃分析发现，位于钠离子通路上的2个基因*SLCO1B3*和*SLCO1B7*间的位点rs149104283与粒细胞减少症具有显著关联。到目前为止，只有一项研究调查了药代动力学相关基因与粒细胞减少症的关联，该研究发现编码P-gp的多药耐药蛋白基因*MDR1*（或称为*ABCB1*基因）26号外显子的SNP rs1045642（C345T），21号外显子的rs2032582（G2677T）和12号外显子rs1128503（C1236T）上的T-T-T单倍型对粒细胞减少具有保护作用。粒细胞减少症和抗精神障碍治疗出现的其他不良反应一样均是复杂表型，多基因模型是其人群变异的基础。因此，未来多因子的组合模型可能会更好地预测该治疗不良反应的风险。

四、锥体外系不良反应（EPS）

目前能重复验证的氟哌啶醇治疗所致的EPS相关联的基因包括*CYP2D6*4*、*ABCB5*基因多态性rs17143212（Thr131Ile），多巴胺转运体（*SLC6A3*）9/10基因型以及*COMT Val/Met*基因型。与特定EPS不良反应相关的位点包括：*ADORA2A*基因rs5751876等位基因T及rs2298383-rs2236624-rs5751876-rs35320474-rs17004921组成的单倍型TCCTC与静坐不能相关联，*ADORA2A*单倍型TCCTC与帕金森综合征相关联，*ADORA3*基因rs3394-rs3393-rs2229155-rs35511654-rs1544223- rs2298191组成的单倍型*CACTAT*与静坐不能及迟发性运动障碍相关联。*DRD2*基因rs2514218等位基因C与阿立哌唑治疗的首发精神障碍患者的疗效关联，等位基因T与药物所致EPS不良反应关联。

五、迟发性运动障碍

迟发性运动障碍是抗精神病药物治疗严重的、不可逆的不良反应，表现为躯干、四肢，或者口腔面部区域的不自主运动。目前常用的二代抗精神病药比一代抗精神病药（氯丙嗪、氟哌啶醇或者奋乃静）引起迟发性运动障碍的概率降低，但并未完全消除。迟发性运动障碍的发生与患者的年龄、性别及使用抗精神病药物的持续时间密切相关。迟发性运动障碍在患者一级亲属中的高共患率，提示其有着较高的遗传度。既往的研究提示，*GRIN2A*基因rs1345423等位基因G和*ERBB4*基因rs839523等位基因C可能增加迟发性运动障碍的患病风险，但上述研究还需要进一步验证。迟发性运动障碍最具有转化价值的精准靶点是*SLC18A2*基因，该基因的功能是将单胺类物质从细胞质转运到突触囊泡。一项大型的迟发性运动障碍候选基因的研究发现，*SLC18A2*基因多态性rs2015586与迟发性运动障碍关联；另外一项研究进一步挖掘了位于该基因上的其他多态性的关联显著性并发现4个多态性（rs2015586、rs363390、rs363224和rs14240）与迟发性运动障碍关联，其中rs363390 C等位基因导致的基因高表达与迟发性运动障碍的风险及严重度都密切关联。这项发现与囊泡单胺转运蛋白2可逆性抑制剂（VMAT2）缬苯那嗪能有效降低迟发性运动障碍严重性的临床依据一致。

六、恶性综合征

抗精神病药所致恶性综合征（neuroleptic malignant syndrome，NMS）是一种服用抗精神病药后产生的少见却可能致命的并发症，1960年Delay等进行氟哌啶醇实验时发现并首先报道。既往研究表明，NMS的发病机制可能是中枢纹状体通路多巴胺受体阻滞和原发性骨骼肌缺陷及抗精神病药引发肌细胞钙转运异常所致。NMS的临床表现包括突发高热、意识障碍、运动障碍、横纹肌溶解，以及难以控制的锥体外系和延髓损害症状。基本治疗措施是早期诊断、停止用药、加强监护和护理、积极降温、补充水分，此外还要积极治疗并发症。

有关NMS的遗传关联研究相对较少，样本量亦较小。Suzuki等在15例NMS患者（13例精神分裂症患者和2例抑郁症患者）及138例无NMS的精神分裂症患者中发现,*DRD2*基因 *Taq* Ⅰ A 多态性位点的 A1 等位基因频率在 NMS 患者(56.8%)显著高于非 NMS 患者(35.1%),提示该基因多态性与 NMS 发生风险关联。后续有研究发现,*DRD2*基因-141 C *Ins/Del*多态性、*CYP2D6*5*等位基因携带者 NMS 风险较高。

(岳伟华,张于亚楠,常素华)

第四节　精准治疗的临床指导

一、精神分裂症患者的规范化精准治疗

精神分裂症是异质性很高的精神疾病,患者的临床表现、病程、治疗反应及临床结局个体差异巨大。精神分裂症患者的全病程中,精神病性症状常有波动,治疗反应、不良反应以及疾病阶段(急性或者稳定)均影响抗精神病药物的使用决策。抗精神病药物的选择应由医生和患者共同决定,为患者提供信息并讨论每种药物可能的益处和不良反应,并根据患者的个体特性选择最优治疗方案。

1. 治疗原则

一般治疗原则:① 早发现、早诊断、早治疗,急性期患者应采取积极的药物治疗,缓解症状。② 足量、足疗程治疗,提高临床缓解患者的比例。③ 根据患者病情、家庭和医疗条件选择治疗,包括住院、门诊、社区或者家庭病床治疗;当患者具有明显的危害社会安全、严重自杀、自伤行为或者危害他人安全时,通过监护人同意需紧急收住院积极治疗。④ 建议优先使用证明有效的及不良反应易接受的药物。⑤ 积极进行家庭教育、争取家属重视和建立良好的医患关系,配合对患者的长期治疗;定期对患者进行心理治疗、康复和职业训练。

2. 首发精神分裂症治疗流程

准确诊断是应用循证治疗的基础。具体的用药决策方案如图 9-4-1 所示。

首发或初治疗的患者,考虑到短期和长期疗效、不良反应和耐受性,推荐首先氨磺必利、阿立哌唑、利培酮、齐拉西酮和鲁拉西酮作为首发精神分裂症

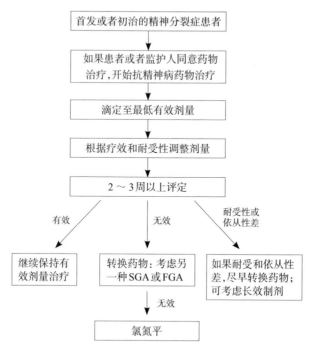

图9-4-1　首发精神分裂症治疗流程

注　SGA：第二代抗精神病药物；FGA：第一代抗精神病药物。

的一线治疗，不推荐奥氮平和喹硫平。从小剂量开始，根据患者的治疗反应和耐受性逐渐加量。通常患者在达到有效剂量2~3周后其临床主要症状有改善（BPRS或PANSS减分率≥20%），如果经过2~3周治疗患者无改善，应该考虑增加剂量或者换药；如果部分有效，应持续治疗4~6周再根据病情缓解情况考虑进一步的治疗方案。

对于初治疗效不佳的患者，可换用奥氮平或者一代抗精神病药物，应该从小剂量开始，避免早期体重增加，也可通过限制饮食、运动或使用二甲双胍及托吡酯。如果换药后治疗仍无效可以选择氯氮平治疗。研究显示，早期使用氯氮平可能比其他方法更有效。

如果因为耐受性而导致依从性不佳，应与患者讨论后换用可耐受的药物；因其他因素导致的依从性差的患者可考虑注射长效抗精神病药物。

3.复发或者急性期加重精神分裂症治疗流程

对于复发急性期加重的患者，应使用急性期的药物治疗的方案，可短期使用镇静药物。在详细询问患者既往服用何种药物、耐受性及依从性情况，调查影响患者发病的心理或者社会因素，与患者及照料者讨论，选择其他的可接受性好的抗精神病药物。维持有效剂量治疗6周以上评估患者疗效，如果有效继续维持治疗，如果无效则考虑使用氯氮平治疗。

　　对于依从性差的患者，如果是因为患者缺乏自知力或者社会支持，可考虑使用长效针剂；如果是由于耐受性差，可与患者及照料者详细讨论，了解既往用药、耐受情况，选择可接受的药物；如果患者精神状态紊乱，则需要简化用药物方案，降低抗胆碱能作用，提供依从性帮助。从用药起始即给患者支持和培训，让患者建立自身依从性，最终促进患者独立生活（见图9-4-2）。近期一项关于精神分裂症急性发作的剂量-效应的荟萃分析总共纳入了68项研究，共分析了20种第二代抗精神病药物（SGAs）和氟哌啶醇（口服和长效针剂）的治疗剂量和疗效的关系。对于患有急性发作的慢性精神分裂症患者，剂量高于95%有效剂量可能不能提供更多的疗效。

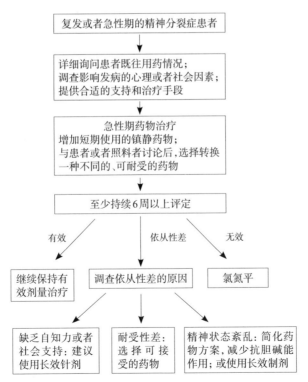

图9-4-2　复发或者急性加重期精神分裂症治疗流程

氨磺必利在治疗阴性症状为主的患者时，95%的有效剂量约为70 mg/d；而在治疗阳性症状为主的患者时，95%的有效剂量为537 mg/d。阿立哌唑口服药物和长效针剂95%的有效剂量分别为12 mg/d和463 mg/4周。奥氮平口服药治疗阳性症状为主的患者时，95%的有效剂量约为15.1 mg/d；而治疗阴性症状为主的患者时，95%的有效剂量约为6.5 mg/d。奥氮平长效针剂95%的有效剂量为277 mg/2周。帕利哌酮口服药和长效针剂的95%的有效剂量分别为13.4 mg/d和120 mg/4周。利培酮口服药和长效针剂95%的有效剂量分别为6.3 mg/d和37 mg/2周。阿塞那平、依匹哌唑、卡利拉嗪、氯氮平、氟哌啶醇、伊潘立酮、鲁拉西酮、喹硫平、舍吲哚和齐拉西酮的95%有效剂量分别为11、3.4、7.6、567、6.3、20.1、147、482、22.5和186 mg/d。

二、难治性精神分裂症规范化精准治疗

1. 难治性精神分裂症

（1）定义：难治性精神分裂症（treatment resistance schizophrenia）有狭义和广义之分。由于定义不同，导致难治性精神分裂症的比例也有较大差异。最新国际共识对关于难治性精神分裂症做出如下定义：① 确定的精神分裂症的诊断；② 足够疗程（6～8周）和剂量和良好依从性的药物治疗；③ 在足够治疗情况下仍然存在显著的临床症状。

（2）流行病学：大量队列研究显示符合难治性精神分裂症标准的患者比例为20%~30%。一项来自丹麦全国注册的随访15年的研究显示，难治性精神分裂症患者的比例为20%以上。全世界大概有38 200 000人被诊断为精神分裂症，其中按照保守20%的保守估计，全世界有76 000 000例难治性精神分裂症患者。

2. 难治性精神分裂症生物标志物

（1）外周循环标志物：难治性精神分裂症相关的外周循环、炎症和免疫异常相关的细胞因子IL-1β、IL-6和TGF-β是与疾病状态相关的生物标志物，在急性加重期时显著升高，但经过抗精神病药物治疗后恢复正常水平；而IL-12、干扰素-γ、TNF-α和IL-2R可能是难治性精神分裂症的特征标记，因为在急性加重期或抗精神病药物治疗后仍显著升高。

（2）神经影像学标志物：神经影像的研究显示治疗有效和难治性精神分裂

症的患者之间也存在生物学的差异。有研究发现，首发精神分裂症后扣带回谷氨酸的水平高的个体对治疗的反应差，而且更高水平的谷氨酸同更严重的阴性症状和社会功能相关。

（3）遗传标志物：基因关联分析研究发现了多个与难治性精神分裂症相关的候选基因，但结果可重复性较差。*COMT* 的 L/L 基因型携带者更容易出现难治性精神分裂症。在白种人群中，*BDNF* 基因多态性（s11030104，*OR*=2.57），rs10501087，*OR*=2.19）rs6265（val66Met，*OR*=2.08）与治疗耐受有关。*5HT2RA* 的 C/C 基因型也与治疗耐受有关。

谷氨酸在精神分裂症中病理生理的潜在作用也被 PGC 的全基因组关联分析（GWAS）所支持，一些谷氨酸系统的基因被定位，如 *GRM3*、*GRIN2A*、*GRIA1* 和 *GRIN2B*。初步研究也显示，某些谷氨酸系统的基因 *GRIN2B* 与氯氮平的疗效相关，该基因编码 NR2B。

在人群中有 5%~10% 的人是药物快代谢者。除遗传机制外，CYP450 酶诱导剂，如香烟和卡马西平能加快药物的代谢、降低血药浓度，导致更差的治疗反应。对这部分患者，为了达到足够的多巴胺 D_2 受体（DRD2）占有率，需要加大抗精神病的剂量。在常规的临床实践中，分子影像技术和详细的药代动力学分析并不能作为常规使用。

3. 治疗耐受可能存在的病理生理机制

分子影像研究显示，虽然纹状体的 DRD2/DRD3 达到了足够水平，但部分患者对抗精神病药物仍然无效，这表明对 DRD2/DRD3 的占有率与抗精神病药物疗效是密切相关但非绝对，可能是因为这些患者的病因不是多巴胺的功能紊乱。由此可以根据神经生化改变将精神分裂症分为 2 个亚型：A 型以多巴胺功能亢进为主要特点，对抗精神病药物反应良好；B 型则多巴胺功能正常，对多巴胺受体阻断剂反应差，其精神病性症状的作用来源于其他系统。其中谷氨酸系统失调是最重要的候选系统，多巴胺的谷氨酸调节异常作为一种学说来解释安非他命诱导精神分裂症患者的多巴胺释放增加。但也有研究显示，谷氨酸仍可能是继发于其他系统的改变。

对抗精神病药物治疗开始有效而后来无效的个体，可能的解释是由于长期 DRD2 拮抗剂的使用导致多巴胺超敏，部分患者在长期服药后出现 DRD2 上调，或是多巴胺释放钝化。这些解释并不互相矛盾，能解释患者在长期治疗后需要加大剂量才能控制症状。

4. 难治性精神分裂症的治疗

氟西汀等SSRIs通常具有代谢酶的抑制作用,起到升高氯氮平/去甲氯氮平浓度的作用,从而增强疗效。也有报道氟西汀改善抑郁症状的同时具有一定的改善阴性症状的作用。

氯氮平是目前为止唯一有稳健且一致证据证明对难治性精神分裂症有效的抗精神病药物。氯氮平对敌对和攻击行为、减少自杀方面优于其他药物,但氯氮平对阴性症状的作用仍然不清楚。增加氯氮平或者奥氮平的剂量,对于难治性精神分裂症患者会有一定的效果,而增加其他抗精神病药物的剂量不会有额外获益。但是获益和不良反应的风险需要权衡。

有研究提示,联合合阿立哌唑可能改善阴性症状。氯氮平联合阿立哌唑比单一用药的疗效好。但是抗抑郁剂、心境稳定剂和苯二氮䓬类药物对氯氮平的增效作用不佳。截至目前,难治性精神分裂症患者的联合用药都没有得到批准。而哈佛南岸计划推荐一些可能的增效建议:在其他的推荐都失败后,可以合用丙戊酸钠、锂盐、托吡酯、拉莫三嗪、美金刚、抗炎药塞来昔布、Omega-3,甚至是抗抑郁药如米氮平等。这些增效建议的疗效获益并不确定,而不良反应的增加和治疗依从性的降低是明确的,是否能使用增效剂还需进一步的证据。此外,联合无抽搐电休克治疗氯氮平无效的难治性精神分裂症患者还是值得期待的。总体上,联合非氯氮平的多药治疗和超剂量治疗难治性精神分裂症的证据并不充分。

三、精神分裂症共病的规范化精准治疗

1. 合并自杀

在InterSePT研究中,氯氮平比奥氮平更能减少自杀的症状和行为。苯二氮䓬类药物与精神分裂症患者的自杀死亡率增加有关。对于伴有明显自杀观念或行为的精神分裂症患者,即使其不是难治性精神分裂症患者,也应尽早考虑使用氯氮平,避免使用苯二氮䓬类药物。

2. 敌意、攻击行为

与奥氮平、利培酮和氟哌啶醇相比,氯氮平能更有效地改善攻击行为。患

者反复出现敌意和暴力行为时,应考虑使用氯氮平,即使其不是难治性患者。

3. 激越症状

在控制精神分裂患者的激越症状时,肌肉注射劳拉西泮、氟哌啶醇和第二代抗精神病药物比安慰剂效果更佳。劳拉西泮肌注和氟哌啶醇联合使用似乎比单独使用其中一种更有效。在不使用劳拉西泮或抗帕金森病药的情况下,与氟哌啶醇相比,肌肉注射第二代抗精神病药,如齐拉西酮注射针剂出现急性EPS的风险显著降低。若合并使用抗胆碱能药物或劳拉西泮时,EPS风险也降低。肌肉注射氟哌啶醇和劳拉西泮也是治疗出现严重激越症状的精神分裂症患者的一种有效、快速、经济的治疗方法。

4. 继发性阴性症状 (继发于阳性症状、EPS或抑郁症等)

与其他药物相比,奥氮平在早期疗效中有一定优势,但必须与其带来的长期不良反应相权衡。使用EPS风险较低的抗精神病药物,尽量减少或者不使用具有镇静作用的药物。

5. 原发性阴性症状

原发性阴性症状包括持续的动力下降、情感淡漠、情绪范围缩小和交流缺乏,这类患者对所有抗精神病药物(即使是氯氮平)应答都很差。循证证据表明,将抗抑郁药作为增效剂对于部分患者有一定的疗效。对于原发性阴性症状,其可能有增效作用的药物有美金刚、d-丝氨酸、肌氨酸、司来吉兰、脱氢表雄酮、银杏和米诺环素。

也可在第一代抗精神病药物或利培酮中添加5-HT选择性重摄取抑制剂(SSRI)、米氮平、曲唑酮;但是目前在第二代抗精神病药(包括氯氮平)中合并使用这些药物的疗效尚不清楚。氯氮平与氟伏沙明、氟西汀或帕罗西汀联合使用时务必谨慎。西酞普兰可提高氯氮平在血液中的水平,每日使用剂量超过40 mg会延长QTc间期。

6. 重性抑郁

许多研究发现,在第一代抗精神病药物中添加抗抑郁药并无疗效。研究发现,对"精神病后抑郁"患者使用三环类药物,可改善抑郁情绪。在一项观察性临床试验中,丙米嗪比安慰剂疗效好。对于治疗精神分裂症共病抑郁症,第二代抗精神病药可能比传统的抗抑郁药更有效。第一代抗精神病药物引发的继发性抑郁和阴性症状可能更多。首先,确保抗精神病药物的药物依从性和剂量优化。用抗抑郁药来治疗精神病后抑郁患者；若SSRI治疗无效，可考虑使用三环类药物。但是在合并使用抗抑郁药时需考虑药物间的相互作用。SSRI也许对有轻度抑郁的老年慢性病患者有效。

7. 活性物质滥用或依赖

50%~70%的精神分裂症患者可能合并药物滥用或依赖。活性物质滥用与抗精神病药物治疗的预后不良有关。吸烟成瘾使精神分裂症患者患心脏病死亡的风险增加了12倍。烟草烟雾中的碳氢化合物（但并非尼古丁）可诱导P450 1A2酶的活性而加速氯氮平和奥氮平的代谢。苯二氮䓬类药物与精神分裂症患者的高死亡率有关，应避免使用苯二氮䓬类药物。

（王　强，谢　敏）

第五节　特殊人群抗精神病药物的使用

一、儿童及青少年精神病性障碍的抗精神病药物使用

三分之一的成年精神分裂症患者在18岁之前发病。与成年发病的患者相比，早发型患者的预后更差，包括更严重的症状、更低的病前社会/情绪调节能力、更严重的认知障碍和阴性症状。早发精神分裂症患者更易合并其他的精神障碍、物质滥用及躯体疾病，而且自杀风险更高。此外，儿童及青少年精神分裂症患者常症状不典型，难以诊断，因而比成年人有更长的未治期。尽早开始综合治疗，包括药物治疗和心理社会丁顶，将带来更好的预后。

1. 早期识别

在治疗开始前，精神专科医生应该对患者症状进行基线评估（通过临床检查、量表评估和实验室检查等），以便正确评定疗效。早期评估内容包括：① 对自身或者他人是否存在造成危害的风险；② 既往疾病史、全身体格检查明确躯体疾病，以及近期是否服用可导致精神症状的处方药物；③ 社交情况，如人际关系和心理创伤评估；④ 是否存在神经发育问题，如社会、认知功能以及与同龄人比较的情况；⑤ 躯体健康（包括身高、体重、吸烟及性健康）、社会方面的情

况(包括住所、文化、民族、休闲活动及照料者);⑥ 教育工作,如学习成绩、工作能力等;⑦ 家庭经济状况。

如果儿童和青少年首次出现持续精神病症状(持续4周或更长时间),应尽快将其转到精神卫生服务专科并给予早期干预服务。

2. 抗精神病药物使用(明确个体化治疗方案)

美国FDA批准用于儿童和青少年精神分裂症的药物见表9-5-1。这些药物被批准的患者年龄范围为13～17岁,只有帕利哌酮的年龄下限延至12岁。

对于抗精神病药物和给药方式的选择,医生应与患儿的父母/照顾者共同决定,并告知每种药物可能的获益和不良反应,包括以下内容:① 代谢障碍(包括体重增加和糖尿病);② 锥体外系障碍(包括静坐不能、运动障碍和肌张力障碍);③ 心血管风险(包括延长QT间期);④ 激素紊乱(包括增加血浆催乳素);⑤ 其他不良反应(包括不愉快的主观体验,与其他药物的相互作用)等。

如果儿童及青少年患者既往罹患心血管疾病、心血管疾病风险高或有心血管疾病家族史,在使用抗精神病药物前或者更换抗精神病药物时应该完善心电图检查。

在为儿童及青少年患者制订个体化用药方案时,应该注意:① 与患者及其父母或监护人讨论病情,记录患者最愿意和最不愿意忍受的不良反应。② 记录口服抗精神病药物的适应证和预期的获益和风险,以及症状和不良反应出现变化的预期时间。③ 在治疗开始时,如果该药物未被批准用于儿童和青少年,则给予低于许可范围下限的成人剂量;如果该药物被批准用于儿童和青少年,则给予许可范围下限的剂量;在推荐的剂量范围内缓慢滴定。④ 如果超剂量使用,应记录使用的原因。⑤ 记录继续、改变或停止用药的理由,以及上述药物改变的影响。⑥ 至少维持4~6周最佳剂量的药物治疗。⑦ 持续监测儿童及青少年患者的身体健康状况和抗精神病药物的疗效。⑧ 如患者有大麻、酒精、烟草、处方药和非处方药与抗精神病药物的合并使用情况,需与患者父母或监护人讨论可能干扰处方药和心理干预的治疗效果,以及药物加重精神病症状的可能性。⑨ 不要常规联合抗精神病药物治疗,除非是短期的(例如,当改变药物治疗时)。

在精神分裂症急性期后的恢复早期,回顾患者病情对其自身及家庭的影响,制订康复计划。告知患者及父母,在急性期后1~2年内停药有很高的复发

表C-5-1 美国FDA批准治疗儿童和青少年精神分裂症的抗精神病药物

药物	适用年龄	起始剂量 /（mg/d）	推荐剂量 /（mg/d）	最大剂量 /（mg/d）	主要不良反应	疗效证据	推荐级别
阿立哌唑	13~17	2	10	30	轻中度EPS；催乳素降低	B级	2级
奥氮平	13~17	2.5	5~10	20	体重增加；催乳素升高	B级	2级
喹硫平	13~17	12.5	200~400	800	体重增加；镇静和直立性低血压	B级	2级
帕利哌酮	12~17	1.5	3~6	12	EPS与剂量有关	B级	2级
利培酮	13~17	0.5	3	6	催乳素升高；EPS与剂量有关	B级	2级
氯氮平	难治性精神分裂症	12.5	175	300	粒细胞缺乏或减少；低血压、流涎、抽搐、心肌炎、镇静和体重增加；心电图QTc间期延长。	C级	3级

风险。如果要撤药需待病情稳定后逐步缓慢减量，并需要在至少2年内定期监测复发征象和症状。

二、老年期精神分裂症抗精神病药物的使用

在精神分裂症患者中，约20%为晚发型（40岁后发病）和超晚发型（60岁后发病）精神分裂症。与成年型患者相比，晚发型精神分裂症患者的整体认知功能损害更严重。老年人群中枢神经系统常见的衰老过程包括脑萎缩、脑室扩大、选择性区域神经元缺失，树突、轴突和突触重塑改变，神经递质代谢改变、受体敏感性改变、细胞信号转导改变，局部脑血流量下降，以及局部代谢率下降。老年期患者的药代动力学和药效动力学发生了很大的改变。通常情况下，老年人易合并躯体疾病，因而多种药物合并使用更易发生药物的相互作用。精神分裂症老年患者出现EPS、MetS和迟发性运动障碍的风险更大。抗精神病药物可能会增加该年龄组患者发生的脑血管事件，尤其当患者有共病痴呆或有卒中史时。使用抗精神病药物时需格外小心谨慎，并与之密切监控，特别是在患者共病痴呆的情况下。总而言之，老年患者用药更需要规范化精准治疗。

1. 药代动力学改变

随着年龄的改变，中枢神经递质系统发生变化。多巴胺能系统、纹状体中的DRD2、胆碱能系统、胆碱乙酰转移酶、胆碱能细胞数量发生变化，β-肾上腺素受体数量亲和力和α-2肾上腺素受体反应也发生改变。

同时，随着患者年龄的增加，药物的吸收、分布、代谢和清除均发生变化。随着患者胃酸分泌功能下降、胃排空延迟、内脏血流量降低及肠道蠕动变慢，药物的吸收减少；由于老年患者体脂分布增加、体内水分和白蛋白减少，药物的分布也随之发生改变；肝脏体积变小、血流降低、Ⅰ相酶反应降低、药物代谢降低、药物毒性增加；随着肌酐清除率降低、肾小球滤过率降低和肾小管分泌减少，药物在体内消除减慢，而易发生聚积，产生不良反应。

2. 抗精神病药物的使用

老年患者选用抗精神病药物时需全面考虑，遵循以下原则：① 对老年人的精神症状进行评估，明确是否需要药物治疗。② 详细了解患者既往的用药史及药物不良反应情况。③ 选择恰当的药物，给予适当剂量，起始剂量和增

加剂量宜小,缓慢加量,治疗剂量一般为成人剂量的 1/3~1/2。④ 尽量避免合并用药;如果因躯体疾病必须多类药物合并使用,须注意药物间的相互作用。⑤ 避免随意减药、停药和加量。⑥ 用药安全第一:根据药物不良反应选用药物,即尽可能选用抗胆碱能和心血管系统不良反应少、镇静作用弱和无肝肾毒性的抗精神病药物。⑦ 临床决策过程需考虑疾病严重程度、复发风险、和整体生活质量。

目前认为老年患者安全有效的首选药物是非典型抗精神病药物,因为与经典抗精神病药物相比,非典型抗精神病药物不良反应较小。老年期患者常用的抗精神病药的起始剂量、推荐剂量、最大剂量和主要不良反应见表9-5-2。

表9-5-2　老年期精神分裂症抗精神病药物

抗精神病药	起始剂量/ (mg/d)	推荐剂量/ (mg/d)	最大剂量/ (mg/d)	主要不良反应
氨磺必利	50	100~200	400	EPS
阿立哌唑	5	5~15	20	轻中度EPS;降低催乳素
奥氮平	2.5	5~10	10	体重增加;催乳素升高;MetS;低血压
喹硫平	12.5	75~125	200~300	体重增加;镇静和直立性低血压
利培酮	0.5	1~2.5	4	催乳素升高;EPS;镇静
齐拉西酮	20		80	EPS、嗜睡、头痛、头晕、恶心、静坐不能、恶心、心电图、QT间期延长
氯氮平	6.25	50~100	100	粒细胞缺乏或减少、癫痫、镇静和体重增加;心电图QTc间期延长
氟哌啶醇	0.25~0.5	1.0~3.5	10(口服) 5(肌注)	当 > 3.5 mg/d时评估耐受性和心电图 EPS、催乳素增加、便秘

注　EPS:锥体外系不良反应;MetS:代谢综合征

老年人的精神病性症状可由多种因素引起,包括常见的生理问题、环境因素、认知能力下降和功能性疾病。老年人精神障碍的诊断和治疗是一个复杂的过程,应考虑所有这些因素,不应仅局限于使用抗精神病药物。

三、孕期和哺乳期女性精神分裂症抗精神病药物的使用

一般人群中,自然流产占临床妊娠的10%～20%,严重畸形发生率为2%～3%;药物暴露所致新生儿异常比例约5%,主要包括明显畸形(常发生于妊娠早期的药物暴露)和新生儿中毒(妊娠晚期药物暴露)。

孕期或哺乳期女性患者服用抗精神病药物后,药物通过胎盘或乳汁引起胎儿或新生儿出现不良反应,如过度镇静、EPS、中毒,严重时可导致畸形。孕期精神障碍预示着产后精神病的发生率增加。母亲此时的精神健康影响胎儿健康、产科结局和儿童发育。孕期精神分裂症不予治疗的风险较大,因孕妇自理或判断能力变差、缺乏孕期和产后保健,或有冲动行为而有害于母亲、胎儿或新生儿,存在忽视婴儿甚至杀婴的风险。故对于孕期、围产期和哺乳期女性患者,规范化精准治疗十分重要。

1. 孕期生理变化

妊娠期间母体各系统的适应性生理变化也与精神病复发和治疗有一定关系。雌激素具有抗多巴胺能作用,妊娠期雌激素显著增加可降低精神分裂症复发风险。但分娩后雌激素骤降,多巴胺能反跳性增加,精神分裂症复发率骤升。此外,妊娠晚期血容量增加30%,且CYP2D6活性增加50%,CYP1A2活性下降70%,需随妊娠期药代动力学改变调整用药剂量。如有条件,尽量采用血药浓度监测。

2. 孕期患者抗精神病药物的使用

目前尚缺乏关于高效价抗精神病药物(如氟哌啶醇等)可能会增加致畸危险的证据。但如果孕妇暴露于低效价抗精神病药物(如氯丙嗪),其胎儿先天性畸形的发生率似乎有所增高。目前关于非典型抗精神病药物致畸危险性的资料很少,但最近关于超过1 000名女性的流行病学调查显示,在严格的质量控制和管理后,没有确切证据表明孕期服用非典型抗精神病药物会增加母亲或胎儿的风险。

《Maudsley精神科处方指南》中的治疗建议:① 有精神病史并用抗精神病药的患者应该及早讨论妊娠计划,并保证夫妇双方参与决策。② 备孕期女性:

病情缓解或复发风险低,可考虑停药或服用低风险药物;但对于患严重精神分裂症或复发风险高的女性,终止治疗是不明智的,应考虑换用低风险药物。注意换药可能增加复发风险;若患者服用的抗精神病药物所致高泌乳素血症可能会阻止妊娠,考虑换成替代药物以降低患高泌乳素血症的风险。若孕妇服用抗精神病药且病情稳定,经专业评估认为停药存在复发风险,则建议继续使用目前所用的抗精神病药物。为了减少胎儿暴露于药物,一般不建议换药。因换药会增加病情复发的风险,而复发时需要更高剂量来控制。③ 对于新诊断精神分裂症的孕妇,除非利大于弊,怀孕早期(前3个月)尽量不使用抗精神病药物;如果必须用药则仅使用低风险的抗精神病药物。④ 患有严重精神障碍或复发风险高的女性,怀孕后突然终止治疗是不明智的,比起继续使用有效的药物治疗,复发对母亲和胎儿的危害更大。应考虑继续目前有效的药物,而非换药,以减少复发风险及胎儿暴露的药物种类。⑤ 妊娠期禁忌药物:尤其是丙戊酸钠和卡马西平等。⑥ 建议育龄女性服用叶酸。⑦ 目前生殖安全数据最多的有喹硫平、奥氮平、利培酮和氟哌啶醇,其次是氯氮平、阿立哌唑和齐拉西酮。喹硫平的胎盘通过率相对较低。⑧ 服用抗精神病药期间的躯体情况监测:建议服用抗精神病药的孕妇注意饮食,避免体重增加;应监测妊娠期糖尿病风险,建议做口服糖耐量试验;建议在妊娠期避免使用长效抗精神病药物和抗胆碱能药物,若在孕期服用抗精神病药物则建议所选产房应与儿科ICU相邻。⑨ 孕期服用快速镇静药物可考虑使用短效苯二氮䓬类(如劳拉西泮)、异丙嗪;若临产前使用,分娩时应有麻醉师和儿科医生在场,以防新生儿呼吸抑制。⑩ 抗精神病药物的撤药反应可能会发生在新生儿身上,如哭闹、兴奋和吸吮增多等。某些中心采用混合喂养减少抗精神病药物的撤药反应,同时须检测新生儿的撤药反应。医务人员需保证孕妇及其丈夫尽可能参与所有治疗决策;使用最低有效剂量;使用已知对母亲和胎儿风险最低的药物;药物种类尽可能少,无论是同时使用还是先后使用;随着妊娠进程和药物代谢改变,及时调整药物剂量,妊娠期肝酶活性变化大,妊娠末期CYP2D6活性几乎增加了50%,CYP1A2活性下降70%。在妊娠晚期,往往需要加大剂量,因为此时血容量增加了约30%;有条件可进行血药浓度监测。⑪ 此外,考虑转诊到围产期专科机构,保证充分的胎儿筛查,注意分娩期个别药物的潜在风险,告知产科医生抗精神病药物的使用情况和可能的并发症,并记录所有的决定。

3. 哺乳期抗精神病药物的使用建议

哺乳期使用抗精神病药物的一般原则：① 备孕期间，即应考虑拟用抗精神病药物在哺乳期的安全性。最好孕前或孕早期即与患者夫妇双方充分讨论哺乳期用药的必要性和安全性问题，相关讨论越早越好。② 分娩前后不宜停药，因为复发风险高。③ 若孕妇服用某种抗精神病药物直至分娩，则在母乳喂养同时，可能适合继续服用该药，因为可以最大限度地减少婴儿的撤药症状。④ 对每个病例而言，均应权衡母乳喂养对母亲和婴儿的益处，以及婴儿暴露于药物的风险。⑤ 除非所用药物禁用于哺乳期妇女，通常不宜停止母乳喂养。应优先治疗母亲的精神障碍，若使用抗精神病药物治疗，建议人工喂养。⑥ 产后开始用药时，应考虑母亲既往对治疗的反应，避免使婴儿血浆水平高或相对婴儿剂量大的药物，并考虑药物的半衰期。⑦ 婴儿和新生儿不具有与成人相同的药物清除能力。此外，早产儿和有肾脏、肝脏、心脏或神经系统损害的婴儿暴露药物的风险更高。⑧ 应该监测婴儿的不良反应、喂养方式和生长发育情况。⑨ 如果怀疑药物中毒，应该监测婴儿的血药浓度。⑩ 若母亲正在服用镇静药物，强烈建议不要在床上哺乳。⑪ 镇静可影响母亲照顾婴儿的能力，服用镇静药物者要监测药物对其的影响。⑫ 尽可能使用最低有效剂量，尽可能避免多药联用，尽可能沿用孕期的治疗方案。⑬ 哺乳期推荐使用的抗精神病药物：若产后开始使用抗精神病药物，可考虑使用奥氮平或喹硫平。

（王　强，岳伟华，谢　敏）

------------------------------ **参考文献** ------------------------------

［1］ Agid O, Siu C O, Pappadopulos E, et al. Early prediction of clinical and functional outcome in schizophrenia［J］. Eur Neuropsychopharmacol, 2013, 23(8): 842−851.

［2］ Baumann P, Hiemke C, Ulrich S. et al. The AGNP−TDM expert group consensus guidelines: therapeutic drug monitoring in psychiatry［J］. Pharmacopsychiatry, 2004, 37(6): 243−265.

［3］ Bonham V L, Callier S L, Royal C D. Will precision medicine move us beyond race? ［J］. N Engl J Med, 2016, 374(21): 2003−2005.

［4］ Correll C U, Kishimoto T, Nielsen J, et al. Quantifying clinical relevance in the treatment of schizophrenia[J]. Clin Ther, 2011, 33(12): B16–B39.

[5] Freeman M P, Viguera A C, Cohen L S, et al. Pregnant and nursing patients benefit from 'ambitious' changes to drug labeling for safety: FDA's new system improves on the limited utility of the 'A–B–C–D–X' scheme[J]. Curr Psychiatry, 2016, 15(7): 37–40.

[6] Hiemke C, Bergemann N, Clement H W, et al. Consensus guidelines for therapeutic drug monitoring in neuropsychopharmacology: update 2017[J]. Pharmacopsychiatry 2018, 51(1–02): e1.

[7] Kahn R S, Fleischhacker W W, Boter H, et al. Effectiveness of antipsychotic drugs in first-episode schizophrenia and schizophreniform disorder: an open randomised clinical trial[J]. Lancet. 2008; 371(9618): 1085–1097.

[8] Luck M, Turner M, shad M J. Effectiveness of genetically-guided treatment in first-episode schizophrenia[J]. Schizophr Res, 2018, 193: 441–442.

[9] Malhotra A K, Correll C U, Chowdhury N I, et al. Association between common variants near the melanocortin 4 receptor gene and severe antipsychotic drug-induced weight gain[J]. Arch Gen Psychiatry, 2012, 69(9): 904–912.

[10] Nassan M, Nicholson W T, Elliott M A, et al. Pharmacokinetic pharmacogenetic prescribing guidelines for antidepressants: a template for psychiatric precision medicine[J]. Mayo Clin Proc, 2016, 91(7): 897–907.

[11] Osser D N, Roudsari M J, Manschreck T. The psychopharmacology algorithm project at the Harvard South Shore Program: an update on schizophrenia[J]. Harv Rev Psychiatry, 2013, 21(1): 18–40.

[12] Perry P J, Sanger T, Beasley C. Olanzapine plasma concentrations and clinical response in acutely ill schizophrenic patients[J]. J Clin Psychopharmacol, 1997, 17(6): 472–477.

[13] Preskorn S H. Prediction of individual response to antidepressants and antipsychotics: an integrated concept[J]. Dialogues Clin Neurosci, 2014, 16(4): 545–554.

[14] Sparshatt A, Taylor D, Patel M X. et al. A systematic review of aripiprazole–dose, plasma concentration, receptor occupancy, and response: implications for therapeutic drug monitoring[J]. J Clin Psychiatry, 2010, 71(11): 1447–1456.

[15] Spear B B, Heath-Chiozzi M, Huff J. Clinical application of pharmacogenetics[J]. Trends Mol Med, 2001, 7(5): 201–204.

[16] Stingl J C, Brockmöller J, Viviani R. Genetic variability of drug-metabolizing enzymes: the dual impact on psychiatric therapy and regulation of brain function[J]. Mol Psychiatry, 2013, 18(3): 273–287.

[17] Tansey K E, Guipponi M, Hu X, et al., Contribution of common genetic variants to

antidepressant response[J]. Biol Psychiatry, 2013, 73(7): 679−682.

[18] Wang Q, Man Wu H, Yue W, et al. Effect of damaging rare mutations in synapse-related gene sets on response to short-term antipsychotic medication in Chinese patients with schizophrenia: a randomized clinical trial[J]. JAMA Psychiatry, 2018, 75(12): 1261−1269.

[19] Yasui-Furukori N, Saito M, Nakagami T, et al. Clinical response to risperidone in relation to plasma drug concentrations in acutely exacerbated schizophrenic patients [J]. J Psychopharmacol, 2010, 24: 987−994.

[20] Yu H, Yan H, Wang L, et al. Five novel loci associated with antipsychotic treatment response in patients with schizophrenia: a genome-wide association study[J]. Lancet Psychiatry, 2018, 5(4): 327−338.

[21] Taylor D, Paton C, Kapur S. The Maudsley prescribing guideline in psychiatry[M]. 12th. New York: Wiley-Blackwell, 2012.

[22] 谢幸,苟文丽.妇产科学[M].8版.北京：人民卫生出版社,2013：47−51.

[23] 中华人民共和国卫生部.中国出生缺陷防治报告(2012)[R].2013.

附录一 ICD-11精神分裂症的诊断标准

1. 症状标准

至少1个月中的大部分时间里存在2组(或以上)下列(1)～(7)症状,其中有一组必须是核心症状(1)～(4)。

(1)任何类型的持续性妄想。

(2)任何形式的持续性幻觉。

(3)思维紊乱(思维混乱,如:答不切题、联想散漫)导致严重的言语不连贯或不切题,或是语词新作。

(4)自我体验的畸变(如:思维被动体验,思维插入或思维被撤走)。

(5)阴性症状,如:情感淡漠和兴趣缺失、言语贫乏、情感迟钝(非抑郁或药物因素)。

(6)行为紊乱,包括古怪、反常、无目的以及激动的行为。

(7)精神运动障碍(如:兴奋、摆姿势,或蜡样屈曲、违拗、缄默、木僵)。

2. 排除标准

这些症状不是其他健康状况(如脑瘤)的表现,也不是由于某种物质或药物对中枢神经系统的影响(如皮质类固醇),包括戒断反应(如戒酒)。

3. 病程(纵向)

(1)首次发作:首次出现符合精神分裂症诊断要求的症状(包括持续时间)。

(2)多次发作:存在符合精神分裂症诊断要求的症状(包括持续时间),且既往经历过符合诊断要求的发作,在发作之间症状有实质性缓解。一些减弱的症状可能会在缓解期间持续,症状的缓解可能是药物或其他治疗的结果。

(3)持续发作:满足精神分裂症定义要求的症状在至少1年的病程里大部分时间都存在,与整个病程相比,症状缓解的时间非常短。

附录二 ICD-10精神分裂症的诊断标准

1. 症状标准

具备下述(1)~(4)中的任何一组(如不甚明确常需要2个或多个症状)或(5)~(9)至少2组症状群中的十分明确的症状。

(1)思维鸣响、思维插入、思维被撤走及思维广播。

(2)明确涉及躯体或四肢运动,或特殊思维、行动或感觉的被影响、被控制或被动妄想、妄想性知觉。

(3)对患者的行为进行跟踪性评论,或彼此对患者加以讨论的幻听,或来源于身体某一部分的其他类型的幻听。

(4)与文化不相称且根本不可能的其他类型的持续性妄想,如具有某种宗教或政治身份,或超人的力量和能力(如能控制天气,或与另一世界的外来者进行交流)。

(5)伴转瞬即逝或未充分形成的无明显情感内容的妄想,或伴有持久的超价观念,或连续数周或数月每日均出现的任何感官的幻觉。

(6)思维断裂或无关的插入语,导致言语不连贯,或不中肯或语词新作。

(7)紧张性行为,如兴奋、摆姿势,或蜡样屈曲、违拗、缄默及木僵。

(8)阴性症状,如显著情感淡漠、言语贫乏、情感迟钝或不协调,常导致社会退缩及社会功能下降,但须澄清这些症状并非由抑郁症或神经阻滞剂治疗所致。

(9)个人行为的某些方面发生显著而持久的总体性质的改变,表现为丧失兴趣、缺乏目的、懒散、自我专注及社会退缩。

2. 严重程度标准

无。

3. 病程标准

特征性症状在至少1个月以上的大部分时间内肯定存在。

4. 排除标准

(1)存在广泛性情感症状时就不应做出精神分裂症的诊断,除非分裂症的症状早于情感症状出现。

（2）分裂症的症状和情感症状两者一起出现，程度均衡，应诊断分裂情感性障碍。

严重脑病、癫痫、药物中毒或药物戒断状态应排除。

附录三　DSM-5诊断标准

1. 诊断标准 A

存在2项(或更多)下列症状,每一项症状均在1个月内相当显著的一段时间里存在(如成功治疗,则时间可以更短),至少其中1项必须是(1)(2)或(3)。

(1)妄想。

(2)幻觉。

(3)言语紊乱(例如频繁离题或不连贯)。

(4)明显紊乱的或紧张症的行为。

(5)阴性症状(即情绪表达减少或动力缺乏)。

2. 诊断标准 B

自障碍发生以来的明显时间段内,1个或更多的重要方面的功能水平,如工作、人际关系或自我照顾,明显低于障碍发生前具有的水平(当障碍发生于儿童或青少年时,则人际关系、学业或职业功能未能达到预期的发展水平)。

3. 诊断标准 C

这种障碍的体征至少保持6个月。此6个月应包括至少1个月(如成功治疗,则时间可以更短)符合诊断标准A的症状(即活动期症状),可包括前驱期或残留期症状。在前驱期或残留期中,该障碍的体征可表现为仅有阴性症状或有轻微的诊断标准A所列的2项或更多的症状(例如奇特的信念、不寻常的知觉体验)。

4. 诊断标准 D

分裂情感性障碍或双相障碍伴精神病性特征已经被排除,因为:① 没有与活动期同时出现的重性抑郁或躁狂发作;② 如果心境发作出现在症状活动期,则他们只是存在此疾病的活动期或残留期整个病程的小部分时间内。这种障碍不能归因于某种物质(如滥用的毒品、药物)的生理效应或其他躯体疾病。

5. 诊断标准 E

如果有孤独症（自闭症）谱系障碍或儿童期发生的交流障碍病史，除了精神分裂症的其他症状外，还需有显著的妄想或幻觉，且存在至少1个月（如成功治疗，则时间可以更短），才能做出精神分裂症的额外诊断。

附录四　美国精神病学协会年会(APA)(2020) 精神分裂症治疗指南

一、引言(Introduction)

2020夏,美国精神病协会(American Psychiatric Association, APA)更新了《精神分裂症临床治疗实践指南》,目的是为了更好地指导精神分裂症的临床治疗。自2004年APA发布《精神分裂症治疗指南》,2009年发布《精神分裂症指南观察》以来,已有多项关于精神分裂症药物及非药物治疗的最新研究,这些研究更新了临床实践。本指南旨在帮助临床医生"基于证据"来优化精神分裂症的治疗及管理。

精神分裂症的终身患病率约为0.7%。由于起病年龄较早,并且部分患者存在持续的精神病性症状,精神分裂症带来了严重的健康、社会、就业和经济问题。世界范围内,精神分裂症是重要的疾病负担源(排在前20位)。2013年美国数据显示:每年用于精神分裂症的成本费用超过1 500亿美元,其中失业和护理导致的生产力损失约占总费用的1/3,直接费用约占总费用的1/4。

精神分裂症还与自杀、寿命缩短相关。研究显示,精神分裂症的标准化死亡率是普通人群的2～4倍。4%～10%的精神分裂症患者最终死于自杀,其中自杀是导致疾病早期男性死亡的最主要原因。精神分裂症躯体疾病的发病率与病死率增加可能与下述因素相关:肥胖、糖尿病、高血脂、吸烟、不健康生活模式(如不合理的饮食或运动),以及在获得预防性保健及躯体疾病治疗方面的差异。此外,精神病治疗缺乏或不充分也会影响患者的病死率。

该指南应用DSM-5诊断标准对精神分裂症进行定义,重点在于为精神分裂症的药物治疗、非药物治疗及其他相关治疗提供个体化循证证据。该指南的总体目标是优化精神分裂症患者的治疗,降低精神分裂症患者的病死率、发病率及相关的心理健康严重后果。

该指南关注精神分裂症患者，尤其首次发病患者，也包括部分具有严重社会危害性并需要社会心理干预的精神分裂症谱系障碍患者。由于一些研究也包括分裂情感性障碍患者，但因缺乏单独分析而难以得出针对性建议。阈下综合征或高危综合征等相关问题并非医疗保健及生活质量研究机构（The Agency for Healthcare Research and Quality，AHRQ）分析的内容，因此该指南也未涉及这些综合征的识别或治疗。

由于现有研究通常将精神分裂症伴有严重躯体疾病患者（包括物质滥用患者）排除在外，因此该人群数据缺乏。然而，在缺少更有力证据的情况下，指南建议仍适用于上述人群，包括在综合医院住院或门诊治疗的个人。

该指南的制定遵循医学会推荐过程（2011）以及医学专业协会委员会推荐的临床指南制定原则（2012），具体制定过程可以查阅APA网站：https：//www.psychiatry.org/psychiatrists/practice/clinical-practice-guidelines/guideline-developmentprocess.

指南推荐强度评定及相关研究证据

指南制定需要权衡潜在的获益与风险，从而确定推荐意见及强度。目前多基于"GRADE"法确定推荐及强度：评估建议带来获益大于风险和负担的可靠性；评估基于证据质量带来相应效果的可靠性；评估患者的价值和偏好；评估成本支出是否能带来建议的预期净收益。

推荐强度取决于现有证据，包括临床试验证据、专家观点、患者的价值观和偏好等。某些特定背景下，特定治疗的获益证据来自系统回顾，然后再与风险证据进行平衡。风险定义比较广泛，包括严重不良事件、不太严重但影响耐受性的不良事件、轻度不良事件、干预对生活质量的负面影响、与治疗相关的障碍和不便、干预的直接和间接成本，以及可能影响患者、医生或两者决策的其他信息。

作者确定了本指南中每项声明的最终评价。推荐（recommendation）（每项声明后用数字"1"表示）表明干预获益肯定大于风险。建议（suggestion）（每项声明后用数字"2"表示）提示存在较大不确定性。虽然该声明的获益被认为大于风险，但获益与风险平衡较难判断，或者说目前对可能的危害或风险并不清楚。每项声明均有相应的证据强度评级，分别使用A（高度）、B（中度）或C（低度）表示。

二、指南摘要（Guideline Statement Summary）

1. 评估和治疗计划

（1）APA推荐（1C）：对疑似精神病患者的初步评估包括本次就诊或者需要评估的原因，个体的治疗目标和偏好，是否有精神创伤史、烟草滥用或其他物质使用史，是否有过精神疾病治疗史，是否存在心理社会及文化因素，需要完成详细的体格检查及精神状态检查，如认知功能评估、自杀和攻击风险评估（参阅《APA成人精神病学评估实践指南（第三版）》）。

（2）APA推荐（1C）：对可能患有精神病障碍患者的初始评估应有定量评估措施，明确症状的严重程度以及功能受损程度，这些都是治疗的重点。

（3）APA推荐（1C）：精神分裂症患者应该有一个档案化管理（documented）、全面的、以患者为中心（person-centered）的治疗计划，包括药物治疗以及有循证证据的非药物干预措施。

2. 药物治疗

（4）APA推荐（1A）：应用抗精神病药物治疗精神分裂症患者，并监测疗效及不良反应*。

（5）APA推荐（1A）：抗精神病药物治疗有效（症状改善）的精神分裂症患者需要继续接受抗精神病药物治疗*。

（6）APA建议（2B）：如果患者服用某种抗精神病药物有效（症状改善），则继续使用同一种抗精神病药物治疗*。

（7）APA推荐（1B）：治疗抵抗精神分裂症患者使用氯氮平治疗*。

（8）APA推荐（1B）：如果精神分裂症患者的自杀企图或自杀风险很大，那么应该接受氯氮平治疗（虽然有其他治疗）*。

（9）APA建议（2C）：如果精神分裂症患者的攻击行为风险很大，那么应该接受氯氮平治疗（虽然有其他治疗）*。

（10）APA建议（2B）：如果患者愿意，或者既往服药依从性差或无法判定，则建议使用长效注射抗精神病药物治疗*。

（11）APA推荐（1C）：如果患者服用抗精神病药物治疗中出现急性肌张力障碍，则应使用抗胆碱能药物治疗。

（12）APA建议（2C）：如果患者服用抗精神病药物治疗中出现帕金森综合征，则建议降低抗精神病药物剂量，换用另一种抗精神病药物，或加用抗胆碱能药物治疗。

（13）APA建议（2C）：如果患者服用抗精神病药物治疗中出现静坐不能，则建议降低抗精神病药物剂量，换用另一种抗精神病药物，并加用苯二氮䓬类药物或β-受体阻断剂治疗。

（14）APA推荐（1B）：如果患者服用抗精神病药物治疗中出现中度至重度或致残性迟发性运动障碍，则建议使用囊泡单胺转运蛋白2可逆性抑制剂（VMAT2）。

3. 心理社会干预

（15）APA推荐（1B）：首次发作的精神分裂症患者应该在协调的、专科护理项目（a coordinated specialty care program）中接受治疗[*]。

（16）APA推荐（1B）：精神分裂症患者可以接受认知行为治疗（cognitive-behavioral therapy for psychosis，CBTp）[*]。

（17）APA推荐（1B）：精神分裂症患者应接受心理教育[*]。

（18）APA推荐（1B）：精神分裂症患者应接受支持性就业服务[*]。

（19）APA推荐（1B）：如果精神分裂症患者曾因缺乏监管而反复发作或社会关系断裂（如无家可归、法律纠纷，包括监禁），那么应该接受强制性社区治疗（assertive community treatment）[*]。

（20）APA建议（2B）：与家庭成员有持续接触的精神分裂症患者应接受家庭干预[*]。

（21）APA建议（2C）：精神分裂症患者应该接受旨在提高自我管理技能及个体康复的干预措施[*]。

（22）APA建议（2C）：精神分裂症患者应接受认知矫正治疗[*]。

（23）APA建议（2C）：希望改善社会功能的精神分裂症患者应接受社会技能培训[*]。

（24）APA建议（2C）：对精神分裂症患者进行支持性心理治疗。

[*]本声明应在个体化治疗计划中实施，包括有循证证据的非药物干预以及药物治疗方案。

声明1：疑似精神分裂症患者的评估（Assessment of Possible Schizophrenia）

APA推荐（1C）：对疑似精神病性障碍患者的初始评估应包括本次就诊或

者需要评估的原因,个体的治疗目标和偏好,是否有精神创伤史、烟草滥用或其他物质使用史,是否有过精神疾病治疗史,是否存在心理社会及文化因素,需要完成详细的体格检查及精神状态检查,如认知功能评估、自杀和攻击风险评估等。

APA推荐的精神科初始评估内容

现病史

- 本次就诊寻求评估的原因,包括当前症状、行为表现和诱发因素;
- 当前精神疾病诊断和系统的精神科回顾。

精神疾病史

- 因精神疾病至精神科住院及急诊科就诊史(包括因物质使用障碍就诊);
- 精神疾病治疗史(类型、持续时间、适应证及剂量);
- 精神疾病治疗有效性和依从性,包括心理治疗、药物治疗和其他治疗如电休克或经颅磁刺激治疗。

既往精神疾病诊断和症状表现,包括

- 幻觉(包括命令性幻觉)、妄想和阴性症状;
- 攻击意念或行为(如杀人、家庭或工作场所暴力、其他躯体或性侵犯威胁/行为);
- 自杀观念/计划/未遂史,包括每次自杀的细节(如环境、手段、伤害程度、潜在致死性、意图)和中止或中断的自杀行为;
- 故意自伤史(无自杀意图者);
- 冲动性。

物质滥用史

- 患者使用烟草、酒精及其他物质(如大麻、可卡因、海洛因、致幻剂),以及滥用处方/非处方药物的情况;
- 当前或近期存在物质使用障碍,或酒精或其他物质使用情况的变化。

躯体疾病史

- 是否与初级保健人员保持联系;
- 过敏史或药物敏感史;
- 目前或近期服用的所有药物及其不良反应(如处方/非处方药物、草药及营养补充剂、维生素);
- 既往或当前所患躯体疾病及相关住院史;

- 既往或当前的相关治疗,包括手术、其他操作或补充及替代治疗;
- 性和生育史;
- 心肺功能状态;
- 既往或当前的神经或神经认知性障碍或症状;
- 既往躯体创伤,包括头外伤;
- 既往或当前的内分泌系统疾病;
- 既往或当前的感染性疾病,包括性传播疾病、艾滋病、肺结核、丙型肝炎及地方流行病,如莱姆病;
- 既往或当前的睡眠异常,包括睡眠呼吸暂停;
- 既往或当前与明显疼痛或不适相关的症状或临床状况;
- 其他系统回顾。

家族史

- 评估患者生物学亲属的自杀/暴力行为史。

个人及社会史

- 患者首选语言及对语言翻译的需求;
- 个人/文化信仰,社会文化环境和对精神疾病的文化解释;
- 社会心理应激因素(如经济、家居、法律、学校/职业或人际关系问题;缺乏社会支持;疼痛性、毁容性或终末期疾病);
- 遭受躯体/性/情感创伤史;
- 遭受暴力或攻击行为,包括战争或童年期虐待;
- 既往攻击行为的法律或纪律后果。

检查,包括精神状态检查

- 一般外貌及营养状态;
- 身高、体重及体重指数;
- 生命体征;
- 皮肤,包括任何创伤印记、自伤或药物使用;
- 协调性及步态;
- 不自主运动或运动张力异常;
- 视觉和听觉;
- 语言,包括流畅性和清晰度;

- 情感、无望感和焦虑水平；

- 思维内容/过程,以及感知觉,包括当前幻觉、妄想、阴性症状和自知力；

- 认知功能；

- 当前的自杀观念/计划/企图,包括主动或被动的自杀或死亡观念；

- 若当前存在自杀观念或症状恶化,评估患者的预期行为；评估可能采取的自杀方式,包括枪支在内；患者可能的自杀动机(如他人的关注或反应、报复、羞耻、羞辱、自罪妄想、命令性幻听);生存的理由(如对儿童或其他人的责任感,宗教信仰);治疗联盟的质量及强度；

- 当前的攻击意念,包括躯体/性侵犯或杀人；

- 若目前存在攻击性观念,评估既往或当前杀人或攻击观念/行为所指向的具体个人或团体、接触枪支的机会和冲动性,包括愤怒管理问题。

附表1　APA推荐的躯体及实验室评估内容

	初始/基线评估	后续评估
1.监测躯体情况、伴随的躯体疾病		
生命体征	脉搏、血压	脉搏、血压、体温,如有临床指征
体重、身高	体重、身高、BMI	BMI,6个月内每次就诊时评估,此后至少每3个月评估
血液学	血常规,包括中性粒细胞	血常规,包括中性粒细胞,如有临床指征(如服用氯氮平)
血生化	电解质、肝肾功能、TSH	如有临床指征
妊娠	育龄期女性进行妊娠试验	
毒理学	药物毒理学筛查,如有临床指征	药物毒理学筛查,如有临床指征
电生理检查	脑电图,如神经病学检查或病史提示需要	
影像学	头颅CT或MRI(优先),如神经病学检查或病史提示需要	
基因检测	染色体检测,如体格检查或病史(包括发育史)提示需要	
2.评估药物不良反应		
糖尿病	筛查糖尿病危险因素,空腹血糖	空腹血糖、糖化血红蛋白,治疗前4个月,此后至少每年评估1次

（续表）

	初始/基线评估	后续评估
高脂血症	血脂	血脂，抗精神病药物治疗前4个月，此后至少每年评估1次
代谢综合征	评估是否达到代谢综合征诊断标准	评估是否达到代谢综合征诊断标准，抗精神病药物治疗前4个月，此后至少每年评估1次
QTc延长	服用氯丙嗪、氟哌利多、伊潘立酮、匹莫齐特、硫利达嗪、齐拉西酮治疗前或存在心脏危险因素	氯丙嗪、氟哌利多、伊潘立酮、匹莫齐特、硫利达嗪、齐拉西酮药物剂量增加后或心脏危险人群或基础QTc延长人群联用其他引起QTc延长的药物
高泌乳素血症	筛查高泌乳素血症症状、泌乳素水平，根据临床病史提示	筛查高泌乳素血症症状，每次就诊直至病情稳定，此后每年评估1次；如服用升高泌乳素水平药物，检测泌乳素水平，根据临床病史提示
抗精神病药物所致运动障碍	临床评估静坐不能、肌张力障碍、类帕金森综合征、其他不自主运动，包括迟发性运动障碍；如上述症状存在，使用结构化工具评估，如AIMS、DISCUS	使用结构化工具评估（如AIMS、DISCUS），迟发性运动障碍高危险人群至少每6个月评估1次，一般人群至少每12个月评估1次，就诊时评估是否存在新出现或加重的运动障碍

声明2：量化评估（Use of Quantitative Measures）

APA推荐（1C）：针对疑似精神病性障碍患者的初始评估应包括量化评估，识别和明确症状严重程度及功能受损程度，这些都是治疗的重点。

对疑似精神病性障碍患者的初始评估，量化评估有助于识别和明确精神疾病严重程度及相关症状；量化评估不是为了建立诊断，而是进一步补充筛查和评估，提供结构化可重复性方法记录患者的基线症状，从而有助于制订治疗计划；依据量化评估结果，如症状发生频率、强度、患者痛苦感、潜在的危害等因素，帮助判断治疗干预的靶症状；在治疗过程中，量化评估能准确反应治疗手段是否达到预期效果，以及是否有必要调整治疗方案；量化评估可真实反映既往的治疗效果，患者评分变化结合家属对治疗效果的印象以澄清患者纵向病程。

精神分裂症常用症状量表包括阳性和阴性症状量表（PANSS-30）、阴性症状量表（Scale for the Assessment of Negative Symptoms，SANS）、阳性症状量表（Scale for the Assessment of Positive Symptoms，SAPS）、简明精神病症状量表（Brief Psychiatric Rating Scale，BPRS）等。还有评估特定症状量表，如布什-弗朗西斯紧张症评定量表（Bush-Frances Catatonia Rating Scale，BFCRS）评价紧张症症状。

精神病症状维度评定量表（The Clinician-Rated Dimensions of Psychosis Symptom Severity，CRDPS）：该量表纳入DSM-5用于进一步研究和临床评估，评估患者最近7天情况，包括8个条目（幻觉、妄想、言语紊乱、精神运动性行为异常、阴性症状、认知受损、抑郁和躁狂），每个条目都采用5分制评分（0=不存在；1=可疑；2=存在但轻度；3=存在且中度；4=存在且重度）。

PANSS-6量表（Positive and Negative Syndrome Scale 6-item，PANSS-6）：该量表包括6个条目（P1妄想、P2联想散漫、P3幻觉、N1情感迟钝、N4社交退缩、N6交谈缺乏自发性和流畅性）。研究发现，PANSS-6和PANSS-30评分有很强相关性，对治疗变化敏感，能够高度准确识别症状缓解。

DSM-5自测水平1，横截面测量-成人（The DSM-5 Self-Rated Level 1 Cross-Cutting Symptom Measure-Adult）：该量表包括23个条目，13个维度，其中2个条目与精神疾病相关。

世界卫生组织制定的残疾评定量表2.0（World Health Organization Disability Schedule 2.0，WHODAS 2.0）：该量表由受检者自评由于健康或精神健康状况所遭遇的各种困难。

其他功能评估量表包括：社会和职业功能评定量表（Social and Occupational Functioning Assessment Scale，SOFAS）、个人和社会功能量表（Personal and Social Performance scale，PSP）等。

声明3：基于循证证据的治疗计划（Evidence-based Treatment Planning）

APA推荐（1C）：针对精神分裂症患者制订有档案化管理（documented）、全面的、以患者为中心（person-centered）的治疗计划，包括药物治疗以及有循证证据的非药物干预措施。

治疗计划除了考虑药物治疗和非药物干预手段，还应包括以下内容：

- 确定适合的治疗场所；
- 制订应对自伤或伤害他人的策略；

- 改善依从性的解决方案；
- 争取家庭成员和其他支持者参与；
- 告知患者本人、家属及其他支持者治疗方案、复发早期症状、持续监测的必要性、应对策略、病案管理服务、社区资源，包括同伴支持项目等信息；
- 纳入治疗目标相关信息；
  - 社会支持网：人际关系、家庭关系或亲密关系；
  - 育儿情况；
  - 生活状况；
  - 遭受创伤或伤害；
  - 学校或就业情况；
  - 经济方面的考虑，包括残疾收入补贴、保险情况；
  - 法律卷入；
  - 确定其他需求；
- 病史或精神状态检查；
- 体格检查（由评估临床医生或其他医疗人员）；
- 实验室检查、影像学、心电图或其他医学检查（根据病史、检查和治疗计划提示）；
- 与其他临床医生协作（包括提供综合护理），避免片面化治疗，确保物质使用障碍和其他躯体疾病共同治疗。

声明4：抗精神病药物治疗（Antipsychotic Medications）

APA推荐（1A）：精神分裂症患者应使用抗精神病药物治疗，并监测其有效性及不良反应[*]。

（1）选择抗精神病药物的总体原则

抗精神病药是精神分裂症治疗的重要组成部分，其选择依赖于很多因素，而这些因素因不同个体而异。因此，临床医生在开始抗精神病药治疗前应采集患者治疗偏好及既往治疗的相关信息，与患者讨论一种药物相比于其他治疗手段的潜在获益和风险。

很多患者希望家庭成员也可以参与到这场讨论中，为其提供帮助和支持。讨论的深度无疑取决于患者的实际情况。即便是激越患者，或是存在思维障碍的患者，倘若能够找到那些造成主观痛苦且药物可以治疗的靶症状（如焦虑、眠差、或存在自知力的患者的幻觉妄想），医患联盟同样能够得以强化。向患者提及发生急性不良反应（如眩晕、镇静、不宁等）的可能性，也可以帮助其发现及报告不良反应，并可能有助于维持治疗联盟。精神分裂症患者常存在注意力及其他认知功能的损害，在病情急性加重时可能表现更为显著。所以在治疗进行过程中，医生不时将话题引回针对靶症状及不良反应的讨论上来也是十分有必要的。

基于循证学证据为第一代抗精神病药物（FGAs）及第二代抗精神病药（SGAs）进行排序，或制订临床治疗流程，都是几乎不可能的。其原因在于临床研究设计的高度异质性、抗精神病药物头对头比较研究数量有限、以及有限的抗精神病药物数据。同理，不可能给SGAs或FGAs贴上优先选用的标签。尽管对于个体而言，不同抗精神病药的疗效及耐受性可能存在具有临床意义的差异，但除氯氮平外，并无确切证据证明某种抗精神病药的疗效会自始至终优于其他药物。目前尚无可靠的方法去预测一种药物相较其他药物的疗效或不良反应风险。

因此，选择一种特定抗精神病药时通常需要与患者讨论可能出现的获益及不良反应，并将以下因素纳入考虑：既往治疗史（包括疗效及耐受性）、药物的不良反应、可能受药物不良反应影响的躯体问题以及其他药物相关因素，如可用剂型、潜在药物相互作用、受体结合性质及药代动力学考虑。

（2）影响抗精神病药物选择的主要因素

- 可用的药物剂型；
- 药物相互作用及代谢；
- 药代动力学特性；
- 药物不良反应；
- 抗精神病药物起始治疗。

抗精神病药的起始剂量取决于一系列因素，如药物剂型、患者特质及既往用药情况。若患者对起始的药物剂量耐受良好，那么除氯氮平之外的大部分抗精神病药均可较快滴定至通常意义上的治疗剂量。如果患者既往曾接受口服药或长效针剂治疗，此时也可快速加量至有效剂量。

相对年轻的首发精神病患者可能更容易出现体重增加及代谢综合征等不良反应，这有可能会影响抗精神病药的初始选择。针对该群体，使用较低的起始剂量或有助于改善患者继续治疗的意愿,从而提高依从性。对于老年患者,尤其是共病躯体疾病、联用多种药物者,从药代动力学角度出发,起始剂量应为成年人常规起始剂量的1/4～1/2。抗精神病药开始起效需要2～4周,而完全起效或达到最佳疗效所需时间可能更长。在滴定至治疗剂量后,过快或过早加量均会影响患者的耐受性,实际上疗效来自血药浓度达到稳态后的时间积累。证据表明,如果使用治疗剂量约2周,症状改善幅度<20%,那么该患者在治疗4～6周时病情显著改善(症状减轻≥50%)的可能性很小。因此,若患者无明显不良反应,临床医生有必要在治疗剂量下监测病情2～4周。

(3)针对起始治疗无效或部分有效的治疗策略

如果患者在治疗开始后数周内显示出疗效,则可继续使用同一种药物治疗并监测后续疗效。然而,如果经过数周患者病情改善仍不明显(如改善幅度<20%),或在症状显著改善(>50%)之前过早进入平台期,则需考虑是否存在以下影响疗效的因素,包括共病物质滥用、药物代谢过快、药物吸收不良、药物相互作用,以及其他可能影响药物代谢、进而影响血药浓度的因素(如吸烟)。若不存在以上可能影响疗效的因素,则可尝试在一定的时间内(如2～4周)使用更高剂量治疗。如果调整剂量仍未带来预期的疗效,则可考虑换药。

患者在先后使用两种抗精神病药足量治疗2～4周后,疗效不佳或无效,则推荐使用氯氮平治疗。对于持续存在自杀风险、攻击行为风险或其他治疗手段疗效不佳的患者,同样推荐使用氯氮平。如果患者先前治疗存在部分疗效(如症状改善>20%),但仍存在显著症状或功能损害,尝试换用氯氮平治疗也是恰当的。事实上,氯氮平在临床上常常使用不足,希望有更多的患者可以从更早考虑启用氯氮平中获益。

另外,也可在不推迟使用氯氮平的前提下考虑增效治疗。尤其是当患者存在阴性症状或抑郁症状时,可在抗精神病药的基础上联用抗抑郁药增效治疗;针对存在紧张症的患者,可使用苯二氮䓬类药物治疗,如劳拉西泮。其他增效治疗手段(如抗精神病药、抗癫痫药、苯二氮䓬类药物、锂盐)也有相关研究,但结果不一,且多来自小样本短期开放标签研究。就联用两种抗精神病药物而言,一项大样本全国性队列研究表明,与抗精神病药物单药治疗相比,联用抗精神病药可降低患者的急诊就诊率及再入院率。目前并无明确证据显示,除了各自的不良反应外,联用药物较单药治疗会造成更多的危害。然而,如果联用药物,监测获益及不良反应变得尤为重要,且指南建议一次仅调整其中一种药物的剂量。另外,如果患者在使用稳定剂量药物治疗时出现症状恶化,有必要重新规划现有的治疗方案,并非在现有用药方案上简单地联用药物。

（4）治疗期间的抗精神病药物监测

- 服药依从性监测;
- 疗效监测;
- 其他精神科药物及非精神科药物及吸烟等监测;
- 不良反应的监测。

监测不良反应是贯穿整个抗精神病药治疗过程的始终。某些不良反应,如镇静及呃逆,往往在治疗开始时较突出,但会随着治疗的进行而逐渐消失,至少在一定程度上改善。其他一些不良反应,如低血压、静坐不能等,则可能在治疗开始后出现,并随着药物加量而加重。还有一些不良反应仅在治疗较长时间后出现（如,迟发性运动障碍）,或在患者急性期症状控制后逐渐被观察到（如性功能障碍）。

使用评定量表有助于确保患者不良反应问诊的系统性。临床研究中,常用医师评定或自评的UKU不良反应量表、Glasgow抗精神病药不良反应量表进行评定。另一类评估特定类型不良反应严重度的量表,如医师评定的异常不自主运动量表（AIMS）、DISCUS量表及患者自评的性功能变化问卷。

（5）权衡获益和风险、尊重患者意愿

声明5：药物维持治疗（Continuing Medications）

APA推荐（1A）:如果精神分裂症患者在使用抗精神病药后症状改善,则应继续使用抗精神病药治疗。

如果精神分裂患者在使用某种抗精神病药后症状改善,那么维持治疗有许多优势,如降低复发、再住院及死亡的风险。然而,长期服药也会导致体重增加、过度镇静及运动障碍的发生。一些研究还提出了长期使用抗精神病药物可能会导致其他躯体功能或健康水平的问题（如脑容量损失等）,但这些数据的异质性较大,与当前的保守治疗相比,并没有充足的证据能够表明维持治疗对预后的负面影响。此外,可通过预防性的干预措施（如对体重增加的早期干预、监测血脂血糖水平）和密切的药物不良反应监测来规避风险。并在治疗进程中,临床医生与患者共同决策、不断回顾用药的利弊。

附表 2 抗精神病药物的常见不良反应

药物名称	商品名	静坐不能	类帕金森	肌张力障碍	迟发性运动障碍	高催乳素血症	抗胆碱能	过度镇静
第一代抗精神病药物（FGAs）								
氯丙嗪	索拉嗪	++	++	++	+++	+	+++	+++
氟奋乃静	Prolixin	+++	+++	+++	+++	++	+	+
氟哌啶醇	Haldol	+++	+++	+++	+++	+++	+	+
洛沙平	克塞平	++	++	++	++	++	++	++
吗茚酮	猛捕因	++	++	++	+++	++	++	++
奋乃静	Trilafon	++	++	++	++	++	++	++
匹莫齐特	Orap	+++	++	+	+++	++	++	+
硫利达嗪	Mellaril	+	+		+++	++	+++	+++
替沃噻吨	Navane	+++	++	++	+++	++	+	+
三氟拉嗪	Stelazine	++	++	++	++	++	++	+
第二代抗精神病药物（SGAs）								
阿立哌唑	Abilify	++	+	+				+
阿塞那平	Saphris	++	+	++	+	++	+	++
依匹哌唑	Rexulti	++	+	+	+	+	+	++
卡利拉嗪	艾尔建	++	+	+	+	+	++	++

（续表）

药物名称	商品名	静坐不能	类帕金森	肌张力障碍	迟发性运动障碍	高催乳素血症	抗胆碱能	过度镇静
氯氮平	可致律	+			+	+	+++	+++
	口腔崩解片							
	口服混悬液							
伊潘立酮	Fanapt	+	+	+	+	++	+	++
鲁拉西酮	Latuda	++	++	++	++	+	+	++
奥氮平	再普乐	++	++	+	+	++	++	+++
帕利哌酮	芮达	++	++	++	++	+++	+	+
喹硫平	思瑞康	+	++	+	+	+++	++	+++
利培酮	维思通	++	++	++	++	+++	+	++
齐拉西酮	哲思	++	++	+	++	+++	+	++

药物名称	商品名	癫痫发作	直立性低血压	QT间期延长	体重增加	高脂血症	血糖异常	备注
第一代抗精神病药物（FGAs）								
氯丙嗪	索拉嗪	++	+++	+++	++	++	++	
氟奋乃静	Prolixin		+	++	++	+	+	

（续表）

药物名称	商品名	癫痫发作	直立性低血压	QT间期延长	体重增加	高脂血症	血糖异常	备注
氟哌啶醇	Haldol	+	+	++	++	+	+	
洛沙平	克塞平	+	++	++	+	+	+	
吗茚酮	猛捕因	+	+	++	+	+	+	
奋乃静	Trilafon	+	++	++	++	+	+	
匹莫齐特	Orap	+++	+	+++	+		+	
硫利达嗪	Mellaril	++	+++	+++	++		+	色素性视网膜病变；性功能障碍发生率高；如果 QTc间期 >450毫秒，避免与延长 QTc 同期或抑制 CYP2D6 的药物同时使用
替沃噻吨	Navane	+++	+	++	+	+	+	
三氟拉嗪	Stelazine	+	+	++	++			
第二代抗精神病药物（SGAs）								
阿立哌唑	Abilify	+	+	+	+	+	+	FDA警示阿立哌唑可能增加冲动控制障碍（例如嗜博、暴饮暴食）风险；可缓解其他抗精神病药物所致的高催乳素血症
阿塞那平	Saphris	+	++	++	++	++	++	口腔感觉减退

（续表）

药物名称	商品名	癫痫发作	直立性低血压	QT间期延长	体重增加	高脂血症	血糖异常	备注
依匹哌唑	Rexulti	+	+	++	+	++	+	
卡利拉嗪	艾尔建	+	+	++	++	+	+	
氯氮平	可致律 口腔崩解片 口服混悬液	+++	+++	++	+++	+++	+++	常见唾液分泌增加；性功能障碍发生率高；可能出现严重便秘和麻痹性肠梗阻；服用初期可能会出现发热；少见心肌炎；心肌病和严重的粒细胞缺乏罕见
伊潘立酮	Fanapt	+	+++	+++	++	+	++	
鲁拉西酮	Latuda	+	+	+	+	+	+	
奥氮平	再普乐	++	++	++	+++	++	+++	
帕潘立酮	芮达	+	++	++	++	++	+	
喹硫平	思瑞康	++	++	++	++	+++	++	一些患者出现剂量相关的肌酐升高
利培酮	维思通	++	++	+++	+	+++	++	
齐拉西酮	哲思	+	+	+++	+	+	+	曾出现过虹膜松弛综合征

注：[a] 总体而言，性功能障碍和高催乳素血症的发生率相同，除非在备注中额外说明。

注解："+"几乎不；"++"有时；"+++"常见。CYP=细胞色素 P450。

参考：Credible Meds 2019；Hirsch 等 2017；La Torre 等 2013；Lexicomp 2019；Micromedex 2019；Pisani 等 2002；Procyshyn 等 2019；van Dijk 等 2018。

尽管维持治疗对大多数患者有益,但依从性可能是个难题。影响治疗依从性的因素、激励方法等因人而异,对于某些治疗不依从的患者可使用口崩片、口服液或长效制剂治疗,并鼓励家庭成员共同参与,帮助培养提升患者服药依从性。

另一方面,评估维持治疗的疗效及不良反应情况也至关重要,这可能需要适当调整药物剂量或更换药物,选择最佳的药物剂量以达到最好的疗效,并将不良反应控制在可容忍的范围内。目前有关药物减量的研究证据有限,除非患者需紧急停药,循序渐进的减量是目前可取的方法,并需密切监测症状的复发。

最后,临床医生需与患者共同商讨疾病痊愈的目标及药物调整的利弊风险,并纵向回顾患者病情及诊断的确定性。例如,某些患者为短暂的精神病发作或物质所致精神病障碍,他们则无须长期地维持治疗。相反,某些趋于慢性复发、明确诊断的精神分裂症患者则不能轻易地停药。除导致症状复发外,停药可能与再住院、法律相关问题、较差的社会功能预后相关。因此,在与患者讨论药物调整一事时,也需要家庭成员的参与和支持。

声明6：继续使用同一种抗精神病药物治疗(Continuing the Same Medications)

APA建议(2B):如果精神分裂症患者在使用抗精神病药物后症状改善,则可继续使用同一种抗精神病药物治疗[*]。

正如上文提到的,精神分裂症患者如果在使用抗精神病药物后症状改善,那么继续维持药物治疗十分重要,继续使用有效且可耐受的药物治疗比潜在的不稳定性或终止治疗更可取。这一推论也与临床观察结果一致,即对抗精神病药物的个性化选择至关重要。在临床研究中,与继续使用相同的抗精神病药物相比,换用另一种药物与更早停止治疗相关。

基于以上提到的种种原因,对大多数患者而言,继续使用同种药物是最理想的选择。然而,在某些情况下,必须考虑换用另一种药物。例如,患者的起始治疗可能有部分疗效,但仍存在明显的症状或显著的功能障碍,则需换药。另外一个换药的原因可能是目前使用的口服药在长效制剂方案中不适用。此外,也可根据患者的偏好、药物的可获得性及不良反应情况进行换药,如代谢综合征和肥胖等健康风险是常见的换药原因。指南中再次强调了与患者共同商讨,共同决策的必要性。

目前比较常用的换药方法为逐步交叉减量，即开始第二次抗精神病药物治疗时，随着首次抗精神病药物治疗的逐渐减量而逐渐增加剂量。但也有少数研究表明，渐进式停药与第一次服药后立即停药之间没有显著差异。总的来说，无论采用何种换药方法，谨慎密切的监测都是有必要的，以免造成治疗依从性下降或症状波动的风险。

声明7：氯氮平在难治性精神分裂症患者中应用（Clozapine in treatment-resistant Schizophrenia）

APA推荐（1B级）：难治性精神分裂症患者使用氯氮平治疗。

（1）难治性精神分裂症的定义

氯氮平推荐用于难治性精神分裂症患者。但在临床试验和实践中，难治性精神分裂症的定义有相当大的差异。

在临床研究试验中，除了精神分裂症的诊断外，难治性精神分裂症的判断需要进行了适当的药物治疗，仍有明显的持续性症状。TRRIP工作组建议症状总共至少持续12周，至少中度严重，并至少与经验证的评级量表（例如，PANSS、BPRS或SANS和SAPS的症状评分＜60作为功能衡量标准）确定的中度功能损害相关。如果在足够的剂量下进行至少6周的前瞻性药物试验并没有使症状减轻超过20%，这便提供了更多的治疗耐药性的证据。

在临床治疗中，难治性精神分裂症一个常见的定义是：患者的症状对两个抗精神病药物试验没有反应或部分反应或不理想的反应，每个试验在足够的药物剂量下至少6周。一些定义规定使用不同类别的药物，例如SGAs和FGAs。然而，如果治疗几周后没有明显改善（例如，症状改善＜20%）或实质性改善（例如，症状改善＞50%）的可能性很小，则可能不需要更长时间的药物试验。

在患者被确认为难治性精神分裂症后，临床医生应该让患者参与使用氯氮平治疗的讨论。大多数接受氯氮平治疗的患者都对其持积极态度。例如，对正在服用抗精神病药物的精神分裂症或分裂情感障碍患者进行的一项大型调查发现，绝大多数服用氯氮平的人坚持治疗并认为它有帮助，而只有大约5%的人认为它没有帮助。相比之下，大多数其他抗精神病药物被认为不那么有帮助。氯氮平的试验也可能适用于对治疗有反应（即症状减少了20%以上）但仍有明显症状或功能障碍的患者。事实上，氯氮平常常未得到充分利用，及早考虑氯氮平的使用将使许多患者受益。

（2）氯氮平的使用

开始使用氯氮平治疗时，慢剂量滴定对于将癫痫、直立性低血压和过度镇静的风险降至最低至关重要。氯氮平剂量的大幅快速增加会导致心血管衰竭和死亡的概率，特别是在服用呼吸抑制剂药物（如苯二氮类药物）的患者中。从每天1～2次的起始量12.5 mg，每天最多可以增加25~50 mg，最后达到每天300~450 mg的目标剂量。随后的剂量增加，如果需要，应该是100 mg或更少，每周1次或2次。虽然每天300~450 mg的剂量经常能看到疗效，但一些人可能需要更大剂量的氯氮平，每天最大剂量为900 mg才能完全起效。对于首发精神分裂症的患者和那些年龄较大、身体严重虚弱或对不良反应敏感的患者，可能需要较慢的滴定速度。那些先前存在中枢神经系统疾病的人，包括22q11.2缺失综合征患者，也需要较慢的滴定速度，而且在正常剂量时可能会增加癫痫发作的风险。分剂量使用有助于减少初始剂量滴定期间的不良反应，许多患者在睡前使用单剂量治疗，以最大限度地减少白天的镇静并促进依从性。

氯氮平的疗效和不良反应监测应贯穿剂量滴定阶段。由于氯氮平的滴定进行缓慢，治疗效果可能不会立即显现，不良反应可能比益处更突出。因此，为患者提供关于氯氮平预期疗效时间表的教育和保证是有帮助的。如果氯氮平在治疗间隔48小时或更长时间后重新开始，应该每天重新开始12.5 mg，1次或2次。如果该剂量耐受性良好，剂量可能会比最初治疗时推荐的更快地增加到治疗范围。如果决定停用氯氮平，最好是逐渐减少剂量，除非因医学上的紧急原因（如严重的中性粒细胞减少症、心肌炎、恶性综合征）而停药。

虽然研究表明，至少三分之一的难治性精神分裂症患者会对氯氮平有反应，一些患者将不会有完全的反应。但在得出患者对氯氮平没有反应的结论之前，重要的是要确保达到了足够的目标剂量（通常为每天300～450 mg），并且氯氮平和去甲氯氮平的稳定水平似乎足以产生治疗效果。虽然没有氯氮平的绝对水平与疗效相关，但如果没有明显疗效，且患者对氯氮平耐受性良好，则应增加氯氮平的剂量，使氯氮平达到大于350 ng/ml的水平。一般而言，该剂量的用药应持续至少8周以确定疗效，但也可在耐受性范围内进一步增加剂量。如果仍然没有疗效的证据，就像任何接受氯氮平治疗的患者一样，应该根据患者的反应、药物不良反应以及是否有任何新的治疗方案来定期评估药物的价值。

纵向使用定量测量有助于评估功能和总体反应，并识别对治疗有反应或没有反应的特定症状。

使用氯氮平治疗期间的安全监测对于将不良事件的风险降至最低很重要。美国氯氮平风险评估及减害策略（REMS）是在美国使用氯氮平所必需的。氯氮平REMS网站提供了有关血液学正常者和良性中性粒细胞减少症患者中性粒细胞绝对计数（ANC）阈值的说明。它还描述了ANC监控所需的频率，这些频率随ANC个体阈值的不同而不同。严重中性粒细胞减少症（ANC < 500/μl）的最高风险发生在氯氮平治疗的最初6个月。ANC监测在治疗早期更频繁，随着治疗持续时间的延长，需要的频率更少。对于停止或中断氯氮平治疗30天以上的患者，应遵循氯氮平的初始剂量滴定和开始治疗的监测频率。

氯氮平因不良事件而退出研究的风险可能比其他部分二代抗精神病药物高（研究证据强度低）。使用氯氮平会导致一些罕见但严重的不良反应，包括严重的中性粒细胞减少、心肌炎、心肌病和恶性综合征。这些危害无法消除，早期关注和认识使用氯氮平的恶性综合征和心脏并发症也可能降低风险。与其他抗精神病药物相比，氯氮平的癫痫发作频率更高，但可以通过缓慢滴定氯氮平剂量、避免极高剂量的氯氮平以及注意可能导致氯氮平水平快速变化的药代动力学因素来最大限度地减少癫痫发作。服用氯氮平后便秘也会很严重，在某些患者中还会伴有粪便嵌塞或麻痹性肠梗阻。与其他抗精神病药物相比，氯氮平更常见的其他不良反应包括流涎、心动过速、发烧、头晕、镇静和体重增加，高血糖和糖尿病的发病率也可能增加。

难治性精神分裂症患者使用氯氮平可能与精神病症状的改善、较高的治疗应答率和较低的治疗中止率（低到中等强度的研究证据）。与其他口服抗精神病药物相比，氯氮平治疗期间的总住院率也降低了（研究证据力度较小）。与其他难治性精神分裂症患者相比，接受氯氮平治疗的患者全因死亡率也有所降低（中等强度的研究证据）。

对于难治性精神分裂症患者，未得到充分治疗会导致生活质量降低，病死率上升以及对照顾者的负面影响增加，即使在对其他抗精神病药物反应不充分的个体中，也有相当一部分患者显示出对氯氮平的临床反应。通过仔细的监测将氯氮平的伤害风险降至最低，氯氮平对难治性精神分裂症患者的好处被认为远远超过了治疗的风险。

声明8：氯氮平在自杀风险患者中使用（Clozapine in Suicide Risk）

APA推荐（1B级）：经过其他方案治疗后，如果患者仍存在明显的自杀企图或自杀风险，则推荐使用氯氮平治疗。

氯氮平治疗可以有效地降低精神分裂症患者的自杀企图和自杀率，无论是否达到了治疗抵抗的正式标准。在有很大自杀企图或自杀风险的精神分裂症患者中，使用氯氮平可能与较低的自我伤害、自杀企图或住院预防自杀的比率有关（中等强度的研究证据）。

这项建议的潜在好处被认为远远超过了潜在的危害。对于有明显自杀企图或自杀风险的个人，尽管进行了其他治疗，氯氮平在降低自杀相关风险方面的好处是显著的。

声明9：氯氮平在具有攻击风险患者中使用（Clozapine in Aggressive Behavior）

APA推荐（2C级）：经过其他方案治疗后，如果患者仍存在明显的攻击性行为，则推荐使用氯氮平治疗。

在有攻击行为风险较大的精神分裂症患者中，使用氯氮平可能会降低攻击行为风险（研究证据强度较低）。

尽管进行了其他治疗，但对于有攻击行为显著风险的患者来说，氯氮平似乎在降低攻击风险方面有一些好处。此外，氯氮平可能通过减少其他导致攻击的风险因素，如幻觉和妄想，间接降低攻击行为的风险。因此，在仔细地监测下以最大限度地减少氯氮平的伤害风险时，氯氮平在这类患者中的好处可能超过治疗的危害。

声明10：抗精神病药物长效针剂的使用（Long-acting Injectable Antipsychotic Medications）

APA推荐（2B）：如果患者愿意（偏好）或者服药依从性差，则建议使用长效针剂治疗。

抗精神病药物的长效针剂可以为患者、家庭和临床医生提供许多好处，但它们往往没有得到充分利用。有了长效抗精神病药物，患者将获得更大的保证，因为错过药物剂量的机会更少，临床医生将立即意识到错过的就诊或注射，从而在症状复发之前有更多的时间进行干预据推测。由于患者的依从性提高，长效针剂的优势包括降低死亡风险、降低住院风险和降低治疗中止率，包括因无效而停止治疗。对患者的其他好处包括更好的症状控制的主观感觉,由于每天需要服用更少的药物以带来更大的便利,可以减少与家庭成员或其他提醒服药的人之间的冲突。

使用长效抗精神病药物的注射部位出现与注射有关的不良反应,包括疼痛、肿胀、发红或硬化。在治疗精神分裂症时使用长效针剂的危害通常与口服相同药物的危害相当。对于一些患者来说,不良反应可能不那么严重,因为由于药物配方中的药代动力学差异,药物水平的峰值和低谷将不像口服药物那么突出。另一方面,由于药代动力学差异,使用长效针剂的患者可能会出现比口服药物更长时间的药物不良反应。

使用长效针剂的潜在好处被认为可能超过潜在的危害。使用长效针剂相关的结果至少与使用口服药物一样好,而且可能更好,特别是在治疗中断、再次住院和死亡风险等方面。许多专家推断,在依从性有困难或依从性不确定的患者中,使用长效抗精神病药物针剂可能有额外的优势。

声明11:急性肌张力障碍的抗胆碱能药物治疗(Anticholinergic Medications for Acute Dystonia)

APA推荐(1C):如果患者服用抗精神病药物治疗中出现急性肌张力障碍,则应使用抗胆碱能药物治疗。

药物诱发的急性肌张力障碍在DSM-5中定义为"眼肌、头部肌肉、颈部肌肉、四肢肌肉、躯干肌肉异常和持续的收缩。发生在开始用药或增加抗精神病药物剂量,或减少治疗锥体外系不良反应(EPS)的药物剂量的数天内。"在极少数情况下,急性肌张力障碍可以表现为喉痉挛,从而导致呼吸困难,危及生命。在接受FGAs治疗的患者中,高达10%的患者可能发生过急性肌张力障碍;在使用SGAs治疗的患者中,急性肌张力障碍的发生率可能低于2%。

大量的临床经验表明,使用抗胆碱能药物可使急性肌张力障碍迅速缓解,并且,继续使用抗胆碱能药物治疗可以防止肌张力障碍的复发。但是抗胆碱能药物所带来的不良反应包括:口干、视力模糊、急性闭角型青光眼、便秘、心动过速、尿潴留、对体温调节的影响、学习和记忆受损、抗胆碱能毒性(谵妄、嗜睡和幻觉)等。

对于大多数正发作急性肌张力障碍的患者,抗胆碱能药物能在短期内快速缓解症状。然而,抗胆碱能药物长期使用的利与弊尚不清楚,在这种情况下,弊可能大于利。

声明12：帕金森综合征的处理（Treatments for Parkinsonism）

APA建议（2C）：如果患者服用抗精神病药物治疗中出现帕金森综合征，则建议：降低抗精神病药物剂量，换用另一种抗精神病药物，或加用抗胆碱能药物治疗。

药物所致的帕金森综合征在DSM-5中定义为"帕金森征的震颤、肌肉僵直、运动不能，或运动迟缓，发生在开始用药或增加药物（如抗精神病药物）剂量，或减少治疗EPS的药物剂量之后的数周内。"这些症状呈剂量依赖性，通常可在停用抗精神病药后缓解。

当患者出现了药物所致帕金森综合征时，有以下措施可考虑：① 降低抗精神病药物的剂量；② 换用另一种抗精神病药物；③ 加用抗胆碱能药物。在降低剂量或更改药物时，应仔细检测患者的精神病性症状是否复发；若选用抗胆碱能药物，为避免其带来的多种不良反应，应以最低剂量并在短期内使用。

声明13：静坐不能的处理（Treatments for Akathisia）

APA建议（2C）：如果患者服用抗精神病药物治疗中出现静坐不能，则建议：降低抗精神病药物剂量，换用另一种抗精神病药物，加用苯二氮䓬类药物或β-受体阻断剂治疗。

在DSM-5中，药物所致急性静坐不能的定义为"主观表述为坐立不安，往往伴有可见的过度运动（例如，双腿的不安运动、双脚交替摇摆、踱步、不能静坐或站着不动），发生在开始用药或增加药物（如神经阻滞剂）剂量，或减少治疗EPS的药物剂量之后的数周内。"

静坐不能有时很难与精神病性障碍相关精神运动性兴奋加以鉴别，进而造成恶性循环：增加抗精神病药剂量以控制症状，导致静坐不能进一步恶化。即便是轻度的静坐不能，也常常使患者感到极端痛苦，成为治疗依从性不佳的常见原因。持续存在静坐不能会导致心境恶劣，并产生自杀行为。据报道，即使是使用SGAs，静坐不能发生率也达到10%～15%，甚至1/3。

当患者出现静坐不能时，可采取以下措施：① 降低抗精神病药物的剂量，仔细检测患者精神病性症状；② 换用另一种诱发静坐不能可能性小的抗精神病性药物；③ 加用苯二氮䓬类药物，如劳拉西泮或氯硝西泮，但需注意其带来的过度镇静、呼吸抑制等不良反应；④ 加用β肾上腺素能受体阻滞剂，如普萘洛尔,但需监测血压防止低血压。

声明14：囊泡单胺转运蛋白2可逆性抑制剂治疗迟发性运动障碍（VMAT2 Medications for Tardive Dyskinesia）

APA推荐（1B）：如果患者服用抗精神病药物治疗中出现中度至重度或致残性迟发性运动障碍,则建议使用囊泡单胺转运蛋白2可逆性抑制剂（VMAT2）。

迟发综合征指持续服用抗精神病药所导致的持续异常不自主运动,其中最常见的是迟发性运动障碍、迟发性肌张力障碍及迟发性静坐不能。相比于急性肌张力障碍、静坐不能及药物所致帕金森征,迟发综合征在治疗中出现相对较晚,且持续存在甚至加重,即便抗精神病药已经减量或停用后。迟发性运动障碍表现为“舌、下面部和下颌,以及四肢（但有时涉及咽、膈肌或躯干肌肉）的不自主痉挛或舞蹈样运动（持续至少数周）”,而迟发性肌张力障碍及迟发性静坐不能则在表现上与急性肌张力障碍及急性静坐不能相似。有报道称,市面上任何抗精神病药物均可能出现迟发性运动障碍。接受FGAs治疗的成年患者中,迟发性运动障碍的发生率为每年4% ~ 8%,其风险至少是SGAs的3倍。迟发性运动障碍易感因素包括：年龄>55岁；女性；白人或非裔；存在情绪障碍、智力残疾或中枢神经系统损伤；既往或当前存在静坐不能、有临床显著意义的帕金森综合征或急性肌张力异常反应。

一般来说,给予高剂量的抗精神病药物可在短期内抑制迟发性运动障碍,但在长期内可能会加剧迟发性运动障碍的进展。抗胆碱能药物不能改善甚至可能恶化迟发性运动障碍,同时会产生相关的不良反应。

如果病因未查明,且中度至重度或致残迟发性运动障碍持续存在,建议使用VMAT2抑制剂进行治疗。对于轻度迟发性运动障碍的患者,也可以考虑使用VMAT2抑制剂进行治疗。VMAT2抑制剂通常耐受度良好,最常见的不良反应为镇静。

声明15：协调的、专科护理项目（Coordinated Specialty Care,CSC）

APA推荐（1B）：首次发作的精神分裂症患者应该在协调的、专科护理项目（a coordinated specialty care program）中接受治疗。

实施

CSC将多种循证干预措施整合到一个综合治疗项目中,例如RAISE研究的NAVIGATE项目将家庭教育及干预、个人心理韧性训练、就业及教育支持、个体化药物治疗方面进行整合。相关条件匮乏是实施CSC的主要障碍,而对于有条件实施CSC的机构,资金、训练、督导的匮乏则是其主要障碍。

　　平衡获益及损伤

　　CSC获益通常出现在接受较长治疗时间(如2年)之后,患者的病死率及复发率降低,而生活质量、总体功能、继续学业和工作的可能性提高。目前尚未明确CSC会对患者造成伤害,即使有也较轻微。自知力缺乏是影响患者拒绝参加CSC的主要原因。

声明16:认知行为治疗(Cognitive-behavioral Therapy,CBT)

　　APA推荐(1B):精神分裂症患者可以接受认知行为治疗(cognitive-behavioral therapy for psychosis,CBTp)。

　　实施

　　CBTp与应用于其他精神障碍的CBT不同,它强调指导患者自己对病理性认知进行更健康、更现实的替代性阐释,同时减少患者对幻觉及妄想的坚信不疑。CBTp基本方法包括建立合作的、非评价性的治疗关系,使患者学会自省思维、感觉、行为及症状间关系,并学会自己评估症状相关的感知、信念及思维过程,从而让患者能够制订出良性应对策略,进而改善功能。

　　CBTp能在任何治疗设置下、任何疾病阶段中开展,但在症状开始改善后患者的参与度更佳。CBTp既能采用团体形式也能采用个体形式,既能采用面对面形式也能采用网络形式,同时来访者也可以是家庭成员或其他照料人员。虽然文献报道的疗程从8周至5年不等,但许多指南推荐至少16次治疗。治疗结束6个月后疗效不再显著,但也没有证据支持长期维持治疗。

　　阻碍患者参与CBTp主要在于严重的精神症状或镇静等药物不良反应。从以患者为中心的角度,CBTp比其他心理治疗需要更多地参与,因此动机访谈等专注策略有助于判断治疗收益。而在医务人员及医疗机构方面,实施CBTp的主要障碍在于对这一治疗缺乏了解及期望,其次为缺乏训练及时间。

　　平衡获益及损伤

　　CBTp能改善患者的核心症状、短期生活质量,以及总体、社会和职业功能。目前尚未明确CBTp是否会对患者造成伤害,即使有也较轻微。时间、交通、照顾家人、费用等现实因素是患者不愿参加的常见原因。

声明17：心理教育（Psychoeducation）

APA推荐（1B）：精神分裂症患者应接受心理教育。

实施

心理教育是优秀临床实践不可或缺的一部分。心理教育可以在门诊或住院部，以个体形式或有亲友参与的团体形式进行，通常为12次，但也有研究认为10次或更少亦有效。心理教育通常提供诊断、症状、心理社会干预、药物、不良反应、压力及其应对、应急计划、早期征兆、自杀及复发的预防等关键信息。此外，声明21中的疾病管理及自我管理策略也常整合入该治疗中。在治疗时要注意给予患者共情、尊重，激发患者的希望、慰藉、心理韧性以及心理授权。无论是工作手册、宣传册、视频、还是个体及团体讨论，都可用于心理教育，也可让患者及家属浏览SMI Adviser（https：//smiadviser.org/）获得更多相关信息。治疗实施的主要障碍是其普及性，线上治疗有利于克服这一障碍。

平衡获益及损伤

心理教育能总体功能的改善及复发率的降低，并可增加治疗依从性及满意度，其不良反应可忽略不计。交通、照顾家人、费用等现实因素是患者不愿参加的常见原因。

声明18：支持性就业服务（Supported Employment Services）

APA推荐（1B）：精神分裂症患者应接受支持性就业服务。

实施

支持性就业与职业康复不同，前者在寻找及维持有竞争力的工作、职业训练、嵌入式职业支持、精神卫生治疗等方面均提供全面支持，而后者仅强调就业前训练和暂时性的就业及安置。对于有进一步求学意愿的患者还可提供支持性教育服务。支持性就业的主干是个体支持性就业（individual placement and support, IPS）。IPS在快速获得有竞争性的工作的同时，注重让患者自己选择工作类型、雇主及是否将病情告知雇主。此外，IPS还包含个体化的长期工作支持，以及就业专家与临床团队间的整合、与雇主间关系的建立、并提供社会福利咨询。支持性就业在有更轻的精神症状、更高的认知功能、成功的既往工作经历、更高的教育水平、更强的就业愿望、更好的社会支持的患者中效果更佳。

实施支持性就业的主要障碍包括经济和法规因素以及治疗的普及性。虽然证据不足，但对盈利的担心及对精神疾病的偏见可能影响雇主参加该项目。

对患者缺乏信心的医务人员也可能成为实施该项目的潜在障碍。而对于医疗机构来说,缺乏相应人力资源及社会关系,及其员工缺乏时间及训练,是主要的障碍。医务人员及机构可以进一步参考SMI Adviser(https://smiadviser.org/),Navigate(https://navigateconsultants.org/manuals/), Boston University Center for Psychiatric Rehabilitation(https://cpr.bu.edu/)。

平衡获益及损伤

支持性就业能提高患者的职业结局,包括更可能获得有竞争力的职业、每周工作超过20小时、工作维持时间更长、更高的收入。目前尚未明确支持性就业是否会对患者造成伤害,即使有也较轻微。有的患者担心失去残障福利而拒绝参加,交通、照顾家人等现实因素也是患者不愿参加的常见原因。

声明19:强制性社区治疗(Assertive community treatment,ACT)

APA推荐(1B):如果精神分裂症患者曾因缺乏监管而反复发作或社会关系断裂(如无家可归,法律纠纷,包括监禁),那么应该接受强制性社区治疗(assertive community treatment)。

实施

ACT是在非正式临床设置下(包括家、工作场所、社区等),接受个体化照料的一种多学科、团队式干预措施。得益于24小时×7天都可联系到的专门团队,治疗连续性以及个体化程度得以提高。团队成员一般包括精神科医师、护士、社工或病案管理员,也常包括社交专家、就业专家、物质依赖专科医师。在乡村地区,ACT可以电话形式进行。ACT比传统的临床医师及病案管理员负责更少的患者,以提高访问频率及照料的全面程度。ACT常用于因失访而多次复发或社交中断(如流浪、犯法、甚至入狱)的分裂症患者,但也可用于虽然规律随访但仍需不断就诊的患者。

实施ACT的主要障碍是其普及性低。由于医保不覆盖,ACT的费用十分高昂。ACT对团队人员素质要求高,需要持续督导。成员的持续关注及良好的团队文化对疗效也有影响。

平衡获益及损伤

ACT能避免者流离失所,改善患者的独立性及工作能力,降低再住院可能性。目前尚未明确ACT是否会对患者造成伤害,即使有也较轻微。自知力缺乏是患者拒绝参加的重要原因。

声明20：家庭干预（Statement 20：Family Interventions）

APA建议（2B）：与家庭成员有持续接触的精神分裂症患者应接受家庭干预。

患者的家庭成员、支持者和其他在患者生活中发挥关键作用的个人在患者的抗精神病治疗中是一个重要因素，他们是患者支持网络的重要组成部分。本指南中建议的家庭干预不仅仅是家庭参与和疾病教育的基础，它们可能包括解决问题的结构化方法，如何应对疾病症状的培训，帮助改善家庭沟通，提供情感支持，以及减轻压力和增强社会支持网络的策略。

家庭干预包括多种形式和方法。干预可能包括也可能不包括患者，可以对一个家庭或多个家庭进行。在形式上，早期研究中家庭干预往往包括患者，并且由患者临床护理团队的一名成员领导。这种方法可以在护理团队、患者、家庭成员和其他支持者之间建立联系。其他研究中也有独立于患者护理团队进行的家庭干预。在方法上，一些家庭干预侧重于心理教育，另一些干预则包含了其他治疗元素（如动机访谈、目标设定、认知行为干预、行为家庭治疗、支持小组、社会网络发展、沟通训练、角色扮演、压力管理、放松训练）。可以根据患者和家庭的喜好，选择不同的家庭干预形式。

家庭干预的好处包括缓解疾病的核心症状和减少复发，包括再次住院。一些研究也显示了对家庭成员的益处，如减轻负担或改善家庭成员之间的关系。证据表明，家庭干预的益处在至少7个月的时间内进行超过10次治疗时最大。另一项研究中，家庭干预显示出了显著的效果，该干预方案为期12周，每周进行2～3小时的治疗。

实施这一方案措施的最主要阻碍与治疗的可获得性有关。在国家精神疾病联盟处可以获得相关指导。其他障碍包括家庭成员的个人因素（例如工作安排、交通、儿童保健、健康问题），相关机构及医生参与度低等。

声明21：提高自我管理技能及聚焦于康复的干预（Self-management Skills and Recovery-focused Interventions）

APA建议（2C）：精神分裂症患者应该接受旨在提高自我管理技能及聚焦于康复的干预措施。

疾病个人管理计划已经在很多慢性疾病当中进行应用，目标包括降低复发风险、识别复发迹象、制订预防复发计划、培训应对技能以解决持续性症状，目的是提高生活质量和社会职业功能。在AHRQ综述包含的研究中,个人管理技能培训一般以小组为单位进行,每次培训时间为45～90分钟,干预次数为7～48次。同时,也有证据表明参加至少10次个人管理技能培训的患者预后会更好。

以康复为重点的干预措施注重培养与患者的个人目标、需求和能力相关的自我决定能力。这些方法可能包括自我管理技能发展、心理教育和以同伴为基础的干预,但也包括允许参与者分享经验和接受支持、学习和实践成功策略、确定和采取步骤实现个人目标的组成部分和活动。

实施这一方案措施的最主要阻碍是难以获得培训个人管理技能和增强个体导向康复干预措施的程序。目前一些大学及康复协会有提供相关的资源。

声明22: 认知矫正治疗 (Cognitive Remediation)

APA建议(2C): 精神分裂症患者应接受认知矫正治疗。

认知矫正治疗旨在解决精神分裂症所致的认知障碍,目的是改善功能预后和提高生活质量。很多种不同的认知矫正方法已经投入使用,比较经典的是基于小组或计算机程序从而增强认知过程,如注意力、记忆力、执行功能、社会认知或元认知等。尽管在不同研究中,认知矫正方法的形式和内容有所差异,但至少在短期内,认知矫正确实可以改善精神分裂症患者的认知、症状及功能。尽管精神分裂症的认知矫正治疗缺乏长期随访研究,但来自健康老年人的数据显示,认知训练可以带来长期的改善。当认知矫正作为精神康复的组成部分或辅助手段,而不是作为一种独立的干预手段时,对心理社会结果的有益影响似乎尤为显著。

实施这一方案措施的最主要阻碍与治疗的可获得性有关。使用认知矫正治疗在线程序可能是克服这些障碍的一种方法。一些基于网络的项目已经在临床试验中进行应用。

声明23: 社交技能训练 (Social Skills Training)

APA建议(2C): 希望改善社会功能的精神分裂症患者应接受社会技能培训。

在精神分裂症的治疗中使用社交技能训练可以比常规治疗更有效地改善社会功能、核心疾病症状和阴性症状。一些研究也显示社交技能训练可以有效降低复发率。社交技能训练的主要目标是提高人际交往和社交技能,可以通过多种途径实现,包括认知行为、社会认知、人际关系和功能适应技能训练。社交技能训练一般以小组形式进行,会适当进行家庭作业以促进技能的获得。其他具体因素将因培训的重点不同而有所不同。这些技巧旨在改善患者的社会行为,包括眼神交流、在适当的时间微笑、积极倾听他人、保持对话等。在一些社交技能培训项目中还会通过社区实地旅行来练习社交技能。

与其他社会心理干预一样,社交技能训练纳入治疗的最主要障碍是可获得性。

声明24：支持性心理治疗（Supportive Psychotherapy）

APA建议（2C）：对精神分裂症患者进行支持性心理治疗。

对于没有接受其他心理治疗模式（如CBTp）的精神分裂症患者,支持性心理治疗可以作为其治疗计划的一部分。但是支持性心理治疗不应优先于其他基于证据的心理社会治疗（例如,协调专业护理、CBTp、心理教育）。与常规治疗相比,支持性心理治疗在整体或社会功能方面没有优势。然而因为支持性心理治疗技术经常被用作日常护理的一部分,所以这些研究结果很难被解释。少量早期研究表明,支持性心理疗法可以有效改善依从性和减少复发。

支持性心理治疗的重点是以现实为基础,以当下为中心。它的目的通常是帮助患者提高适应技能,增强自尊。用来实现这些目标的技巧往往包括安抚、赞扬、鼓励、解释、澄清、重构、指导、建议,以及使用对话式、非对抗性的沟通方式。通常支持性心理治疗与药物管理一起进行,频率可以从每周到每隔几个月,主要取决于患者个人的需要。其他心理社会治疗也可以作为治疗计划的一部分,与这些模式一起使用。

与常规治疗相比,在精神分裂症的治疗中使用支持性心理治疗与整体或社会功能的改善没有显著关联（研究证据强度低）。然而,在大多数情况下,常规治疗中已经包括支持性心理治疗。此外,临床经验表明,在精神分裂症患者的治疗中,支持性心理治疗可能与加强治疗联盟的联系、增加治疗信心以及制订切实可行的应对策略等益处有关。

【原文索引】https://www.amazon.com/Psychiatric-Association-Guideline-Treatment-Schizophrenia/dp/0890424691.

附录五　世界生物精神病学会联合会（WFSBP）精神分裂症生物治疗指南

一、第一部分：精神分裂症急性期治疗及难治性精神分裂症的管理

本次更新基于2005年《WFSBP精神分裂症生物学治疗指南》第一版。制定者系统地回顾了所有与精神分裂症生物学治疗相关的文献，力求基于循证证据进行指南的修订。本指南提供了具有临床及科学意义的循证学实践建议，旨在为所有诊断及治疗精神分裂症患者的医生所用。本次更新不仅系统地回顾MEDLINE/PUBMED与Cochrane数据库，还从国家治疗指南中提取了数据。根据其有效性的证据强度对文献进行评估后，研究者考量了所纳入文献的证据等级，并将其分为6个等级（A～F）。本指南的第一部分涵盖了抗精神病药的概述、急性精神分裂症的生物学治疗以及难治性精神分裂症的治疗。

（一）一般建议

对于满足精神分裂症诊断标准、精神分裂症发作或出现与精神分裂症性障碍相关的精神病性症状的患者而言，明确的治疗是必需的。当个体首次出现精神病性症状时，医师应对其进行认真的诊断性评估，包括实验室检查及对药物滥用的筛查。当怀疑躯体疾病（如脑炎）为导致精神症状的原因时，应进行影像学检查（优先考虑MRI；若无条件，则考虑头颅CT），以除外脑器质性疾病。另外，腰椎穿刺仅在预计患者可能罹患脑器质性疾病时方可进行。

在评估诊断及建立治疗同盟后，治疗计划应加以构建及实施。治疗方案应包括治疗形式、特定治疗种类及治疗环境的选择。定期重新评估诊断及治疗方案至关重要。在征得患者同意的情况下，应当建议家庭成员和其他重要成员参与治疗，从而进一步加强治疗效果。治疗的目标及策略因患者所处疾病时期及严重程度而有所不同。在急性期（急性精神病发作）的治疗（持续数周甚至数月），主要目标是建立与患者和家庭的联盟，防止伤害，控制

干扰行为,减少精神病的严重程度和相关症状(如混乱、攻击性、阴性症状、情感症状),确定并解决导致精神病急性发作与影响快速恢复最佳功能的因素。特别要注意是否存在自杀想法、意图或计划,以及指令性幻觉。应当以患者能够接受的形式告知患者疾病的性质和管理,包括药物带来的获益和不良反应。急性治疗阶段的重点是药物治疗(和其他躯体)干预。因此,使用抗精神病药物治疗应作为解决患者临床、情感和社会需求的综合治疗方案的必要组成部分,应采用患者能理解的方式告知其疾病性质及治疗相关的信息,包括药物治疗的获益及不良反应。急性期治疗的重点在于药物(或其他躯体的)干预手段。

(二)精神分裂症急性期治疗和难治性精神分裂症管理的治疗建议

抗精神病药物被随意分为第一代和第二代,实际应用中需要根据具体的临床情况选择合适的药物。然而,为了撰写本文,特别是考虑到几乎所有临床试验中所用的术语,本文将沿用FGAs和SGAs这两个术语,医生需要针对具体的临床情况选择合适的药物。然而照顾到内容结构的完整性,尤其几乎所有的临床试验均使用这种划分方法,制定者遂予以沿用。医生自己应清楚,这些术语所代表的实际上是一种伪分类方法,而非具有临床及科学意义的分类。

(三)首发精神分裂症

在首发精神分裂症患者中,由于锥体外系不良反应(EPS)的风险较高,使用抗精神病药物治疗时需格外谨慎。适当的策略包括逐步使用最低有效剂量,并对患者进行详细说明。使用较低剂量的第一代(FGAs)和第二代(SGAs)抗精神病药物可作为首发精神分裂症患者的治疗选择。应根据患者的精神及躯体状况选择抗精神病药物,尤其需要注意药物的不良反应。鉴于SGAs的EPS较FGAs轻,医师应首先考虑使用SGAs。使用FGAs时,必须密切监测EPS,特别是在治疗开始时出现急性肌张力障碍、帕金森综合征和静坐不能,以及在治疗后期出现迟发性运动障碍。在治疗期间需要密切控制代谢参数。抗精神病药物逐渐起效的过程中,为缓解患者的精神痛苦、失眠及行为紊乱,熟练的精神科护理、安全及支持性的环境、适时使用苯二氮䓬类药物或许至关重要。然而,长半衰期的苯二氮䓬类药物与抗精神病药物联用的支持性证据并不充分,且这种联合治疗可能与精神分裂症患者病死率的升高相关。

(四)复发性精神分裂症

精神分裂症的急性期治疗中,FGAs和SGAs均占有一席之地。选择抗精神病药时应以既往治疗应答情况、药物不良反应、给药途径、患者个人对某种药物的偏好、共病情况及与其他处方药之间的潜在相互作用作为指导。与抗精神病药相关的不良反应须格外注意。

抗精神病药的滴定应在患者所能耐受的范围内尽可能快地达到治疗剂量,同时应监测患者的临床状况。快速加量、高负荷剂量及超量用药并未被充分证明具有更优的疗效,同时与不良反应的增加相关。

在多次发作的精神分裂症患者中,导致症状复发的最常见因素是对抗精神病药物不依从、物质使用(参见指南的第三部分)和紧张性生活事件,但复发在疾病的自然病程中并不罕见,除非患者持续接受治疗。如果疑似出现不依从,建议在治疗计划中评估并考虑其原因。推荐立即开始药物治疗,因为急性精神病恶化与情绪困扰有关,且存在危险行为的风险。

(五)难治性精神分裂症

难治性精神分裂症是指使用了至少两种不同化学结构类别(至少有一种是非典型抗精神病药物)的抗精神病药物并按照推荐的药物剂量,每种药物使用至少2～8周后,患者的精神病理症状和/或其他目标症状仍未见明显改善。

在评估难治性精神分裂症药物治疗反应时,应多维评估持续的阳性或阴性症状、伴有严重损伤的认知障碍、怪异行为、反复发作的情感症状、职业和社会功能缺陷以及低下的生活质量。

如有必要,应检测药物浓度,确保患者的依从性。对于明确诊断为难治性精神分裂症的患者,氯氮平疗效最好,应作为首选治疗方案。如果没有反应,可加入其他辅助治疗,比如其他SGAs、针对目标症状的强化治疗,如联合抗抑郁药物、情绪稳定剂、抗精神病药物和电惊厥治疗。然而,这些策略的有效性证据十分有限。

对于表现出紧张性精神症状的患者,如观察到对苯二氮䓬类药物反应不佳,应尽早考虑选择ECT。

(六)阴性症状

原发和继发阴性症状的鉴别对精神分裂症患者的治疗十分重要。原发阴性症状被认为是精神分裂症的一种核心症状,而继发阴性症状属于阳性症状(如,偏执观念,或继发社交回避)、神经系统不良反应(EPS、急性肌张力障碍、抗精神病药物引起的帕金森综合征和迟发性运动障碍)、抑郁症状(如精神病后或抗精神病药物引起的抑郁)或环境因素(如住院所致的社会刺激不足)所导致的结果。

针对继发性阴性症状,FGAs和SGAs均有一定的疗效;针对原发性阴性症状,推荐使用某些SGAs(氨磺必利、阿立哌唑、氯氮平、奥氮平、喹硫平、齐拉西酮)而非FGAs,但证据并不一致,尚需更多研究确认其疗效。有限的证据支持抗抑郁药治疗阴性症状。

(七)治疗不依从

精神分裂症患者抗精神病药物治疗不依从是导致症状复发的最常见因素之一。这是所有医学学科中普遍存在的问题,因为患者会在治疗的优缺点之间进行权衡。在精神分裂症和分裂情感性障碍患者中,约半数患者服用的剂量低于处方剂量的70%。导致治疗不依从的原因有很多:自知力缺损、抗精神病药物相关的不良反应、行为紊乱、病耻感和症状缓解后无病感。因此,需要特别注意精神分裂症患者治疗的依从性,因为只有认真地服药,抗精神病药物方可发挥治疗效应。

(八)抗精神病药物的分类与疗效

1. 第一代抗精神病药物(FGAs)

20世纪60～80年代,一系列研究比较了一种或多种抗精神病药物与安慰剂或镇静剂治疗精神分裂症的疗效,发现FGAs对减轻急性精神分裂症的疗效优于安慰剂或镇静剂。

一项系统综述发现,与安慰剂相比FGAs具有较好的疗效。尽管不同药物在剂量、疗效和不良反应存在差异,但这些药物都同样有效。2005年指南得出结论,氯丙嗪、三氟噻吨、氟非那嗪、培拉嗪、奋乃静、哌咪清、舒必利、硫醚嗪、三氟拉嗪和珠氯噻醇醋酸酯与其他FGAs的疗效相似,且优于安慰剂。值得一提的是,氟哌啶醇是一种用于治疗急性精神分裂症精神病症状的有效抗精神病药物。多年来,其有效性和安全性已在许多研究和荟萃分析中得到了证实。一项研究方法良好的长期治疗综述显示,FGAs在减少精神分裂症患者精神病症状的长期治疗和预防复发方面有良好的疗效。综上所述,FGAs治疗精神分裂症是有效的(证据A类,1级推荐)。在治疗急性精神分裂症中,低效价FGAs不如高效价FGAs(证据A类,1级推荐)。

2. 第二代抗精神病药物(SGAs)

有些存在关键方法学问题的有效性研究未能显示某些FGAs和SGAs之间的明显差异。然而,两项荟萃分析表明,在某些维度(总体疗效、特定精神病理、预防复发和生活质量的改善)上,某些SGAs可能比其他SGAs和FGAs更具优势。

有多项研究和荟萃分析发现,成熟的SGAs利培酮、阿立哌唑、奥氮平、喹硫平、佐替平治疗精神分裂症患者的疗效显著优于安慰剂。有几项随机对照试验、荟萃分析研究发现,帕潘立酮、伊潘立酮、阿塞那平、鲁拉西酮治疗精神分裂症是有效的,而且疗效优于安慰剂。总的来说,SGAs治疗精神分裂症是有效的(证据A类,1级推荐)。

3. FGAs与SGAs的比较

两项大型临床试验——美国CATIE研究(由国家精神卫生研究所资助)和英国CUTLASS研究(由国家卫生服务机构资助)发现,某些SGAs并非优于某些FGAs,而且这些FGAs和SGAs均具有相对独立的不良反应。

CATIE研究将FGAs奋乃静与四种不同的SGAs(奥氮平、喹硫平、利培酮、齐拉西酮)进行比较,奥氮平(64%停药率)优于利培酮(74%停药率)、喹硫平(82%停药率)和FGAs奋乃静(75%停药率)。精神病理量表(PANSS阳性/阴性)评分在各组之间没有差异。这项研究脱落率很高(整体停药率为64%),FGAs组存在明显的选择性偏差(FGAs组中排除了有迟发性运动障碍病史的患者),研究包括了部分难治性患者,奥氮平的用量范围比临床实践时更宽,而且研究还出现了部分破盲的情况。

CUTLASS研究显示,在慢性精神分裂症患者样本中,FGAs组(优先使用舒必利)在生活质量(主要结果)和基于PANSS评分的症状缓解(次要结果)方面不比SGAs（利培酮、奥氮平、氨磺必利、佐替平和喹硫平）差。但该研究的样本量小（N = 227，52周后随访N = 185），未进行高质量设盲，SGAs和FGAs被作为两个同质组进行对比，49%的患者接受舒必利（是最典型的FGAs）作为FGAs，而且只有59%的患者继续使用最开始的药物直至52周。

总之，FGAs与SGAs均可有效治疗精神病性症状，各种药物之间并未检测到总体差异（A级证据，1级推荐）。总体疗效方面，某些SGAs或优于其他SGAs和FGAs（B/C3级证据，3/4级推荐）。预防复发方面，某些SGAs或优于FGAs（B/C3级证据，3/4级推荐）。

FGAs的神经系统不良反应风险较SGAs高，使得某些SGAs存在优势（C3级证据，4级推荐）。应考虑到所有药物的不良反应，运动、代谢及心血管不良反应尤其需要关注。

4. 首发精神分裂症治疗药物的选择

FGAs和SGAs均可有效治疗首发精神分裂症（A级证据，1级推荐）。首发患者所使用的抗精神病药物剂量应低于慢性患者（A级证据，1级推荐）。鉴于神经系统不良反应风险较FGAs低，推荐使用SGAs作为首发精神分裂症患者的一线药物（C3级证据，4级推荐）。有限的证据显示，SGAs在预防首发精神分裂症患者复发方面更佳。

已被批准上市的药物中，奥氮平、利培酮和喹硫平是治疗首发精神分裂症最好的SGAs。氟哌啶醇是治疗首发精神分裂症最好的FGAs。不推荐使用氯氮平作为首发精神分裂症的一线治疗。治疗决策应基于抗精神病药的效能/疗效和不良反应属性，且应体现个体化。

5. 急性复发精神分裂症治疗药物的选择

FGAs和SGAs均可有效治疗急性复发精神分裂症。所有的FGAs及SGAs均可用于治疗急性精神分裂症（A类证据，1级推荐）。应根据患者既往使用某类药物的体验及个体不良反应选择治疗用药。应考虑到药物不良反应，运动、代谢及心血管不良反应尤其需要关注。

在总体疗效方面，某些SGAs或优于其他SGAs及FGAs（B/C3级证据，3/4级推荐）。相比于FGAs，SGAs的神经系统不良反应风险较低，使得后者具有一定优势（C3级证据，4级推荐）。有证据显示，在预防慢性患者的治疗中断及复发方面，SGAs具有优势（B/C3级证据，3/4级推荐）。

FGAs和SGAs可在患者能够耐受的情况下尽快滴定至目标剂量。然而，若针对患者的不适或潜在危险的不良反应存在特殊考虑，滴定宜尽可能缓慢（C级证据，4级推荐）。当前抗精神病药应以最优剂量使用至少2周（也不应超过8周）方可考虑换用另一种药物，除非不能耐受或存在禁忌证（C类证据，4级推荐）。

（九）影响治疗方案的临床因素

1. 原发及继发阴性症状

自《WFSBP精神分裂症治疗指南（2005年版）》发布后，研究进一步提供了抗精神病药治疗继发阴性症状的支持性证据（A级证据，1级推荐）。治疗继发阴性症状方面，并未得到SGAs总体优于FGAs的结论；但在治疗原发精神症状方面，前者优于后者（B级证据，3级推荐）。在治疗以阴性症状为主的精神分裂症患者时，氨磺必利及奥氮平的疗效具有高质量证据（A级证据，1级推荐），喹硫平及齐拉西酮具有一些证据（B级证据，3级推荐）。鉴于缺乏针对这一特殊患者群体的研究，FGAs应避免用于治疗以阴性症状为主的患者。抗精神病药物与抗抑郁药物联用或具有一定潜力（D级证据，5级推荐），尤其是米氮平（B级证据，3级推荐）。

2. 认知症状

可以认为，抗精神病药对于精神分裂症的神经认知功能紊乱具有轻度获益（B级证据，3级推荐）。比较FGAs与SGAs针对认知症状疗效的研究结论并不一致：部分研究显示后者优于前者，而其他一些研究则显示两者无显著差异。然而，并无研究显示FGAs更优。因此，基于有限的证据，推荐使用SGAs。

3. 抑郁症状

可以认为，抗精神病药对于精神分裂症的抑郁症状具有轻度获益（B级证据，3级推荐）。基于有限的证据，推荐使用SGAs（C3级证据，4级推荐）。具有抗抑郁效果的药物可有效治疗精神分裂症患者所共病的抑郁。

4. 激越

治疗精神分裂症攻击行为及精神运动性激越方面，劳拉西泮与FGAs疗效相仿（C级证据，4级推荐）。鉴于效能及耐受性较差，不推荐使用包括氯普硫蒽、左美丙嗪在内的低效价抗精神病药治疗激越和兴奋（C级证据，4级推荐）。

若患者的攻击行为与精神病性症状密切相关,可考虑联用抗精神病药与劳拉西泮(C级证据,4级推荐),但须考虑更多的不良反应。总体而言,在抗精神病药基础上增加苯二氮䓬类药物治疗激越的证据并不充分。

肌内注射SGAs(阿立哌唑、奥氮平、齐拉西酮)非劣于注射氟哌啶醇(A级证据,1级推荐),而运动的不良反应更轻(A级证据,1级推荐)。然而,使用SGAs注射剂型时,其他的不良反应需加以考虑,包括心脏和急性代谢障碍不良反应等。联合肌内注射奥氮平与苯二氮䓬类药物有引发猝死的风险,应加以避免。氯氮平与肌内注射苯二氮䓬类药物合用与呼吸衰竭相关,应加以避免。新剂型(如洛沙平吸入剂)正处于研发阶段,或成为日后颇具潜力的无创治疗手段。

约束和隔离等措施仅应用于特别紧急的情况。医疗人员应认真记录并向患者解释这些行为。无论何种情况,患者均应被允许表达其观点及讨论其体验。医生应尽可能频繁地观察处于隔离或约束状态下的患者,以监测患者躯体及精神状态的改变,并遵循当地法律的要求。

(十)紧张症的治疗

自《WFSBP精神分裂症治疗指南(2005年版)》发布后,并无针对紧张症的新证据。苯二氮䓬类药物应被作为紧张症的一线治疗(C级证据)。必须快速缓解症状(如恶性紧张症)或初始劳拉西泮治疗失败时,可考虑ECT(C级证据,4级推荐)。

(十一)难治性精神分裂症的治疗

对于难治性精神分裂症病例,治疗依从性需得到控制。从一种治疗失败的FGAs换用另一种FGAs似乎无效(A级证据,1级推荐),而应考虑换用一种SGAs(B级证据,3级推荐)。对于被最新定义诊断为难治性精神分裂症的患者而言,氯氮平应被视为一线治疗药物(B级证据,3级推荐)。考虑到血液的不良反应、心电图改变及心脏的不良反应,根据不同国家的规定,使用氯氮平的患者应频繁接受相关监测,且用药剂量应达到100 ～ 900 mg/d,血药浓度应达到350 ng/ml(B/C3级证据,3/4级推荐)。对于不能耐受氯氮平的个案而言,应考虑换用另一种SGAs,尤其是奥氮平或利培酮(B级证据,3级推荐)。

治疗难治性精神分裂症方面,支持氨磺必利、阿立哌唑及喹硫平单药治疗的疗效的证据不多(C级证据,4级推荐)。尚无针对阿塞那平、伊潘立酮、鲁拉西酮及帕利哌酮治疗难治性精神分裂症效能的证据(F级证据)。除上述治疗策略之外,可考虑使用特殊的心理治疗(尤其是认知行为治疗)、增强治疗联盟的心理社会干预(如依从性治疗、心理教育及家庭治疗)及抗精神病长效注射制剂。

(十二)换药

现有证据尚不足以提供明确的换药策略(D级证据,5级推荐)。有研究显示,从FGAs/SGAs换用特定的SGAs或有潜力的其他药物(C级证据,4级推荐)。未来尚需进行大规模的RCTs,以探讨哪种换药策略更优,以及如何由一种抗精神病药换用另一种药物。有阳性证据支持从抗精神病药联合治疗换为单药治疗(B/C级证据,3/4级推荐)。

(十三)抗精神病药的联用

氯氮平联用其他SGAs(可能是利培酮)或优于单药治疗(C级证据,4级推荐)。应优先考虑抗精神病药单药治疗(C3级证据,4级推荐)。对于某些特定患者而言,或应考虑抗精神病药联合治疗(C3级证据,4级推荐);针对这些个案,应频繁监测不良反应及临床应答情况(C3级证据,4级推荐)。

(十四)增效治疗

涉及上述特定心境稳定剂及抗惊厥药的增效治疗或有潜力,而某些药物则不应继续作为增效治疗药物(B～E级证据)。抗抑郁药增效治疗的证据有限,但米氮平似乎例外(B～F级证据)。支持联用苯二氮䓬类药物治疗精神分裂症、紧张症及抗精神病药所导致的急性静坐不能的证据有限(C级证据,4级推荐),但此类药物治疗激越疗效突出(B级证据,3级推荐)。美金刚等谷氨酸能药物治疗精神分裂症的结果并不一致(D级证据,5级推荐)。其他神经活性药物治疗精神分裂症的结果并不一致(D级证据,5级推荐)。新型神经活性药物具有改进精神分裂症治疗的潜力,但仍需要设计严谨的临床试验,以确认初始发现。

(十五)电休克治疗(ECT)

支持ECT治疗难治性精神分裂症总体疗效的证据有限(D级证据,5级推荐）。对于特定患者，在抗精神病药治疗的基础上联用ECT或许合适（C3级证据，4级推荐）。ECT是紧张症的重要治疗选择（C级证据，4级推荐）。

（十六）重复经颅磁刺激（rTMS）

鉴于rTMS安全性良好，基于有限证据，可推荐低频（1 Hz）rTMS治疗持续性幻听（C/D级证据，4/5级推荐）。基于有限证据，针对背外侧前额叶皮质（DLPFC）的高频（尤其是10 Hz）rTMS对阴性症状有效（D级证据，5级推荐）。

（十七）不良反应

低效价FGAs或导致过敏及皮肤不良反应；然而，任何药物在初次使用时均会或导致过敏反应。除经肾清除的氨磺必利和帕利哌酮之外，几乎所有抗精神病药均可导致肝酶升高及其他肝脏不良反应，但直接肝毒性较少，且主要发生于低效价吩噻嗪类抗精神病药。鉴于人们在使用喹硫平的猎兔犬中观察到了白内障，针对使用该药的患者，精神科医师应询问其远距视觉的质量及有无视觉模糊，每年或每两年接受一次视觉评估。所有存在抗胆碱属性的抗精神病药均可导致泌尿道问题、口干及眼干，便秘及肠梗阻抑或与抗胆碱效应相关。唾液过多、流涎及牙齿问题常见于使用氯氮平的患者。

二、第二部分：2012年关于精神分裂症长期治疗和抗精神病药物不良反应管理的最新进展

最新指南的第二部分涵盖了长期治疗以及相关不良反应的管理。主要涉及成人精神分裂症的生物治疗（包括抗精神病药物和其他药物治疗选择）。

（一）一般性建议

急性期之后，由稳定期（stabilisation phase）向维持期（stable phase）治疗过渡也需要特殊的治疗策略。

在稳定期，治疗的主要目标是确保症状持续缓解或控制，确保患者保持或改善其功能水平和生活质量，继续监测不良反应，并防止复发。抗精神病药物治疗应辅之以心理社会干预。维持期重点放在改善功能和康复上。与患者讨

论长期治疗的目标,制订有效的长期药物策略和实施治疗计划。

家庭治疗、支持性就业、技能培训和以认知行为为导向的心理治疗,已被证明在康复期是有效的。根据患者个人需要和社会背景,指导患者选择合适的心理社会治疗。同样,抗精神病药物管理必须根据患者的需要和偏好进行个性化调整,重点放在预防复发、抑制症状以及改善主观幸福感和生活质量上。

(二)特殊治疗建议

所有精神分裂症患者都需要长期治疗。如果患者在特定的药物治疗方案中有改善,建议在稳定期至少6个月内继续使用该方案并进行进一步监测。过早降低剂量可能会导致症状复发。必须评估不良反应,据此调整药物治疗。抗精神病药物大大降低了疾病稳定期复发的风险,强烈建议首次发作的患者维持治疗1～2年,复发1次的患者维持治疗2～5年,多次发作的患者服用5年以上,甚至终身。

单药治疗应该是首选的治疗方法。连续给药策略优于间歇给药。目前没有可靠的策略来确定防止复发的最小有效剂量,也没有证据表明高维持剂量(例如,FGAs超过600 mg CPZ当量[1]在预防复发方面比标准剂量更有效。因此,建议维持剂量使用低于600 mg CPZ当量)。首发患者预防复发所需的剂量可能比多次发作的患者低。缓释或长效制剂因其方便可作为避免不依从性的治疗方案。

在稳定期,定期监测患者的EPS、体重增加、心血管和代谢的不良反应是很重要的。建议必要时监测与肥胖相关的健康问题(如血压、血脂和糖尿病的临床症状),并采取适当的干预措施。临床医生可能会考虑定期监测空腹血糖或糖化血红蛋白A1c(HbA1c)水平,以发现新发生的糖尿病。

评估残留的阴性症状是否继发于帕金森综合征或未经治疗的重度抑郁症是很重要的。对于阴性症状,治疗可改用SGAs或强化策略,但这些策略有效的证据是有限的。对于稳定期患者的合并症可使用一些辅助性药物,如患有严重抑郁症和强迫症的患者可能会对抗抑郁药物有反应,情绪稳定剂可能会解决突出的情绪不稳定问题,苯二氮䓬类药物则有助于控制焦虑和失眠。然而,这些治疗策略的证据很少,抗精神病药物和苯二氮䓬类药物联合治疗半衰期较长,

---

1　采用氯丙嗪等价当量(CPZ评分)测量抗精神病药剂量。氯丙嗪(chlorpromazine,简称CPZ)。

增加了精神分裂症患者的病死率。

（三）精神分裂症长期治疗的适应证和目标

改善症状和预防复发，即减少发作的频率、持续时间和严重程度，包括减少抑郁、防止自杀、减少药物滥用和吸烟以及加强家庭关系和职业康复。降低疾病的总体发病率和病死率，并改善心理社会功能、独立性和生活质量是精神分裂症治疗的长期目标。

稳定期（通常持续3～6个月）的主要目标是巩固治疗、减少阳性症状、改善认知和消极症状、减轻患者的压力、改善社会缺陷和巩固病情缓解、促进洞察力和依从性、支持制订个人应对策略、提供支持以减低复发的可能性、加强患者对社区生活的适应和促进康复过程。如果患者用特定的药物治疗方案有所改善，建议该方案至少持续6个月。评估急性期可能出现的持续不良反应，并相应调整药物治疗，以最大限度地减少不良反应，否则可能导致药物依从性差和复发，这也是至关重要的。

维持期（持续数月至数年）治疗的主要目标是确保症状持续缓解或控制，患者保持或改善其功能水平和生活质量，任何症状严重程度的增加或复发都得到有效治疗，并继续监测治疗效果。因此，重点放在改善功能和康复上。建议将心理社会干预作为药物治疗的有效辅助治疗。

长期治疗的目标必须与患者讨论。如果患者同意，还必须与家庭成员、亲属、护理人员讨论，获得足够的信息，了解患者的个人目标。抗精神病药物治疗必须根据患者的需要和喜好进行个性化调整。这一阶段的教育包括患者用药自我管理（如维持抗精神病药物治疗的好处、如何应对不良反应）；症状自我管理（包括如何识别复发的早期预警迹象、制订预防复发计划、拒绝毒品和酒精）；基本社交技能。

1. 抗精神病药物治疗

在长期治疗中，抗精神病药物不应多药同时应用，而应倾向于单药治疗。在转换治疗时，需短期重叠的用药，联合治疗是可以接受的。联合用药应注意药物的相互作用，但几乎没有研究检验联合治疗的安全性。

2. FGAs 和 SGAs

抗精神病药物治疗应该量身定制。在长期维持治疗下，无法忍受的不良反应是导致患者治疗依从性差的一个重要因素。维持治疗应遵循急性治疗的基本原则,但应在有效性、依从性、不良反应和患者使用某些抗精神病药物的经验之间取得平衡。

抗精神病药物(FGAs和SGAs)在预防精神分裂症复发方面是有效的(证据A类,1级推荐)。FGAs和SGAs在长期治疗减轻症状方面没有明显差异(证据A类,1级推荐)。有些证据支持某些SGAs(如本指南所述)在停止治疗和预防复发方面的优越性(证据B类,3级推荐)。某些SGAs有利于降低药物诱发的运动不良反应(特别是迟发性运动障碍)风险(证据C类,4级推荐)。在长期治疗中,某些SGAs在减轻阴性症状方面可能有一些优势(证据C类,4级推荐)。对于长期治疗,迟发性运动障碍,以及代谢不良反应似乎对患者的福祉和健康影响最大。这些不良反应(见本指南第一部分)需要持续监测并尽快治疗(证据C类,4级推荐)。抗精神病药物的选择应遵循开始治疗时推荐的相同标准。维持治疗应配合疗效最好、急性发作时个体不良反应最小的抗精神病药物。不同患者的抗精神病药物选择程序必须参照患者既往用药史和个体不良反应进行。

FGAs治疗后发生迟发性运动障碍的风险已经确定,但某些SGAs治疗后的长期并发症仍不完全清楚。目前的研究不能否定长期使用某些SGAs治疗导致代谢综合征、糖尿病和冠心病的风险(见本指南的第一部分)。

3. 长期治疗的药物剂量

关于长期维持治疗的适当剂量的讨论一直存在争议,减少剂量的研究证据不足。所有指南认为,如果第一次发病的患者用特定的药物方案有所改善,建议在稳定阶段至少6个月内继续该方案并进行监测;当给予较低剂量时,建议至少维持治疗1～2年。过早降低剂量可能会导致症状复燃和复发。一般来说,首发患者确实可以比复发患者使用更低的维持剂量(证据C类,4级推荐),因为首发患者更容易出现不良反应,并且药物敏感性高。

许多研究表明,与持续治疗相比,维持治疗中使用的口服和长效制剂FGAs剂量明显低于急性治疗的量,复发率增加,特别是在低剂量,如减少标准剂量的25%～50%。其他研究表明,高维持剂量,如FGAs的CPZ当量超过600 mg,并不优于低剂量。一项研究表明,低于375 mg/d的CPZ当量适合于预防复发。

最近发表的一项设计精良的临床试验发现,维持性治疗期间减少利培酮的剂量比继续使用初始稳定剂量的复发率明显增高。如上所述，需要进行更多的研究以确定维持治疗的最佳剂量，特别是使用SGAs。

4. 长期治疗的持续时间

精神分裂症是一种慢性疾病，在大多数情况下都有反复发作的病程。因此，长期和维持治疗的主要目标是预防复发。安慰剂随机对照试验和停药研究清楚地表明FGAs和SGAs在预防复发方面非常有效。

首发精神分裂症患者需要维持治疗的时间可能比反复发作患者短。首发患者在2年内停用抗精神病药物与继续用药时相比，复发率明显更高。多年来病情稳定但停止服药的慢性病患者，其复发率明显高于继续服用抗精神病药物的患者。绝大多数没有接受任何形式的抗精神病治疗的患者会在3～5年内复发。因此，对复发性精神分裂症患者进行持续的抗精神病药物治疗已被各国指南推荐。

但是，精神分裂症治疗持续时间的建议没有强有力的循证证据，还需要进一步的研究来提供更好的循证建议。然而，如果患者在急性精神病后的前1～2年内停止用药，则复发的风险很高。

对于首发患者，推荐至少1年持续抗精神病药物治疗（证据C类，4级推荐）。对于多次复发的患者，应考虑维持治疗至少2～5年，严重者终身治疗（证据C类，4级推荐）。然而，治疗的持续时间应根据患者的动机、心理社会状况等个人情况而定。对于有严重自杀未遂或暴力、攻击性行为和非常频繁复发的患者，推荐持续服用抗精神病药物（证据C类，4级推荐）。

5. 治疗策略（持续治疗与间歇治疗）

在首次发作和多次发作精神分裂症患者中，强烈推荐持续的抗精神病药物治疗以预防复发（证据A类，1级推荐），应避免间歇性治疗。后者可能只适用于不愿接受持续维持疗法或有持续维持疗禁忌证的精神分裂症患者。

6. 复发的早期干预

先兆症状出现时的早期干预可以有效地防止复发和再次住院。复发之前通常会出现前驱症状，可能会持续几天、几周或更长时间。复发的前驱期症状包括中度至重度的紧张、食欲减少、注意力和记忆力差、睡眠困难和抑郁，也可能包括轻微的精神病症状和特殊行为，如社交退缩、化妆过度或怪异，以及对自己外表的漠视。

患者和家属了解复发的前驱症状并在症状出现时进行早期干预有助于降低复发率(证据B类,3级推荐)。早期干预包括需重新进行药物治疗,或者增加目前正在使用的抗精神病药物的剂量。苯二氮䓬类药物可能有助于减少复发开始相关的焦虑和紧张(证据C类,4级推荐)。

7. 长效注射针剂的使用

超过40%的患者对口服抗精神病药物的依从性较差,这是精神分裂症长期治疗的一个主要问题。长效注射针剂会在较长时间内产生相对稳定的血浆药物水平,比较方便。长效抗精神病药物的优势:① 改善依从性;② 无须提醒患者;③ 更安全地实现药物最低有效剂量原则;④ 避免胃肠道吸收;⑤ 避免肝脏首过代谢问题;⑥ 降低意外或过量用药的风险。长效抗精神病药物的缺点:① 给药的灵活性降低;② 调整到最佳剂量是一个漫长和不确定的过程;③ 停药后不良反应消失时间延迟;④ 注射部位偶尔会出现局部组织反应(疼痛、水肿、瘙痒的风险,有时是可触摸到的肿块)。

使用FGAs长效注射针剂预防精神分裂症复发(证据A类,1级推荐),但口服药和长效制剂之间的疗效没有明显差异(证据A类,1级推荐)。均有很好的证据支持SGAs长效制剂利培酮微球、帕利哌酮棕榈酸酯和奥氮平双羟萘酸盐长效注射剂治疗精神分裂症(证据A类,1级推荐)。但注射奥氮平双羟萘酸盐长效针剂后可能会出现谵妄镇静综合征(PDSS)。故每次注射都应遵循药物说明书的行为规范,需观察3小时(证据C类,4级推荐)。

(四)生活质量

除了精神病理和社会功能的改善,患者的主观幸福感和生活质量的优化应该是精神分裂症长期治疗的主要目标之一。抗精神病药物确实能改善精神分裂症患者的生活质量,但没有证据支持特定的某一种或某一组抗精神病药物(证据A类,1级推荐)。减少不良反应和谨慎治疗对提高患者的生活质量很重要的(证据C类,4级推荐)。有一些证据表明,使用特定的SGAs治疗后,主观幸福感更强(证据B类,3级推荐)。

(五)相关不良反应的处理

神经系统不良反应和代谢不良反应对患者来说是巨大的负担,强烈建议对这些不良反应进行筛查。神经不良反应与FGAs有关，但SGAs也有相关的风险。与FGAs相比，SGAs在神经不良反应方面有明显的优势，但某些药物会增加患者的体重或引发糖尿病的风险，需进行权衡。对不良反应的监测、管理可能有助于提高治疗依从性和预后。

1. EPS

EPS可分为急性（急性肌张力障碍、震颤麻痹、静坐不动）和慢性（迟发性运动障碍）两类。急性EPS是服用抗精神病药物的头几天和几周发生的体征和症状，是剂量依赖性的，药物剂量减少或停药是可逆的。抗胆碱或抗组胺药物对急性肌张力障碍的缓解显著（证据C类，4级推荐）。非肠道给药比口服起效快。如果第一次使用未缓解急性肌张力障碍，可再次使用抗胆碱或抗组胺药物；

震颤麻痹通常在停用抗精神病药物后自行消退（证据C类，4级推荐）。药物诱导震颤麻痹的主要治疗包括预防性和治疗性剂量减少或使用某些SGAs（证据C类，4级推荐）。如果不能，则应考虑使用抗胆碱能药物（如双哌啶）或多巴胺激动剂。然而，多巴胺激动剂（如溴隐亭）具有加剧精神病的潜在风险，而抗胆碱能药物可引起抗胆碱能不良反应。因此，应避免或尽量减少过量和长期使用这些药物。

静坐不能须与精神病性躁动鉴别，后者通常用抗精神病药物治疗，而药物会导致静坐不能的进一步加重。减少药物剂量作为静坐不能有意义治疗的第一步。中枢活性 β 受体阻滞剂对静坐不能有效（证据C类，4级推荐）。苯二氮草类对治疗静坐不能有效（B类证据，3级推荐），但需注意苯二氮草类药物发生耐受和依赖的风险，以及使用抗精神病药物和某些长半衰期苯二氮草类药物会增加精神分裂症患者的病死率。如果患者患有痛苦的静坐不能，使用抗胆碱能或抗组胺药物还是必要的（证据C类，4级推荐）。曲唑酮有效治疗神经抑制剂引起的静坐不能（证据C类，4级推荐）。

与FGAs相比，SGAs发生迟发性运动障碍风险较低（证据A类，1级推荐）。但在各种SGAs中，迟发性运动障碍的发病率没有差异。停用抗精神病药是治疗迟发性运动障碍的一线建议，但必须权衡抗精神病药物的减少导致复发的高风险。从FGAs转向SGAs对改善迟发性运动障碍有一些积极的趋势，但证据仍然有限（证据C类，4级推荐）。改用氯氮平是治疗迟发性运动障碍的常用策略。但仍缺乏双盲随机对照试验(证据C类,4级推荐)。维生素E可能有小的益处(证据C类,4级推荐)。四苯肼可能对迟发性运动障碍有积极影响(证据C类,4级推荐),还缺乏有循证证据的良好研究。

除了药物治疗,生物疗法也已被用于治疗迟发性运动障碍。ECT对严重迟发性运动障碍有益(证据C类,4级推荐)。深部脑刺激(DBS)可以改善重症迟发性运动障碍(证据C类,4级推荐)。此外,对于抗精神病药物诱导的迟发性运动障碍极其严重的病例,作为最后的治疗手段的苍白球切开术可能是一种很有前途的治疗方法(证据C类,4级推荐)。

2. 恶性综合征

抗精神病药恶性综合征(NMS)可能发生在任何抗精神病药物治疗后。如果发生恶性综合征,应立即终止抗精神病药物治疗。除了一般治疗,应当考虑特殊的药物或躯体治疗。恶性综合征患者应住进监护病房,以进行密切监测,稳定生命功能并充分治疗高热等症状。所有其他可能导致这种综合征的药物,如锂盐、抗抑郁药也应停止使用。具体的治疗方案仍然缺乏良好的证据。通常电休克疗法(ECT)显示了一些益处,但缺乏随机对照研究(证据C类,建议4级)。抗精神病药物NMS后重新开始治疗再次发展NMS的风险高达30%。

3. 癫痫发作

精神分裂症患者癫痫发作的风险增加,服用抗精神病药物会增加这种风险。在接受抗精神病药物治疗的患者中,平均有0.5%～0.9%发生癫痫发作,氯氮平在治疗4年后的发生率最高(约3%),累积风险最高。癫痫发作的临床管理包括苯二氮草类药物和抗惊厥药物(如左乙拉西坦、丙戊酸)治疗和心血管参数监测。卡马西平不应与氯氮平联合使用,因为它增强了中性粒细胞减少和粒细胞缺乏症。在出现癫痫发作时,建议减少剂量,或从氯氮平或佐替平转向其他抗精神病药物。

4. 肥胖、体重增加和代谢参数

告知患者抗精神病治疗体重可能增加。心理社会干预和生活方式调整(体重计划、饮食计划、行为疗法、体育活动)可推荐用于治疗精神分裂症患者的体重增加和代谢问题(证据C类,4级推荐)。改用阿立哌唑治疗抗精神病药物引起的体重增加是一种很有前途的方法(证据A类,2级推荐)。改用齐拉西酮可能有一些优势,但证据有限(证据B类,3级推荐)。在转换药物之前,应该考虑从一种抗精神病药物转换到另一种抗精神病药物会带来症状恶化的风险。有少量证据表明金刚烷胺可以减少抗精神病药引起的体重增加（证据C类，4级推荐）。推荐H2受体拮抗剂治疗抗精神病药物引起的体重增加的证据有限（证据C类，4级推荐级）。二甲双胍的数据不一致，因此没有明确的循证推荐二甲双胍与抗精神病药物联合使用（证据D类，5级推荐）。在精神病患者中使用芬特明、氯芬特明、西布曲明或苯丙醇胺等药物是有限的，因为这些药物会导致精神病症状的加重。监测抗精神病药物治疗期间的代谢不良反应特别重要，特别是在使用某些抗精神病药物（如氯氮平、奥氮平、喹硫平）时。启动抗精神病药物治疗之前评估心血管和代谢疾病的家族史、生活习惯、血压、体重、腰围、体重指数、空腹血糖或糖化血红蛋白（HbA1c），和空腹血脂、总胆固醇、低密度脂蛋白、高密度脂蛋白和甘油三酯水平。治疗开始后的第6周和第12周重复测量，然后每年重复。体重增加在几个月内增高大于基线7%的情况时，必须通知精神病医生和亲属。

三、第三部分：精神分裂症急性期生物治疗指南

这部分介绍了成年精神分裂症患者中出现抑郁症、自杀倾向、物质使用障碍、怀孕和哺乳期的最新治疗建议。许多建议都建立在小型随机对照试验（RCTs）、系统性评价和观察性研究的基础之上，专家建议在本指南中发挥了特殊作用。主要使用系统回顾和观察性研究结果以及专家的建议在这方面的管理发挥的作用。因此，针对这一领域还需开展更多研究，为管理这些临床上十分重要的特殊治疗情况做出更准确的推荐。

（一）共病抑郁

1. 发生率

抑郁症可出现在精神分裂症的所有阶段，例如首发、早期病程期间与缓解之后，而且抑郁症也可能导致出现精神分裂症的残留症状。精神分裂症患者抑郁症状的发生率为7%～75%。

2. 识别与评估

临床上应将抑郁症状与抗精神病药所致的烦躁、运动障碍和静坐不能等不

良反应以及与精神分裂症的原发性阴性症状相区别。

急性精神分裂症期间的抑郁症状也可视为分裂情感性障碍的一部分。然而,分裂情感性障碍(ICD-10:F25)只有在精神病性症状和情感性症状同时出现,且2个症状域值具有相同的强度时才能诊断。如果精神病症状在抑郁症状之前就已经出现,那么该患者应被诊断为精神分裂症;如果存在与情绪一致的妄想或幻觉,则该患者应被诊断为伴有精神病性症状的抑郁症。

通过基于患者自身与临床医生的评估问卷可以提高诊断的准确性,在面对不确定的病例时应引入此类问卷。通常可用贝克抑郁量表(BDS)、汉密尔顿抑郁量表(HRSD)、蒙哥马利-阿斯伯格抑郁量表(MADRS)或精神分裂症卡尔加里抑郁量表(CDSS)进行评估。CDSS是专门为精神分裂症患者开发的评定量表,它区分了抑郁症和其他症状(分歧效度),并显示出与其他抑郁症评分量表的高度相关性(共识效度),同时还具有足够的预测效度。因此,推荐使用CDSS来检测精神分裂症患者的抑郁症状,其效果优于用于治疗抑郁症的量表(如HRSD)(证据C3类,4级推荐)。

3. 抗精神病药物的选择

对于FGAs,不同的研究表明这些药物能改善精神分裂症患者的抑郁症状和精神病症状。然而,这可能取决于多巴胺D_2受体(DRD2)阻断的程度,高强度的DRD2阻断剂或大剂量FGAs也可能导致抑郁症状和焦虑。一项荟萃分析显示,氟哌啶醇在降低精神分裂症患者抑郁症评分优于安慰剂。这与早期文献中指出的FGAs加重精神分裂症患者抑郁症状的表述不一致。FGAs对抑郁症状的疗效可能取决于DRD2阻断的程度(即倒U型曲线),强阻断剂可能会加重而不是减轻抑郁症状。因此,在使用高强度DRD2阻断抗精神病药物进行治疗的患者中,需要识别抗精神病药诱发抑郁症的可能性。

与FGAs相比,所有SGAs对减少精神分裂症患者的抑郁症状具有优势,但这种总体优势的证据有限。在随机对照试验二次分析、非盲试验和荟萃分析的基础上,部分SGAs在减少精神分裂症的抑郁症状方面优于FGAs和其他SGAs。

最近一项关于欧洲首发精神分裂症试验(EUFEST)的二次分析未证明所研究的抗精神病药物对首发精神分裂症患者的抑郁症状具有不同的作用(基于CDSS抑郁症评分,CDSS > 6,患者被评估为抑郁)。在所有样本中,伴有抑郁症状的首发精神分裂症患者存在更强烈的自杀倾向、对自身病情了解更少、社交功能更差，缓解率也低于无抑郁症状的精神分裂症患者。

一项针对 1 460 例精神分裂症多次发作的患者进行的临床抗精神病试验干预效果（CATIE）研究显示，FGAs 中奋乃静和四种不同 SGAs（奥氮平、喹硫平、利培酮和齐拉西酮）在改善抑郁症状（CDSS ≥ 6 表示重度抑郁）方面没有差异。然而，在慢性精神分裂症伴抑郁障碍的患者中，喹硫平略优于利培酮。一项基于 150 个双盲、短期研究的荟萃分析（共涵盖 21 533 名患者）比较了 SGAs 和 FGAs 的疗效，结果表明，氨磺必利、阿立哌唑、氯氮平、奥氮平和喹硫平等 SGAs 在改善精神分裂症患者的抑郁症状方面明显优于 FGAs（效应量为 0.1 ～ 0.5）。而利培酮和其他 SGAs 未表现出这一优势。此外，氯氮平与其他抗精神病药、抗抑郁药或安慰剂的比较研究表明，接受氯氮平治疗的患者汉密尔顿抑郁量表评分始终较高。由于上述大多数研究并没有将精神分裂症患者抑郁症状的改善作为主要结果。因此，这些试验的主要目的并不是研究抗精神病药物对精神分裂症患者抑郁症状的疗效，而入选标准通常也没有将抑郁症状的评分作为参与相关试验的标准。其结果是，这些试验中许多患者仅有中等抑郁量表评分，这一结果可能灵敏度不高，无法证明干预的效果。

4. 抗抑郁药的使用

如上所述，针对急性精神分裂症期间出现的抑郁症状，不应直接使用抗抑郁药物进行治疗。该指南第一版指出，在精神分裂症的急性期，抗抑郁药物可能会使精神病症状恶化，因此推荐将抗抑郁药物作为精神分裂症稳定期的辅助治疗手段。这一点与其他指南中的陈述一致，但目前认为抗抑郁药诱发精神病的总体风险很小。在出现以下情况时，大多数指南推荐使用抗抑郁药物作为附加治疗手段：① 患者的症状符合重度抑郁症的症状标准；② 患者症状严重且具有临床相关性；③ 给患者造成巨大的痛苦；④ 或干扰患者正常功能。由于缺乏新型抗抑郁药物以及与 SGAs 联用的数据，目前的证据水平不足以支持推荐使用辅助新型抗抑郁药治疗精神分裂症患者的抑郁症状。然而，特别是在面对符合 ICD-10 标准的精神分裂症后抑郁症时，应根据特定患者的临床需求对抗抑郁药的使用进行讨论（证据 C3 类，4 级推荐）。

大多数建议使用三环抗抑郁药物（TCA）和选择性 5-羟色胺（5-HT）再摄取抑制剂（SSRI）。此外，由于大多数研究都是在使用 FGAs 的持续治疗中加入抗抑郁药物,关于在SGAs持续治疗中添加抗抑郁药物的认识仍旧较为匮乏。

使用抗抑郁药物时,需要考虑与某些抗精神病药物的潜在药代动力学相互作用(证据C3类,4级推荐)。例如,SSRI类药物(如氟西汀、帕罗西汀和氟伏沙明)是细胞色素P450酶的抑制剂,因此会增加抗精神病药物的血浆水平。同样,一些抗抑郁药物的血药浓度可能会因同时服用抗精神病药物而升高。

某些抗抑郁药物与抗精神病药物联用时,可能出现或增加如QTc延长、粒细胞增多、血液学改变或因癫痫发作而导致的癫痫阈值降低(如安非他酮)的风险,需要加强监测。

5. 心境稳定剂

在修订过程中,由于多项研究中未说明锂盐对精神分裂症患者抑郁症状治疗的整体效果,编者对是否加入锂盐治疗进行了讨论,并最终决定将证据类别由A降为B(证据B类,3级推荐)。此外,使用锂盐治疗时需要监测患者的血锂水平,且有效血药浓度范围较小,在精神分裂症患者使用锂盐治疗时,必须考虑到这些因素。

丙戊酸钠和卡马西平似乎对抑郁症状也有改善,但也被认为会加重精神分裂症症状或增加不良反应(例如,由于药物相互作用降低抗精神病药血浆水平)。因此,目前尚无充足的证据支持使用这些药物治疗精神分裂症患者的抑郁症状。拉莫三嗪对精神分裂症患者的抑郁症状也没有积极的影响(CDSS作为次要结果),目前尚缺乏针对精神分裂症抑郁症状的临床试验。

6. 电惊厥疗法 (ECT)

APA精神分裂症治疗指南(2004)建议,在需要快速治疗反应的情况下,对伴有抑郁症和/或自杀倾向的患者进行电惊厥疗法。一篇关于ECT治疗精神分裂症的系统综述(回顾了31项试验)的结果表明,ECT治疗精神分裂症患者的抑郁和/或自杀倾向仅提供了不一致的证据。因此,在有限证据的情况下,电惊厥疗法只能用于重度抑郁和/或有自杀倾向的病例(证据C3类,4级推荐)。

(二)自杀倾向

1. 自杀的发生率及其风险因素

有5%～15%的精神分裂症患者会自杀,而且精神分裂症患者至少有一次自杀企图的比例比健康人群高2～5倍。美国对全国个体初次咨询心理医生后自杀的绝对风险分析结果显示，精神分裂症是导致女性自杀的首要精神障碍（累积发生率为4.91%），是导致男性自杀的第三精神障碍（累积发生率为6.55%）。一项荟萃分析显示，精神分裂症患者的终生累积自杀风险为4.9%，而且多发生于疾病的早期阶段。除躯体并发症（如代谢综合征和心血管疾病）外，自杀是精神分裂症患者死亡率过高的主要原因之一。队列研究和长期随访表明，大约10%的首发精神分裂症患者在一年内试图自杀，而幻觉、既往有自杀行为以及发病早期为主要的危险因素。一项巢式病例对照研究显示，治疗第一年的患者（病程早期）自杀风险增加60%。

人口统计学上与精神分裂症患者自杀倾向相关的因素包括年轻（＜20岁）、男性、家庭社会经济背景优越、发病前智商高和认知功能完善、高期望、未婚、缺乏社会支持、存在意识障碍、近期刚刚出院以及住院5次以上。与自杀风险增加相关的因素包括自尊心下降、病耻感、近期经历过失落或压力、绝望、孤立以及不坚持治疗。

精神分裂症中自杀倾向最常见的临床相关因素是抑郁症、物质依赖（包括烟草依赖）、精神病症状与严重的思维障碍、疾病的早期阶段、失眠、躁动和运动不宁。精神分裂症患者的自杀倾向致死率高，说明患者使用了更加致命的方法。而病史中有过自杀企图和近期自杀企图是精神分裂症患者自杀倾向最重要的预测因素。此外，应根据患者、亲属和主治医师提供的病史来判断自杀倾向或威胁。在出现个人危机、显著环境变化或病程中痛苦或抑郁加剧时，应该密切监测脆弱的患者。患者处于脆弱时期时（特别是刚刚出院之后）可能需要增加门诊随访的频率。

2. 自杀倾向的药物治疗

开放随机对照试验与注册研究表明，使用FGAs和SGAs（包括注射剂）进行治疗对减少精神分裂症患者的自杀倾向是有效的。但仍有争议（证据C3类，4级推荐）。一项为期4年的队列研究显示，与吩噻嗪类、丁酰苯类或苯甲酰胺类药物治疗的患者相比，使用噻吩类药物的患者全因死亡和自杀的风险有所增加。此外，消极对待治疗以及不坚持服药已被确定为精神分裂症患者自杀的危险因素。严重的抗精神病药物不良反应可能增加肌肉活动，会导致患者出现自杀倾向和行为。运动神经不良反应，特别是静坐不能与自杀行为的风险增加有关。在有自杀行为的情况下，应该使用此类不良反应风险较低的抗精神病药物

（证据C3类,4级推荐）。

一项为期5年的病例对照回顾性研究表明奥氮平和利培酮对精神分裂症患者的自杀倾向可能有保护作用,其中利培酮具有较高的效应量,但统计学意义不显著。

研究表明,氯氮平治疗降低了接受抗精神病药物治疗的精神分裂症患者的自杀率(下降85%)。一项为期2年共纳入980名精神分裂症和分裂情感性患者的随机开放单盲试验结果表明,与奥氮平治疗相比,氯氮平治疗降低了患者企图自杀的风险,减少了需要通过住院和抢救干预防止自杀的情况。此外,奥氮平和氯氮平改善了意识障碍,这与自杀风险的降低有关。氯氮平可通过降低自杀率来降低重度精神分裂症患者的病死率。氯氮平已被FDA批准用于降低高自杀风险精神分裂症患者的自杀风险。氯氮平用于治疗伴有持续性自杀想法或自杀行为(高自杀风险)的精神分裂症患者(证据B类,3级推荐)。

治疗精神分裂症患者自杀倾向的另一种药物选择是锂盐。然而,目前仍然缺少来自随机对照试验的直接证据,证明锂盐能够降低精神分裂症患者自杀率。

（三）物质使用障碍

1. 酒精与非法物质滥用及依赖

物质和酒精滥用在精神分裂症患者中非常常见,属于与精神分裂症相关的最普遍的共病精神问题。据报道,精神分裂症患者物质滥用和依赖的患病率在15%～65%,具体取决于物质类型。由9 142名严重精神障碍(精神分裂症、双相障碍和分裂情感性障碍)患者和10 195名对照组进行队列分析表明,严重的精神障碍会增加患者吸烟、酗酒、吸食大麻和娱乐性毒品的风险。

共病物质使用障碍(SUD)与频繁住院、长时间住院和其他负面结果有关,包括复发率更高(即便是首发患者)、不依从性更高、EPS发生率上升以及抗精神病治疗期间失业、无家可归、暴力、监禁、自杀和感染艾滋病毒等问题的增加。除了烟草、酒精等合法物质外,大麻是精神分裂症患者滥用最严重的非法物质,同时也被认为是引发精神分裂症的一个重要风险因素。

2. 抗精神病药物治疗

氯氮平似乎有助于降低精神分裂症和酒精使用障碍(证据B类,3级推荐)

或其他物质使用障碍（证据C3类，4级推荐）及双重诊断患者的渴求程度与物质摄入量。由于患者的不依从性较高，开始治疗时的滴定时间较长可能会限制氯氮平的使用。需要特别注意的是，酒精使用障碍患者有可能发展为造血系统疾病（如大细胞贫血，但也有全血细胞减少症）或骨髓抑制，这可能增加氯氮平引起粒细胞缺乏症的风险。此外，酒精使用障碍可能加剧氯氮平引起的心脏毒性。

其他抗精神病药物（FGAs和SGAs）可减少伴有可卡因使用障碍的精神分裂症患者（证据B类，3级推荐）渴求程度和物质摄入量的积极证据数量有限。与FGAs相比，SGAs在减少渴求程度和物质摄入量方面具有不一致的优势（证据C3类，4级推荐）。由于双重诊断患者的不依从性高，首选使用长效注射剂将有助于治疗（证据C3类，4级推荐）。

3. 抗渴求药物

关于抗渴求药物治疗精神分裂症患者共病酒精依赖的数据非常有限。在一项随机对照试验（N=31）中，与安慰剂相比，纳曲酮辅助治疗显著减少了饮酒天数、酗酒天数（＞5杯）和渴望程度，各组之间的精神病理学没有差异。然而，有限的证据表明阿坎酸或纳曲酮适用于这种适应证，一般不推荐使用。

4. 其他药物

基于早期研究，有限的证据推荐对伴有可卡因依赖的精神分裂症患者使用TCAs减少可卡因使用量，一般不推荐对伴有物质滥用的精神分裂症患者使用TCAs。

（四）妊娠与哺乳

由于缺乏对照研究，妊娠和哺乳这一节的内容仅基于其他指南以及对病例系列报告的系统综述。

1. 产科问题发生率及先天畸形的风险

患有精神分裂症的妇女意外怀孕率高，产科问题发生率也高。对1 428名患有精神分裂症的母亲产下的2 096个新生儿和一般人群中的1 555 975个新生儿进行抽样研究，结果表明患有精神分裂症的母亲的后代出现死产、婴儿死亡、早产、出生体重不足和胎龄过小的风险增加。同时，有研究还指出共病和其他危险因素对妊娠期精神分裂症妇女的产科并发症有重要影响。

在患有精神分裂症的母亲产下的2 230名婴儿和一般人群中的123 544名婴儿中对比了死产和婴儿死亡的风险；并在患有精神分裂症的母亲产下的746名婴儿和一般人群中的56 106名婴儿中对比了存在先天性畸形的风险。结果表明，婴儿猝死综合征和先天畸形的风险增加，但死产或新生儿死亡的风险没有增加。由于未纠正吸烟、其他物质滥用或用药类型等因素，这一研究结果仍有局限性。一项前瞻性队列研究比较了561名使用SGAs的孕妇、284名使用FGAs的孕妇和1 122名使用已知对胎儿无害的药物的孕妇（对照组Ⅱ）。暴露于SGAs导致畸形发生率高于对照组Ⅱ（$OR=2.17$，最常见的是房间隔和室间隔缺损）。与暴露于SGAs（15.6%）和对照组Ⅱ队列（4.2%）相比，产前暴露于FGAs与产后疾病发生率更高（21.6%）有关。暴露于FGAs的婴儿中，早产和出生体重偏低更为常见。

2. 妊娠与哺乳期的管理

对患有精神分裂症的女性怀孕和哺乳期的管理必须由包括精神病医生、妇科医生、儿科医生和助产士在内的多专业团队进行，同时还必须与家庭密切合作。建议在家庭无法合作或需要社会支持的情况下提供具体帮助。

需要改善其他可能对胎儿有害的因素（如药物滥用）。在怀孕前3个月和整个孕期内应每天服用5 mg叶酸。

有必要让所有患者及其伴侣了解抗精神病药物在妊娠和哺乳期的风险和益处，并在可能的情况下获得书面知情同意。此外，应该通过心理教育面谈来消除双方的恐惧、保留和限制。特别需要解释清楚没有任何治疗时妊娠致畸性和畸形的相对风险，并与抗精神病药物治疗相关的相对风险。

应对产妇并发症（如妊娠糖尿病）或未出生胎儿的并发症的整个过程进行密切监测和记录，包括定期体检、验血、葡萄糖耐量试验（特别是当某些SGAs出现代谢异常）和超声评估。

如果母亲拒绝接受治疗，而且精神病症状对她或胎儿生命构成危险，则需要考虑在尊重当地道德和法律框架的情况下进行非自愿治疗。

应在有经验的专科中心进行分娩，期间应能随时联系到精神病医生和儿科医生。此类中心应设有新生儿重症监护病房，因为产前抗精神病药物治疗与不同的产后并发症（呼吸窘迫、撤药症状）有关，婴儿可能需要重症监护或特殊照顾。

孩子出生后，如有需要，应通过提供心理和社会支持来培养良好的母子关系。尽管早期或晚期并发症的风险相对较低，但应对接受抗精神病药物治疗的母亲所生的孩子进行儿童发育和潜在并发症（如呼吸窘迫等早期并发症或早期代谢综合征或发育迟缓等晚期并发症）的随访。应避免多药治疗，特别是使用心境稳定剂或 SSIRs。心境稳定剂、某些抗抑郁药物和苯二氮䓬类药物比抗精神病药物更有可能造成胎儿畸形和行为影响。

与暴露于单药的新生儿相比，暴露于多药的新生儿并发症更多（早产、更需要重症监护病房、更多新生儿适应体征和先天性畸形）。这些研究结果表明，与单药治疗相比，在妊娠期进行多药联合治疗会对母亲和未出生的胎儿造成更多的并发症。妊娠和哺乳期的每一种药物治疗（以及抗精神病药物治疗）都与产科、致畸、神经行为和新生儿并发症的潜在风险升高有关。

3. 妊娠和哺乳期抗精神病药物治疗

未发现 SGAs 组存在总体致畸风险，且死产和新生儿死亡人数也均在参考范围之内。

抗精神病药物使用原则：① 如果没有禁忌证，应使用抗精神病药物治疗，这些药物已被证明能充分控制患者的精神分裂症症状。② 如果可能且临床可耐受，抗精神病药物的使用应推迟到妊娠中期或妊娠晚期，因为致畸的最高风险存在于妊娠早期。如果有临床指征，可以在前 3 个月使用抗精神病药物，但必须遵循严格的风险/效益评估。③ 使用抗精神病药物的最小有效剂量，并避免联合用药。在开始抗精神病药物治疗之前，应充分利用所有心理社会治疗。④ 治疗药物监测应考虑到母亲在妊娠期和哺乳期的代谢变化。在明确的获益/风险评估后，不建议突然停止使用抗精神病药物，突然停药可能会增加复发的风险，从而增加产科并发症或胎儿伤害的风险。⑤ 建议使用剂量灵活的口服药物；如果没有必要，稳定接受注射药物的妇女不应转为口服用药物。

妊娠期服用抗精神病药物的建议：① 氟哌啶醇是获准用于精神分裂症治疗最好的 FGAs 类药物之一，它也被用于临床治疗妊娠期精神病——在这种特殊情况下，该药物的使用经验最多。妊娠期可考虑使用最低剂量的氟哌啶醇。② 在 SGAs 中，奥氮平的使用经验最丰富，可视为妊娠期治疗的一种可能性。然而，妊娠期糖尿病和相关继发性疾病的风险增加也需要考虑在内。据报道，使用奥氮平的一些病例中出现了神经管缺损。③ 在妊娠期使用利培酮的经验较少。然而，这种药物也可视为妊娠期治疗的一种可能性，但必须对新生儿的潜在运动神经不良反应进行监测。④ 喹硫平似乎与奥氮平有关,但临床经验不多。喹硫平也可视为妊娠期治疗的一种可能性。⑤ 由于氯氮平其特殊的不良反应(特别是粒性白细胞缺乏症、诱发癫痫、代谢作用)和高比例的围产期并发症(例如,新生儿低肌张力综合征、新生儿低氧性脑病),不推荐在妊娠期间使用。由于缺乏临床经验,不应将其他SGAs引入妊娠期精神分裂症相关治疗。目前还没有足够的数据支撑对其他SGAs做出推荐。

4. 母乳喂养

一些指南不推荐在抗精神病治疗期间进行母乳喂养。然而,文献综述并没有完全排除服用抗精神病药物期间母乳喂养的可能性。一项包括1950—2008年研究的系统综述未能就抗精神病药物治疗期间母乳喂养的风险/获益得出结论,但明确指出不应在母乳喂养期间使用氯氮平和奥氮平。一篇荟萃分析认为,母乳喂养期间可以使用喹硫平和奥氮平。对于其他所有抗精神病药物,用药期间不推荐母乳喂养。另一篇综述推荐氯丙嗪和奥氮平作为治疗母乳喂养期间母亲精神病的首选药物,因为这些抗精神病药物进入母乳的程度最低。由于氯氮平和舒必利相对婴儿剂量较高,现已在被母乳喂养期间被列为的禁忌证。似乎有必要提及所有抗精神病药物都会进入母乳,但进入的程度取决于孕产妇的用药剂量、用药频率、母亲的吸收率、从产妇血液循环扩散到母乳的速率、产妇药物代谢率和婴儿的吸收速率。

总的来说,需要在母乳喂养带来的母婴互动获益与新生儿在母乳喂养期间暴露于抗精神病药物的潜在危害之间进行权衡。由于安全性数据有限,一般不建议在母乳喂养期间使用抗精神病药物治疗。然而,必须在孕妇不进行母乳喂养的心理风险与新生儿暴露于抗精神病药物的风险之间进行权衡。如果风险/获益比有利,则可以在对婴儿进行持续儿科检查的情况下进行母乳喂养。

中英文对照索引